HEYNE <

Das Buch

»Mit den richtigen Gedanken können wir uns das Leben schenken, das wir uns immer gewünscht haben.« Mit ihrem neuen Buch entwickelt Louise L. Hay ihr mentales Trainingsprogramm, das bereits Millionen Menschen erfolgreich anwenden, gezielt weiter: Die Bestsellerautorin zeigt, wie man durch richtige Ernährung und ganzheitliches Körperbewusstsein die Kraft der positiven Gedanken entscheidend verstärken kann. Ein völlig neues System zur Heilung von Körper, Geist und Seele, das auf sanfte Weise zu guter Gesundheit, mehr Energie und einem erfüllten Leben führt!

Die Autorin

Louise L. Hay ist die erfolgreichste Lebenshilfe-Autorin der Welt, mit einer Gesamtauflage von über 50 Millionen verkauften Exemplaren und Übersetzungen in mehr als 15 Sprachen. Ihre Methode zur Aktivierung der Selbstheilungskräfte von Körper, Geist und Seele begleitet unzählige Menschen auf dem Weg des persönlichen Wachstums. Die inzwischen über achtzigjährige Autorin und Verlegerin lebt in Kalifornien.

LOUISE L. HAY
Ahlea Khadro | Heather Dane

Ernährung für Körper & Seele

Gesund essen mit guten Gedanken

Aus dem Amerikanischen übersetzt
von Thomas Görden

Übersetzung des Rezeptteils
von Daniela Graf

WILHELM HEYNE VERLAG
MÜNCHEN

Hinweis zur Übersetzung:
Um das Buch für deutschsprachige Leserinnen und Leser gut nutzbar zu machen, haben wir bei der Übersetzung die Gegebenheiten in Deutschland bzw. Europa berücksichtigt. So wurden zum Beispiel bei den Lebensmittelzusatzstoffen die europäischen E-Nummern angegeben, die häufig auf den Zutatenlisten stehen.

FSC www.fsc.org MIX Papier aus verantwortungsvollen Quellen FSC® C005833

Verlagsgruppe Random House FSC® N001967

Taschenbucherstausgabe 02/2017

Lektorat: Maryna Zimdars
Umschlaggestaltung: Guter Punkt, München,
unter Verwendung eines Motives von © christophkadur/fotolia
Satz: Schaber Datentechnik, Austria
Druck und Bindung: Těšínská tiskárna, Český Těšín

ISBN 978-3-453-70314-8

www.heyne.de

INHALT

2. Teil:
Ich liebe meine Küche – wie man köstliche und gesunde Mahlzeiten zubereitet

VORWORT

Beginnen Sie Ihre eigene Liebesgeschichte

Von Louise Hay

Inzwischen bin ich 88 Jahre alt, und ich kann sagen, dass Gesundheit und Glücklichsein die wichtigsten Grundsätze in meinem Leben sind. Meine Leserinnen und Leser wissen, dass ich keine einfache Kindheit hatte und während eines großen Teils meines Lebens nicht die Vorteile finanziellen Wohlstands und einer guten Ausbildung genossen habe.

Dann entdeckte ich die eine Sache, die meine Gesundheit und mein Leben veränderte: den Glauben, dass wir mit jedem Gedanken, den wir denken, unsere Zukunft erschaffen. Diese eine kleine Idee gab meinem Leben eine neue Richtung. Ich fand heraus, dass ich dann, wenn ich Frieden, Gesundheit und geistige Harmonie in meinem Geist erzeugen konnte, auch in der Lage war, das Gleiche in meinem Körper und in meiner Welt zu erschaffen.

In diesem Buch geht es nicht um kurzlebige Trends und die neueste Mode. Es geht darum, wie Sie sich ein Leben erschaffen können, das Sie nährt und trägt. Es geht darum, wie Sie sich selbst mehr lieben können. Es geht um uralte Heilungsweisheit, die Ihnen in Ihrem aktiven Alltag hilft. Und es geht darum, dass Sie Ihren Selbstwert erkennen. Irgendwo in all dem Stress, dem Lärm und den To-do-Listen gibt es immer noch Raum für Sie. Meine Koautorinnen und ich werden Ihnen zeigen, wie Sie diesen Raum finden können, sodass Sie sich heute und in Zukunft gut fühlen.

Im Lauf der Jahre kristallisierten sich einige Schlüsselpunkte meiner Lebens-, Glücks-

und Gesundheitsphilosophie heraus, die sich als zeitlos gültig erwiesen haben. Ich werde sie Ihnen hier vorstellen, weil sie die Grundlage für das Buch bilden, das Sie gleich lesen werden.

Was ich glaube

- Das Leben ist wirklich sehr einfach. Was wir geben, bekommen wir zurück. Mit jedem Gedanken, den wir denken, erschaffen wir unsere Zukunft.
- Es ist nur ein Gedanke, und Gedanken kann man ändern. Ich glaube, dass das auch für Ihre Gesundheit gilt.
- Wir erschaffen jede sogenannte Krankheit in unserem Körper, und wir haben die Macht, unsere Gedanken zu ändern und dadurch die Krankheit aufzulösen.
- Wenn wir uns von Groll und negativen Gedanken befreien, hilft uns das, sogar »unheilbare« Krankheitszustände aufzulösen.
- Wenn Sie nicht wissen, was Sie sonst tun sollen, konzentrieren Sie sich auf die Liebe. Sich selbst zu lieben bewirkt, dass Sie sich gut fühlen. Und bei guter Gesundheit geht es letztlich darum, sich gut zu fühlen.
- Wenn wir uns selbst wirklich lieben, funktioniert alles in unserem Leben, einschließlich unserer Gesundheit.

Dieses Buch ist eine Liebesgeschichte. Es handelt davon, wie Sie sich dadurch, dass Sie sich selbst lieben, Gesundheit, Glück und ein langes Leben erschaffen können. Ja, Sie finden hier nützliche Tipps, Rezepte, Affirmationen und Übungen, die mir sehr geholfen haben, gesund, vital und stark zu bleiben. Aber noch wichtiger ist, dass dieses Buch Ihr Herz für neue Wege öffnet, wie Sie auf dieser unglaublichen Lebensreise sich selbst lieben und unterstützen können.

Lange Zeit habe ich Methoden unterrichtet, mit denen Sie negatives Denken eliminieren und durch positive Affirmationen ersetzen können. Ich habe gelehrt, wie man Vergebung praktiziert und Verbitterung auflöst. Wie man lernt, das eigene Sein wirklich zu lieben. Wie man Spiegelarbeit einsetzt. Jene von Ihnen, die diese Lektionen angewendet haben, konnten erleben, wie ihr Leben sich zum Besseren veränderte. Jetzt ist die Zeit reif für den nächsten Schritt.

Immer wieder sagt man mir: »Du siehst so jung und vital aus.« Oder: »Wenn ich älter werde, möchte ich so gesund sein wie Sie.« In diesem Buch werde ich Ihnen genau beschreiben, was ich dafür tue. Für mich ist das der nächste Schritt, um Ihr Denken zu verändern. Es geht darum, Ihre Lebensweise dahingehend zu verändern, dass Sie gut für Ihren Körper sorgen und ihn liebevoll behandeln.

Ich habe immer gern Neues gelernt, und ich glaube, dass jede Hand, die meinen Körper berührt, eine heilende Hand ist. Auf diese Weise habe ich viele wunderbare Menschen entdeckt, die eine extrem gute Arbeit machen, und gerne teile ich, was ich von ihnen gelernt habe, mit dem Rest der Welt. Zum Beispiel lernte ich vor Jahren Esther und Jerry Hicks kennen. (Esther übermittelt die Lehren der nichtphysischen Wesenheit Abraham.) Esther und Jerry machten eine phänomenale Arbeit. Sie hatten eine sehr loyale, relativ kleine Fangemeinde. Ich wollte, dass möglichst viele Menschen Abrahams Botschaft kennenlernten – ich brauchte dafür zwei Jahre, aber heute, ein Jahrzehnt später, kennt man sie auf der ganzen Welt.

In diesem Buch mache ich Sie mit zwei Frauen bekannt, die mein ganzes Leben verändert haben: Ahlea Khadro und Heather Dane. Ich würde mich freuen, wenn sie auch Ihr Leben verändern. In diesem Buch werden wir drei Ihnen beschreiben, was ich tue, um mich gut zu fühlen, während ich arbeite, reise, schreibe und ein aktives soziales Leben führe. Einige Geheimnisse, die wir mit Ihnen teilen, werden neu für Sie sein, während andere Ihnen vielleicht Dinge ins Gedächtnis rufen, die Sie schon lange in Ihrem Leben erschaffen wollen.

Wenn ich zurückblicke und darüber nachdenke, warum ich mich mit 88 Jahren so gut fühle, so ist der Grund, wie ich glaube, in meiner Lebensweise zu suchen. Meine Gedanken vom frühen Morgen bis zum Schlafengehen am Abend sind überwiegend ein Strom positiver Affirmationen. Ich glaube fest daran, dass das Leben mich liebt und dass alles, was ich brauche, zur rechten Zeit zu mir kommt. Auch glaube ich, dass ich ein großes, starkes, gesundes Mädchen bin! Dann überlasse ich es dem Leben, meine Gedanken zu manifestieren, sodass sie für mich wahr werden.

Wenn Sie Ihr Denken und Ihren Glauben erweitern, fließt Ihre Liebe frei. Wenn Sie sich ängstlich zusammenziehen und verengen, verschließen Sie sich gegen den Strom der Liebe. Erinnern Sie sich daran, wie es sich anfühlte, als Sie das letzte Mal verliebt waren? Ihr Herz jubelte! Es war ein wunderbares Gefühl. So ist es auch, wenn Sie sich selbst lieben, mit einem Unterschied: Die Liebe zu sich selbst währt ewig, denn Sie werden sich selbst niemals verlassen. Diese Liebe bleibt bei Ihnen, solange Sie leben. Gestalten Sie diese Beziehung also so schön wie irgend möglich.

Es war ein Vergnügen, mit Ahlea und Heather an diesem Buch zu arbeiten, und ich weiß, dass Sie daran so viel Freude haben werden wie ich.

Ich liebe Sie
Louise

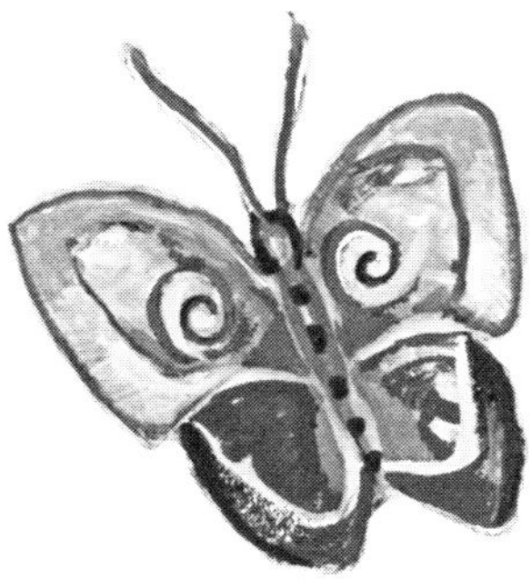

EINLEITUNG

Wie wir zusammenkamen, um dieses Buch zu schreiben

Von Ahlea Khadro und Heather Dane

Mit ihrer Affirmationsarbeit hat Louise der Welt ein unglaublich segensreiches Geschenk gemacht. Und in diesem Buch präsentieren wir Ihnen die nächste Stufe von Louises Lehre. Eines der wichtigsten Geheimnisse für Louises persönlichen Erfolg ist die Art, wie sie sich im Alltag ernährt und für sich sorgt. Wenn Leute sagen, Affirmationen würden bei ihnen nicht funktionieren, fragt Louise sie stets: »Was habt ihr zum Frühstück gegessen?« In diesem Buch werden wir die vielen Gründe aufzeigen, warum diese einfache Frage so weise ist und warum die Antwort so viel über unser Denken und Fühlen verrät.

Wir alle möchten uns jeden Tag gut fühlen. Wir möchten voller Energie aufwachen, begeistert und bereit, uns in die Abenteuer des neuen Tages zu stürzen. Wir möchten alle Phasen des Lebens genießen. Das ist unser natürlicher Zustand. Doch leider begegnen uns heutzutage allzu oft Angewohnheiten, Glaubenssätze und Botschaften, die Gesundheit und Glück im Weg stehen. Wir haben dieses Buch geschrieben, um Ihnen die negativen Botschaften aufzuzeigen, die Ihrem Wohlbefinden im Weg stehen. Wir möchten Ihnen zeigen, wie gut die Natur für Ihre Bedürfnisse sorgt, und Sie daran erinnern, dass Sie alles, was Sie für Gesundheit und Heilung benötigen, in Ihrem Inneren finden.

Nachdem wir Hunderten von Klienten erfolgreich zu natürlichem Wohlbefinden verholfen hatten, war es eine besondere Freude für uns, einem leuchtenden Beispiel für Gesundheit, Glücklichsein und Langlebigkeit zu begegnen, wie man es heute nur selten antrifft. Dieses leuchtende Beispiel ist Louise Hay. Sie nahm mit uns Kontakt auf, weil sie es sich zum Ziel gesetzt hat, sich in jedem Stadium ihrer Existenz rundum wohlzufühlen. Aus diesem Grund umgibt sie sich mit einem Expertenteam für Gesundheit und Wohlbefinden. Louise ist es ein wirkliches Anliegen, gesund und vital zu leben, und deshalb ist sie für dieses Team eine echte Partnerin. Die Bausteine für Louises Gesundheit sind positives Denken, Ernährung, Bewegung und Lebensfreude. Sie ist einer der ausgeglichensten Menschen, den wir kennen. Wir kennen Louises Laborwerte und sind mit ihr um die Welt gereist. Daher können wir Ihnen versichern, dass es stimmt, was sie von sich sagt – sie ist wirklich ein »großes, starkes, gesundes Mädchen«!

Wir kennen Louise jetzt über zehn Jahre und haben sie mit Kraft, Anmut und Lebensfreude durch ihr achtes und neuntes Lebensjahrzehnt gehen sehen. Sie feiert alles, was ihr das Leben schenkt – morgens in einem komfortablen Bett erwachen, sich in ihr Auto setzen und losfahren (»Hallo, Baby, jetzt erleben wir eine tolle Fahrt zusammen!«), gesunde Mahlzeiten genießen. Das mögen kleine Dinge sein, doch diese tausend kleinen, einfachen Dinge addieren sich zu einem lebenswerten Leben. Louise ist unsere Inspirationsquelle, und es ist sehr aufregend und eine Ehre für uns, in diesem Buch Louises Geheimnisse, unser Wissen und eine Menge köstlicher Lebensfreude an Sie weiterzugeben.

Gestatten Sie, dass wir uns vorstellen

Ahlea: Vor über 15 Jahren gründete ich Soulstice, ein Zentrum für optimales Leben und Rehabilitation, spezialisiert auf Yoga, Reformer-Pilates, Meditation, ganzheitliche Ernährung, Kraniosakraltherapie und viszerale Manipulation. Vor fast elf Jahren rief Louise mich an und fragte, ob ich mit ihr arbeiten wolle. Sie können sich sicher denken, wie aufregend das für mich war! Von Anfang an konnte ich sehen, dass Louise bereit war, alles Erforderliche zu tun, um ihren gesunden Körper zu lieben und zu unterstützen. Was ich nicht erwartet hatte war, dass wir so viel miteinander lachten! Und doch macht gerade das Louise so außergewöhnlich – sie bringt Freude und Leichtigkeit in die ernste Arbeit des Heilens.

Ich glaube, Louise war sich anfangs nicht darüber im Klaren, dass sie zusätzlich zu Pilates und Körperarbeit auch jenen Teil meiner Arbeit kennenlernen würde, der bewirkt, dass meine Klienten wiederkommen, um mehr davon zu erleben. Schon fast mein ganzes Leben bin ich in der Lage, die Geschichten zu sehen, die unter der Oberfläche eines Menschenlebens verborgen liegen und in den Schichten des menschlichen Körpers. Ich kann die Geschichten hören, die die Organe, Gewebe und Knochen eines Menschen erzählen möchten. Wenn ich mit meinen Klienten über die Geschichten spreche, die ihr Körper mir erzählt, hat das eine tiefgreifende Wirkung auf ihre Gesundheit. Mit Liebe auf diese Geschichten zu reagieren ist der Beginn der Heilung.

Mein größter Wunsch ist es, anderen zu helfen, daher bin ich dankbar dafür, dass ich meinen Klienten als Kanal für die Botschaften ihres Körpers dienen kann. Meine Mission ist es, anderen zu vermitteln, wie sie auf ihren Körper hören können, sodass sie liebevoll für seine Bedürfnisse sorgen. Hier in diesem Buch werden Sie genau das lernen.

Heather: Ich begann meine Berufslaufbahn in großen Wirtschaftsunternehmen, wo ich mich darauf spezialisierte, Muster aufzulösen, die Menschen und Firmen daran hindern, ihre optimale Leistungsfähigkeit zu entfalten. Wenn es in einem Team eine Krise gab oder niemand die Lösung für ein Problem fand, forderte das Management mich an, um herauszufinden, was los war und wie es sich beheben ließ. Ich entdeckte, dass ich über eine einzigartige Fähigkeit verfügte, die Ursache für ungenügende Leistungen in Organisationen aufzuzeigen. Ich nutzte hierzu das sogenannte »Systemdenken«, für das ich mich schon während des Studiums leidenschaftlich interessiert hatte, gepaart mit einer Liebe zur Detektivarbeit!

Beim Systemdenken geht es darum, Symptome als Elemente eines Gesamtsystems zu verstehen, statt nur die Einzelteile zu betrachten. Es ist mit der ganzheitlichen Heilkunde vergleichbar, bei der wir einen Menschen in seiner Gesamtheit betrachten, um ihm zu umfassendem Wohlbefinden zu verhelfen. Während meiner 15 Jahre in der Wirtschaft empfand ich ein Problem als besonders große Herausforderung: die schädlichen Auswirkungen von Stress und Überarbeitung. Während meines raschen Aufstiegs auf der Karriereleiter erkannte ich, dass von den Leuten in Führungsfunktionen niemand wirklich gesund war. Sie klappten im Treppenhaus zusammen, hatten schwere Operationen und litten unter allerlei chronischen Gesundheitsbeschwerden. Und, um ehrlich zu sein, mir ging es ebenso. Deshalb entschied ich, dass meine Gesundheit wichtiger war als der Job, der Terminkalender und alles andere.

In diesem Buch werden Sie erfahren, wie ich mich von einer sogenannten unheilbaren Krankheit und Sucht befreite und wie ich meine Gabe, die Ursache von Symptomen aufzudecken, dazu nutzte, meine Gesundheit zu transformieren. Vor einem Jahrzehnt beendete ich meine Unternehmenskarriere, wurde zertifizierter Coach und erwarb zusätzliche Qualifikationen in Ernährungslehre, Yoga und energetischem Heilen. Ich hatte das große Glück, mit einigen der Topexperten in den Bereichen Ernährung, Medizin und Energiemedizin forschen und Hunderte von Artikeln für sie schreiben zu dürfen. Und mit Louise Hay und Ahlea Khadro fand ich zwei mir seelenverwandte Gesundheitsexpertinnen, die einen ähnlichen Lebensstil wie ich praktizierten, der ihnen nicht nur zu einer optimalen Gesundheit verhalf, sondern es ihnen darüber hinaus ermöglichte, Millionen anderen Menschen ebenfalls den Weg zu einem gesunden und glücklichen Leben zu weisen.

Louise lernte ich vor acht Jahren auf einem Ernährungsseminar in Los Angeles kennen. Wie wir schnell entdeckten, verbinden uns die Liebe zu köstlichem gesundem Essen und die Leidenschaft, alles Erdenkliche über Gesundheit zu lernen. Ein Jahr später stellte Louise mich Ahlea vor, und da wusste ich, dass ich meine beiden Seelengefährtinnen in Sachen Lebensfreude und Wohlbefinden gefunden hatte. Seither hatten wir viel Spaß zusammen, während wir die uralten und die neuen Geheimnisse entdeckten, die Menschen bei der Heilung helfen. Dass diese beiden erstaunlichen Frauen in mein Leben kamen, ist für mich das größte Geschenk.

Über dieses Buch

Wenn Sie sich für etwas begeistern, wird es schnell eine zentrale Rolle in Ihrem Leben einnehmen. Wir drei begeistern uns für alles, was mit Gesundheit zu tun hat. Immer wieder tauschen wir uns darüber aus, wie einfach es ist, gesund zu bleiben. Man muss nur die richtigen Zutaten kombinieren. Zwei dieser Zutaten sind, wie Louise immer schon gelehrt hat, positive Gedanken und richtiges Essen. Wenn Sie da stets eine gute Wahl treffen, ist Gesundheit die natürliche Folge.

Jahrelang haben wir drei gemeinsam geforscht und uns unter anderem mit Homöopathie, Genetik, Ernährungslehre, Kochen und Energieheilung befasst. Als Team arbeiten wir an Louises Gesundheit, und außerdem betreibt jede von uns eine eigene Praxis mit vielen Klienten. In diesem Buch werden Sie die Geschichten mehrerer unserer Klienten lesen. Damit möchten wir Ihnen zeigen, wie stark Körper und Geist des Menschen sind, selbst wenn es so aussieht, als bestünde kaum noch Hoffnung.

Vor ein paar Jahren, als Ahlea schwanger war, wurde die Idee für dieses Buch geboren. Als wir darüber sprachen, wie man es richtig macht, ein neues Leben zur Welt zu bringen und ihm zu Gesundheit und Glück zu verhelfen, kamen uns so viele Dinge in den Sinn, dass wir den Drang verspürten, alles aufzuschreiben. Vom Anfang bis zum Ende des Lebens ist eine gute Gesundheit – sich gut zu fühlen – das Fundament, das wir brauchen, um mit unseren Gedanken arbeiten zu können, zu wachsen, uns weiterzuentwickeln, zu leben und zu lieben. Und für gute Gesundheit gibt es ein Schlüsselprinzip: *Liebe dich selbst.* Wenn Sie damit beginnen, wird alles andere wirklich einfach.

Wir drei Frauen setzten uns bei Brennnesseltee und Fleischbrühe zusammen, und aus unseren Erfahrungen, unserer Weisheit und unserer Liebe zum Leben entstand dieses schöne, informative Buch. Auch wenn es bereits viele Bücher über gesunde Ernährung gibt, ist dieses doch einzigartig in seiner Bandbreite – es lädt Sie dazu ein, auf Ihren Körper zu hören und sich auf Ihre einzigartige Weisheit einzustimmen, während es Ihnen alles bietet, was Sie zusätzlich brauchen: Affirmationen, Rezepte, praktische Listen und Wissen darüber, wie Ihr Körper funktioniert.

Der Unterschied zu anderen Gesundheitsbüchern besteht darin, dass dieses Buch sich mit der Heilung von Körper und Geist befasst und aufzeigt, wie wichtig beide für unsere Gesundheit sind (in Louises Worten: »Denken und Ernährung müssen stimmen.«). Wir vermitteln Ihnen auf sanfte Weise, warum bessere, liebevollere Entscheidungen das beste Hilfsmittel für Gesundheit und Heilung sind. Wir konzentrieren uns auf altbewährte Gesundheitstipps, die undogmatisch sind und keinem kurzlebigen Modetrend folgen.

Die meisten Menschen sind bezüglich ihrer Ernährung verwirrt und verunsichert, vor allem wenn bei ihnen eine Krankheit diagnostiziert wurde, beispielsweise eine Autoimmunkrankheit. Wir bringen Ihnen bei, auf Ihren Körper zu hören und Ihre Nahrung liebevoll auszuwählen. Wir zeigen Ihnen, dass Sie viel besser in der Lage sein werden, Affirmationen anzuwenden, Optimismus und Willenskraft zu entwickeln und gute Entscheidungen zu treffen, wenn Sie Ihren Körper gut ernähren.

Dieses Buch ist in zwei Teile gegliedert. Im ersten Teil stellen wir Ihnen sieben Schritte vor, mit denen Sie durch Essen, Denken und Lieben zu einer guten Gesundheit gelangen. Zur Einstimmung beginnt jedes Kapitel mit einem Zitat von Louise.

Das 1. Kapitel lädt Sie dazu ein, darüber nachzudenken, was Gesundheit bedeutet, und hilft Ihnen, sich für Ihre angeborenen Selbstheilungskräfte zu öffnen. Wir zeigen, wie Sie Krankheiten angstfrei begegnen und sich die natürliche Heilfähigkeit Ihres Körpers zunutze machen können.

Im 2. Kapitel vermitteln wir Ihnen, wie Sie durch liebevolle Entscheidungen Ihr Wohlbefinden steigern können. Allen, die es bisher nicht geschafft haben, positive Veränderungen vorzunehmen, stellen wir einfache Übungen vor – kleine Schritte, die große Resultate nach sich ziehen.

Im 3. Kapitel erfahren Sie, wie Ihr Verdauungssystem funktioniert, und warum es so wichtig für alle anderen Systeme Ihres Körper ist, für die Gesundheit des Gehirns, die Emotionen, den Schlaf, für ein gesundes Körpergewicht und sogar für Willensstärke und

Entschlusskraft! Dann werden Sie verstehen, warum Louise immer sagt: »Wenn es nicht natürlich gewachsen ist, solltest du es nicht essen.«

Das 4. Kapitel hilft Ihnen, besser auf Ihre innere Stimme zu hören, auf das, was Louise »den inneren Ruf« nennt. Erfahren Sie alles über Intuition, Bauchgefühl und andere Symptome und Empfindungen und darüber wie Sie diese Signale und Botschaften deuten können. Entdecken Sie, wie sie Ihnen helfen können, gesünder und erfüllter zu leben.

Das 5. Kapitel ist eine Entdeckungsreise in die Welt der gesunden Ernährung. Wir enthüllen die Tricks und psychologischen Manipulationen, mit denen die Nahrungsmittelindustrie Sie zwingt, mehr zu essen, als Ihnen guttut. Wir zeigen, welche toxischen Zusatzstoffe in industriell hergestellten Nahrungsmitteln enthalten sind, welche Speisen Sie besser meiden sollten und welche gut für Wohlbefinden und ein langes Leben sind. Außerdem geben wir Ihnen Tipps, wie Sie sich auch dann gesund ernähren können, wenn das Geld knapp ist, und wie Sie sich von Gelüsten nach ungesunden Speisen befreien können. Und wir stellen Ihnen süße Leckereien vor, die gut für den Körper sind *und* köstlich schmecken.

Im 6. Kapitel stellen wir Ihnen Hausrezepte, Nahrungsergänzungsmittel und natürliche Praktiken vor, die Ihnen dabei helfen, sich von leichten Beschwerden zu befreien – und Ihre Gesundheit insgesamt zu verbessern!

Das 7. Kapitel ist eine Straßenkarte, die Ihnen zeigt, wie Sie mithilfe Ihrer neuen, gesunden Gewohnheiten rasch Fortschritte machen können. Wenn Sie das Kapitel erreicht haben, werden Sie in der Lage sein, den ersten Schritt zu tun und in kleinen Schritten darauf aufzubauen. Oder vielleicht sind Sie bereit, mit Riesenschritten voranzugehen ... so oder so haben wir einige nützliche Tipps für Sie, wo auch immer Sie sich gerade auf Ihrer Reise befinden mögen.

Im zweiten Teil des Buches bekommen Sie von uns alles, was Sie brauchen, um Ihren Körper liebevoll mit köstlichen selbst zubereiteten Mahlzeiten, Snacks und Desserts zu verwöhnen. Wir geben Küchentipps und schlagen Werkzeuge und Hilfsmittel vor, die Ihnen die Küchenarbeit erleichtern. Sie finden dort Menüvorschläge, Einkaufslisten und viele unserer einfachen Lieblingsrezepte, die wunderbar schmecken und Ihrem Körper guttun.

Wir drei haben dieses Buch geschrieben, weil wir Ihnen helfen möchten, gesund zu bleiben oder gesund zu werden. Wie Louise sagte: Wir lieben Sie!

– Ahlea und Heather

1. TEIL

SIEBEN SCHRITTE ZU EINER BLÜHENDEN, VITALEN GESUNDHEIT

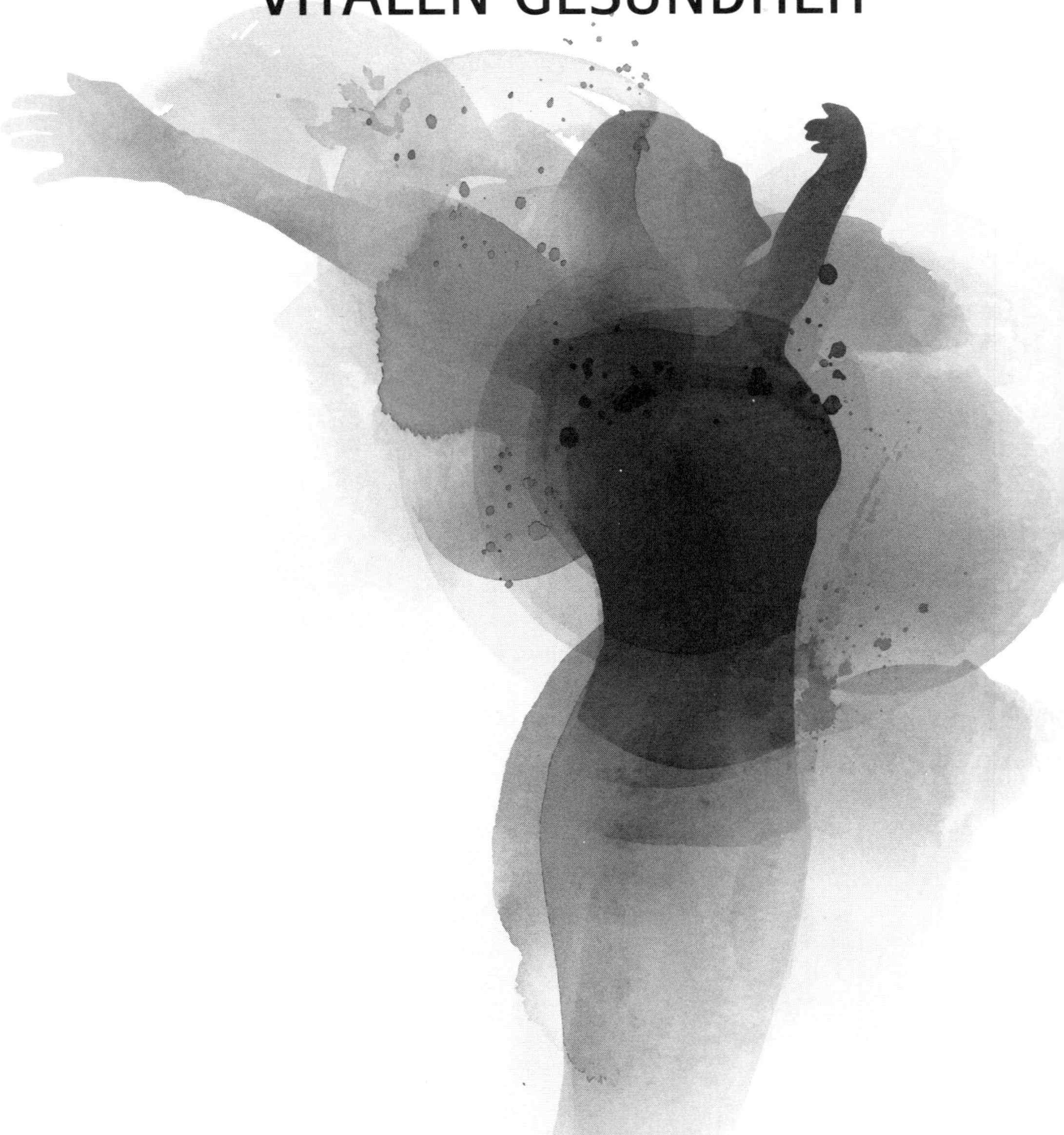

1. KAPITEL

Schritt eins: Gesundheit und Wohlbefinden in neuem Licht

»Vollkommene Gesundheit ist mein göttliches Recht, und ich beanspruche es jetzt.«

– Louise

Wir alle haben unsere eigene Lebens- und Gesundheitsgeschichte – wo wir waren, wo wir stehen und wo wir gerne hinwollen. Diese Geschichte haben wir uns selbst und anderen Menschen vermutlich schon tausendmal erzählt. Aber was wäre, wenn es keine Rolle spielt, wo Sie im Moment stehen oder vor welchen Herausforderungen Sie in der Vergangenheit standen? Was wäre, wenn Sie die Wahrheit erkennen – dass Ihr Körper dazu geschaffen ist, sich selbst zu heilen? Was wäre, wenn Ihre Geschichte eine Liebesgeschichte ist?

Vermutlich hat man Ihnen beigebracht, dass Sie in der Außenwelt Hilfe suchen müssen, dass Sie zu Ärzten und anderen Experten gehen müssen, um »repariert« zu werden. Sicherlich können Ärzte und Experten wertvolle Erkenntnisse beisteuern, aber was wäre, wenn Sie stattdessen genau wüssten, dass Sie selbst über eine große innere Macht verfügen? Nun, genau das trifft zu!

Sie haben die Macht, auf Ihren Körper zu hören. Wie alles andere in Ihrem Leben ist auch Ihr Körper ein Spiegel für Ihr Denken und Ihre Glaubenssätze. Jede Zelle reagiert auf jeden Gedanken, den Sie denken, und auf jedes Wort, dass Sie sprechen. Ständig wiederholte Denkmuster und Glaubenssätze können körperliche Verhaltensweisen und Muster hervorrufen, die entweder gesund sind oder krank machen. Je besser Sie Ihren Körper kennenlernen und ihm zuhören, desto besser kann er Sie zu guter Gesundheit hinführen. Darauf werden wir in diesem Buch noch ausführlich eingehen. Für den Augenblick möchten wir, dass Sie eines verstehen: *Gesundheitliche Probleme sind Einladungen des Lebens an Sie, sich selbst zu lieben.* Mit anderen Worten, um welche Beschwerden es sich auch handeln mag, es gibt immer nur eine Antwort: Lieben Sie sich selbst.

Wenn Ihre Gesundheit Ihnen Probleme macht, ist das eine Bitte Ihres Körpers, dass Sie freundlicher zu sich selbst sein sollen. Fangen Sie einfach damit an, sich Tag für Tag ein bisschen mehr lieb zu haben. Denken Sie an den Menschen oder das Haustier, den oder das Sie am meisten lieben – was empfinden Sie, wenn Sie an diese Person oder dieses liebenswerte Wesen denken? Verweilen Sie einen Moment bei diesem Gefühl. Sich selbst zu lieben bedeutet, dass Sie für sich selbst genauso viel Liebe empfinden wie für die anderen. Wenn Sie es schwierig finden, sich selbst so viel Liebe zu schenken, trösten Sie sich: Damit sind Sie nicht allein.

Zu lernen, sich selbst mehr zu lieben, bedeutet, dass Sie sich selbst alles geben, was Sie brauchen – und zwar nicht erst, wenn Sie vorher alles andere auf Ihrer To-do-Liste erledigt haben! Doch es ist durchaus möglich, dass Sie anfangs gar nicht wissen, was Sie wirklich brauchen. Mithilfe des Buches werden Sie lernen, was Ihr Körper am meisten benötigt, um sich gesund, glücklich, energiegeladen und stark zu fühlen.

Die Tatsache, dass Sie dieses Buch entdeckt haben und lesen, bedeutet, dass Sie bereit dafür sind, sich selbst zu lieben und etwas für Ihre Gesundheit zu tun. Schon allein dafür verdienen Sie Anerkennung, und wir laden Sie ein, sich dafür anerkennend auf die Schulter zu klopfen!

Wie wäre es, wenn Sie jetzt eine neue Geschichte für sich erfinden? In diesem Kapitel machen wir Ihnen Vorschläge, wie Ihre persönliche Liebesgeschichte aussehen kann.

Was ist Gesundheit?

Um diese Frage zu beantworten, werden wir einen kurzen Blick auf die Wissenschaft werfen, wie sie Gesundheit definiert, einschließlich der größten Probleme, mit denen wir heute konfrontiert sind. (Keine Sorge – wir werden uns kurz fassen und versprechen, möglichst auf medizinische Fachausdrücke zu verzichten!) Im Zentrum dieser wissenschaftlichen Erkenntnisse steht nämlich eine tiefere Geschichte, die wir hier hervorheben möchten.

Bei unserem kurzen Blick darauf, wie die Wissenschaft Gesundheit betrachtet, kristallisierten sich zwei Fakten heraus:

1. Bei der Entstehung der heute besonders häufigen Krankheiten spielt die Lebensweise eine wichtige Rolle.
2. Bei immer mehr Menschen werden Krankheiten diagnostiziert, deren Ursache die Wissenschaft nicht kennt und die sie nicht zu heilen vermag.

Diese beiden Fakten weisen unserer Ansicht nach auf zwei sehr wichtige Wahrheiten hin:

1. Es liegt in Ihrer Hand, für eine gute Gesundheit zu sorgen, und Sie haben die Macht dazu.
2. Wenn niemand die Antworten kennt, ist das die perfekte Gelegenheit, eine neue Sicht auf Gesundheit und Krankheit zu entwickeln.

Ein kurzer Blick darauf, wie die Wissenschaft unseren gegenwärtigen Gesundheitszustand betrachtet

Es gab eine Zeit, da galten Infektionskrankheiten als das größte Gesundheitsproblem, zum Beispiel Tuberkulose oder HIV. Doch im Jahr 2008 berichtete die Weltgesundheitsorganisation von einem neuen Trend, demzufolge bereiten nicht mehr die Infektionen, sondern die sogenannten nicht übertragbaren Krankheiten die Hauptsorge. Solche Erkrankungen – zum Beispiel Krebs, Herzkrankheiten und Diabetes – gelten im Allgemeinen als chronisch und nicht ansteckend.[1]

Interessant ist, dass es für die Entstehung nicht übertragbarer Krankheiten vier wesentliche Faktoren gibt, die mit unserer Lebensweise in Zusammenhang stehen:

1. Rauchen
2. schlechte Ernährung
3. Bewegungsmangel
4. Alkoholmissbrauch

Wir erkennen also immer mehr, dass die Entscheidungen, die wir jeden Tag treffen, sich auf unsere Gesundheit auswirken. Die Gefahr ist nicht irgendwo »dort draußen«, sondern wir haben täglich die Chance, uns dafür zu entscheiden, unseren Körper zu lieben und ihn gut zu behandeln. Die Weltgesundheitsorganisation kleidet das in eine wissenschaftliche Fachsprache, aber übersetzt bedeutet es, dass wir unseren Gesundheitszustand enorm beeinflussen können, wenn wir bessere Entscheidungen im Hinblick auf unsere Lebensweise treffen.

Autoimmunkrankheiten: Wenn der Körper sich selbst nicht mehr erkennt

Zu den nicht übertragbaren Krankheiten gehören die Autoimmunkrankheiten, bei denen das Immunsystem gesunde Organe und Gewebe im Körper angreift. Mit anderen Worten: Das Immunsystem kann nicht mehr zwischen gesundem körpereigenem Gewebe und schädlichen Substanzen wie Bakterien, Viren und anderen Krankheitserregern unterscheiden.

Für uns sieht das so aus, als könnte der Körper sich selbst nicht mehr erkennen. Die Zellen erkennen nicht mehr, was gesund ist. Denken Sie darüber einen Moment nach. *Wenn ein Mensch negativ denkt, also lieblose Gedanken über den Körper und sich selbst denkt, verwundert es da, wenn die Körperzellen in ebensolcher Weise sich selbst attackieren?*

Forschungen zeigen, dass es mindestens 100 unterschiedliche Autoimmunerkrankungen gibt. Im Jahr 2005 gab es allein in den USA 24 Millionen Patienten, bei denen eine Autoimmunerkrankung diagnostiziert wurde, und die Zahlen steigen weltweit an, besonders in den westlichen Industrieländern. 57 Prozent der Patienten sind Frauen, häufig im gebärfähigen Alter.[2] Tatsächlich zählen Autoimmunkrankheiten zu den häufigsten Todesursachen bei jungen Frauen und Frauen mittleren Alters. Bei der Ursache für lang anhaltende chronische Krankheitsprozesse stehen diese Erkrankungen an zweiter Stelle, und bei den Krankheiten, die eine Berufsunfähigkeit verursachen, stehen sie an dritter Stelle (nach Herzkrankheiten und Krebs).[3]

Zu den Autoimmunerkrankungen zählen:[4]

- Zöliakie
- Morbus Crohn
- Diabetes (Typ 1)
- Fibromyalgie
- Lebensmittelallergien
- Hashimoto-Thyreoiditis
- Chronisch entzündliche Darmerkrankungen
- Lupus

- Multiple Sklerose
- Perniziöse Anämie (schwerer Vitamin-B_{12}-Mangel)
- Psoriasis
- Chronischer Gelenkrheumatismus
- Sklerodermie
- Vitiligo (eine Hautkrankheit)

Man nimmt an, dass auch Autismus, das chronische Erschöpfungssyndrom, Essstörungen[5], die Lyme-Borreliose und Narkolepsie in Zusammenhang mit autoimmunen Störungen stehen.

Autoimmune Erkrankungen äußern sich oft durch Schmerzen, Erschöpfung, Fieber und generelles Unwohlsein. Die meisten gelten als chronisch und unheilbar. Ein verwirrender Aspekt der autoimmunen Erkrankungen ist, dass die meisten Betroffenen keine äußeren Krankheitssymptome zeigen, sodass sie auf ihre Freunde und Angehörigen einen vollkommen gesunden Eindruck machen. Bis eine Diagnose feststeht, bekommen sie oft zu hören, sie würden sich die Symptome nur einbilden, oder es stünde lediglich nervöse Unruhe dahinter. Leider werden viele Menschen mit autoimmunen Erkrankungen als Hypochonder abgestempelt.

Weltweit wundern sich die Wissenschaftler über die steigende Zahl diagnostizierter Autoimmunkrankheiten und finden dafür keine Ursache. Die gängige Theorie besagt, dass Umweltfaktoren, Gene und Lebensstil zum Anstieg dieser Erkrankungen beitragen.

Stress: Aus chronischen negativen Gedanken werden Glaubenssätze und Gewohnheiten

Die meisten Experten sind sich einig, dass Stress bei allen Krankheiten eine zentrale Rolle spielt.

Um herauszufinden, wie die Wissenschaft Stress definiert, schauten wir bei der American Psychological Association (APA) nach: Die APA beschreibt Stress als ein Gefühl der Sorge, der Überforderung oder Erschöpfung.[6] In ihrem 2012 veröffentlichten Bericht über Stress in den USA heißt es, dass Stress nicht rückläufig ist, sondern bei 80 Prozent der Befragten gleichbleibt oder zunimmt. Zusätzlich gaben 20 Prozent der Befragten an, unter »extrem hoher« Stressbelastung zu stehen.[7]

Woher kommen diese Gefühle der Sorge und Überforderung? Warum gelangen Menschen an einen Punkt völliger Erschöpfung? All das beginnt mit einem Gedanken. Mit der Zeit werden aus chronischen negativen Gedanken Glaubenssätze und Gewohnheiten. Die Betroffenen fokussieren sich immer mehr auf diese negativen Gedanken, Glaubenssätze und Gewohnheiten, was zu chronischem Stress führt – und chronischer Stress wirkt sich verheerend auf die Gesundheit aus.

Womit beschäftigen Sie sich gedanklich, wenn Sie sich überfordert fühlen? Vermutlich denken Sie an all die Dinge, die auf Ihrer To-do-Liste stehen. Je mehr Sie darüber nachdenken, was Sie alles erledigen müssen und wie wenig Zeit Sie dafür haben, desto überforderter fühlen Sie sich.

Und wenn Sie sich Sorgen machen? Wenn wir uns Sorgen machen, kreisen unsere Gedanken oft um die Vergangenheit. Wir wünschen uns, an der Vergangenheit etwas ändern zu können. Oder wir sind ganz auf die Zukunft fixiert und malen uns aus, was alles geschehen könnte.

Und wenn Sie erschöpft sind wie so viele Menschen heutzutage, dann fällt es Ihnen möglicherweise schwer, Nein zu sagen, was dazu führt, dass Sie sich nicht genug Ruhe und Erholung gönnen. Vielleicht wissen Sie in der Theorie, wie gut es Ihnen täte, Grenzen zu ziehen, aber Sie möchten andere nicht enttäuschen.

Die Angewohnheit, negativ zu denken, kann einen endlosen Teufelskreis von chronischem Stress aufrechterhalten, was sich unmittelbar und sehr nachteilig auf Ihre Gesundheit auswirkt. Ein gewisses Maß an Stress ist sogar durchaus gut für den Körper, aber chronischer Stress erzeugt Probleme. Studien belegen, dass Emotionen nicht nur im Bewusstsein stattfinden – sie wirken sich auch auf Ihren Körper aus.[8] Wenn Sie beispielsweise wütend sind, spannt Ihr Körper sich an, Ihre Verdauungsorgane werden starr, Ihre Pulsfrequenz steigt, und Ihre Kiefer- und Gesichtsmuskulatur zieht sich zusammen.

Im 3. Kapitel werden wir näher auf die Verbindung zwischen Geist und Körper eingehen. Jetzt möchten wir nur beschreiben, was mit Ihrem Körper geschieht, wenn Sie unter Stress stehen. Wenn Stress chronisch wird, sendet er ein Gefahrensignal aus. Dieses Signal bewirkt, dass die Blutversorgung des Gehirns, des Immunsystems und des Verdauungstrakts reduziert wird, um möglichst viel Blut in Ihre Gliedmaßen zu leiten, damit Sie vor einer Gefahr fliehen können.[9, 10] Das bedeutet, dass Ihre Verdauung nicht gut funktioniert, Ihr Immunsystem Sie nicht schützen und Ihr Gehirn nicht klar denken kann. Studien zeigen, dass das Gehirn bei ständigem Stress sogar schrumpfen kann.[11]

Wenn Sie unter chronischem Stress leiden, befindet sich Ihr Nervensystem nicht länger im Gleichgewicht. Statt einer ausgewogenen Beziehung zwischen dem sympathischen Nervensystem (das für die Kampf-oder-Flucht-Reaktion zuständig ist) und dem parasympathischen Nervensystem (das Ihnen hilft, sich auszuruhen, zu schlafen, zu verdauen und gesund zu werden) hat nun das sympathische Nervensystem die Oberhand. So führt chronischer Stress dazu, dass Sie ständig auf Hochtouren laufen, was es schwierig macht, Ruhe zu finden, aufzutanken und den Körper zu nähren.

Falls Sie unter chronischem Stress leiden sollten, stehen Sie damit nicht allein.

Vielleicht haben Sie, wie so viele andere Menschen auch, schon früh gelernt, dass das Leben nicht sicher ist. Doch ganz gleich, was man Ihnen beigebracht hat oder was Sie gegenwärtig glauben: Wir versichern Ihnen, dass Sie, wenn Sie sich für Ihre Liebesgeschichte öffnen, entdecken werden, wie sicher und geborgen Sie in Wirklichkeit sind. Wir werden Ihnen zeigen, wie Sie chronischen Stress überwinden können, indem Sie sich für Gedanken und Glaubenssätze entscheiden, die Gesundheit und Glücklichsein fördern. Dieses Buch bietet Ihnen viele Methoden, den Stress zu reduzieren, unter dem Geist und Körper leiden. Ganz gleich, wie gestresst Sie gegenwärtig sein mögen, Sie können jederzeit umkehren und Heilung finden.

Krankheit = Getrenntheit

Für sein Buch *The Blue Zones* untersuchte Dan Buettner die Lebensgewohnheiten von Menschen in Gegenden mit besonders hoher Lebenserwartung, um herauszufinden, was die besten Rezepte für ein langes Leben sind. Drei der neun Rezepte haben mit sozialer Bindung und Gemeinschaft zu tun: (1) Eingebundensein in eine spirituelle Gemeinschaft, (2) familiäre Bindungen und (3) ein Netzwerk oder »Stamm« guter Freunde. Interessant ist, auch wenn Buettner das nicht zu seinen neun »Power-Rezepten« zählt, dass alle von ihm untersuchten lokalen Bevölkerungen mit hoher Lebenserwartung eine starke Verbindung zur Erde pflegen. Sie alle gärtnern und essen frische, vollwertige Nahrungsmittel.

In der heutigen Zeit haben sich die Prioritäten geändert, weil das Leben stressiger und unruhiger geworden ist. Wir kümmern uns weniger als früher um unsere sozialen Bindungen, und wenn wir es doch tun, nutzen wir Technologien, die wie eine Barriere sind. Heute ist es schon fast die Regel, dass die Menschen, während sie beim Essen zusammensitzen, auf ihre Smartphones starren, texten und auf Facebook posten, statt sich auf ihr Gegenüber einzulassen und persönliche Nähe zu pflegen.

Das gemeinsame Essen der Familie ist in vielen Haushalten zur Ausnahme geworden. Zudem beobachten wir, dass viele Menschen ihre Mahlzeiten nebenbei einnehmen, während sie mit etwas anderem beschäftigt sind: beim Autofahren, am Schreibtisch, vor dem Fernseher oder während sie im Internet surfen. Das bedeutet nicht nur, dass das Essen für sie kein Augenblick der Geselligkeit und des Austausches mehr ist, sondern dass sie auch den Kontakt zu sich selbst verloren haben. Der liebevolle, sinnliche Akt, unseren Körper zu nähren, wird von ihnen nicht mehr bewusst erlebt.

So wie sich im Lauf der Zeit unsere gesellschaftlichen Gewohnheiten änderten, veränderte sich auch unsere Ernährung. Die Lebensmittelindustrie und die Fast-Food-Kultur ermöglichten es den Menschen, schnell zu essen, unterwegs und mit minimalem Aufwand. Die Wissenschaft entdeckte Möglichkeiten, »nahrungsmittelähnliche« Chemikalien zu produzieren, sodass Mahlzeiten schneller zubereitet werden konnten, besser schmeckten und die Leute immer mehr davon essen wollten.

Industriell hergestelltes Essen ist eigentlich gar keine Nahrung. Wir sind überzeugt, dass synthetische, in Fabriken erzeugte Nahrungsmittel finaler Ausdruck unserer Getrenntheit sind: Sie isolieren uns von der Erde und der Natur. Sie leugnen, was wir wirklich sind und was wir benötigen, um als die natürlichen Wesen, die wir sind, optimal zu funktionieren.

Vikas Khanna, ein Spitzenkoch aus Indien, erzählt in seinem Buch *Return to the Rivers. Recipes and Memories of the Himalayan River Valleys (dt. Übers. des Titels:* Rückkehr zu den Flüssen. Rezepte und Erinnerungen aus den Flusstälern des Himalaya): »Bei meinem letzten Aufenthalt in Bhutan im Jahr 2011 wurde ich daran erinnert, wie sehr mein Leben in New York mich von dieser Welt trennt. Wenn ich im Himalaya lebe und umherreise, fühle ich eine intime Verbundenheit mit der Natur, wie ich sie sonst nirgendwo erlebe.«[12]

Vikas schreibt, dass er, wenn er dort zu Fuß seine Freunde besucht, durch Felder wandert, auf denen die Nahrung wächst, die er isst. Wenn er aus dem Fenster seines Schlafzimmers schaut, sieht er die Schafe, von denen die Wolle seiner Wolldecke stammt. Und wenn er auf den Bauernmarkt geht, kennt er die Menschen persönlich, die dort ihre selbst erzeugten Produkte anbieten.

In Bhutan kennt Vikas die Menschen, die die von ihm verzehrten Nahrungsmittel erzeugen. Das sorgt nicht nur für soziale Gemeinschaft und enge Verbundenheit mit der Natur, sondern schafft ein System gegenseitiger Verantwortung, in dem den Menschen daran gelegen ist, gesunde und qualitativ hochwertige Produkte für ihre Nachbarn zu erzeugen. Sie fühlen sich gegenseitig für ihr Wohlbefinden verantwortlich. Er beschreibt etwas, das viele von uns nie erlebt haben – jene tiefe Verbundenheit, die für die Gesellschaften typisch ist, die Buettner in *The Blue Zones* beschreibt.

Wir glauben, dass Gesundheit eine Frage der Verbundenheit ist: Verbundenheit mit uns selbst, unserem Körper, der Natur und anderen Menschen. Und der wichtigste

Schritt zum Aufbau dieser Verbundenheit besteht darin, dass Sie eine Liebesbeziehung zu sich selbst aufbauen. Das ist überdies auch der Schlüssel zum Stressabbau und zur Befreiung von Krankheiten. Schauen wir uns also näher an, wie Sie das bewerkstelligen können.

Eine neue Sicht der Gesundheit: In Ihrem Gesundheitszustand spiegelt sich Ihr Verhältnis zu sich selbst wider

Die »epidemische« Zunahme von Stress, von durch die Lebensweise bedingten Krankheiten und Autoimmunkrankheiten hat der Mainstream-Medizin zufolge keine gemeinsame klar zu benennende Ursache. Uns jedoch erscheint die Ursache offensichtlich: Wir haben es mit der epidemischen Ausbreitung eines Mangels an Selbstliebe zu tun.

Das ist eine neue Sicht der Gesundheit. Sie ist gar nicht so geheimnisvoll und legt die Macht über Ihre Gesundheit wieder in Ihre Hände. Ihre Gesundheit ist ein Spiegelbild dafür, wie es um Ihre Beziehung zu sich selbst und Ihrem Körper bestellt ist. Wir glauben nicht an unheilbare Krankheiten. Wir glauben, dass eine Krankheit eine Einladung an Sie ist, Ihre Beziehung zu sich selbst positiv zu verändern.

Interessanterweise stützen neue wissenschaftliche Erkenntnisse diese Auffassung. Bruce Lipton ist ein international angesehener Zellbiologe, der am medizinischen Forschungszentrum der Stanford University bahnbrechende Studien durchführte. In seinem Buch *Intelligente Zellen* beschreibt er ein neues Paradigma der Gesundheit, das auf der Wissenschaft der Epigenetik basiert.

Bruce bewies durch seine Experimente, dass unsere Gene nicht unsere Biologie kontrollieren. Die Idee, unsere Biologie würde durch unsere Gene festgelegt, ist eine falsche wissenschaftliche Annahme, die um das Jahr 2003 durch das Humangenomprojekt widerlegt wurde. Die Experimente, die Bruce in seinem Labor durchführte, unterstützten dies. Er konnte nachweisen, dass die Zellen nicht von den Genen kontrolliert werden, sondern *von den Reaktionen der Zellen auf die Umwelt, in der sie sich befinden*. Bruce sagt, dass unsere Reaktion auf die Umwelt viel komplexer ist als die einer einzelnen Zelle, weil wir Gehirne haben. Wir haben Glaubensüberzeugungen, und aufgrund dieser Glaubenssätze reagieren wir auf unsere Lebenssituation (oder unsere Umwelt).[13]

Welche Botschaft übermitteln Sie jetzt in diesem Moment an Ihre Zellen?

Wenn Sie glauben, dass Sie ein schlechter Mensch sind, hören Ihre Zellen zu. Wenn Sie glauben, dass Sie krank sind, hören Ihre Zellen zu. Und wenn Sie glauben, dass Sie ein wunderschönes, liebenswertes Wesen und gesund sind, hören das Ihre Zellen ebenso.

Was denken Sie, welche Beziehung Sie zu sich selbst und Ihrem Körper erzeugen, wenn Sie negative Botschaften aussenden und negative Glaubenssätze über sich selbst hegen?

Selbstliebe bedeutet, gut für sich zu sorgen

Wenn Sie sich selbst lieben, sorgen Sie gut für Ihre Bedürfnisse. Doch heute glauben viele Menschen (Frauen vor allem), die Bedürfnisse anderer Menschen seien wichtiger als ihre eigenen. Zum Beispiel:

- Passiert es Ihnen oft, dass Sie Ja sagen, wenn Sie eigentlich Nein sagen möchten? Helfen Sie anderen so oft, dass Sie selbst kaum Gelegenheit finden, sich auszuruhen und zu entspannen? Haben Sie das Gefühl, sich erst später irgendwann ausruhen zu können – wenn Sie in Rente gehen oder die Kinder erwachsen sind?
- Ertappen Sie sich oft dabei, dass Sie sagen: »Ich muss nur noch diese Sache erledigen (oder durchstehen), dann werde ich mich ausruhen.«?
- Haben Sie das Gefühl, es immer allen recht machen zu müssen, oder haben Sie Angst, das Missfallen anderer zu erregen? Haben Sie den Eindruck, immer nur zu geben, ohne viel von den anderen zurückzuerhalten (oder dass es Ihnen möglicherweise schwerfällt, Hilfe, Geschenke oder Komplimente anderer anzunehmen)?
- Kommt es oft vor, dass Sie versuchen, Grenzen zu ziehen, Ihnen dies aber nicht gelingt?

Wir glauben, dass die wirkliche Krankheitsepidemie in der Abtrennung vom eigenen Selbst besteht. Wir denken, dass es Ihr Immunsystem durcheinanderbringt, wenn Sie sich selbst an die letzte Stelle setzen.

Der Wissenschaft zufolge entsteht die Grundursache jeder chronischen Krankheit – eine Entzündung –, wenn das Immunsystem nicht mehr unterscheiden kann, was gut und was schlecht für den Körper ist.[14] Metaphysisch betrachtet glauben wir, dass eine Entzündung oder eine chronische Erkrankung ein Geschenk Ihres Körper ist. Er liebt Sie so sehr, dass er Ihnen ein Warnsignal, einen Weckruf schickt. Es ist eine Einladung, auf den eigenen Körper zu hören und in einen Zustand der Selbstliebe zurückzukehren.

Wenn Kinder auf die Welt kommen, lieben sie alles an sich selbst. Sie sind von ihren Händen und Füßen fasziniert, sogar von ihren Ausscheidungen. Doch später bringt man uns bei, dass es an uns gute und schlechte Dinge gibt. Viel zu oft lernen wir, uns wegen unseres Körpers oder bestimmter Wesenszüge zu schämen. Und wir entwickeln das Gefühl, nicht gut genug zu sein. Wir lernen, dass »die Regeln«, also die Erwartungen anderer, und vermeintlich unumstößliche Beweise und Fakten wichtiger sind als das, was wir selbst fühlen oder uns wünschen. Man bringt uns bei, ständig auf andere zu hören, sodass wir regelrecht verlernen, uns selbst zu vertrauen.

Da ist es nicht weiter verwunderlich, dass wir unter diesen Umständen den Kontakt zu unserem inneren Leitsystem verlieren, zu dem, was Louise den »inneren Ruf« nennt. Wir alle haben diese innere Stimme oder Intuition, die uns führt.

Das Schönste an Ihrem Körper ist, dass er über ein tiefes Wissen darüber verfügt, was Sie wirklich brauchen, um gesund und glücklich zu sein. Zu Ahleas Spezialgebieten gehört es, zu spüren und zu hören, was die Körper ihrer Klienten wünschen. Sie kann in den Körper hineinsehen oder ihn in der Nähe eines Organs berühren und hören, was dieses Organ zu sagen hat. Oft hört sie, was der Körper eines Menschen ihm über Symptome mitzuteilen versucht.

Während ihrer inzwischen zehnjährigen Erfahrung in der Arbeit mit Klienten war das Muster, das ihr am häufigsten begegnete, eine Botschaft der Angst, die aus den Nieren kommt. Ahlea sagt, dass die Nieren ihr mitteilen, dass sie traurig sind und Angst haben, weil sie sich nicht beschützt fühlen, und dass sich bei sehr vielen Menschen der Körper insgesamt unzureichend beachtet fühlt. Das regte uns zu einer Diskussion über das Kind in uns allen an. Allzu oft wird das innere Kind in Situationen hineingezwungen, die es eigentlich meiden möchte. Das sorgt für viel inneres Unbehagen. Wenn Sie sich entscheiden, etwas »durchzustehen«, obwohl Sie es eigentlich gar nicht tun wollen, leidet Ihr inneres Kind, und auch Ihre Organe leiden dann. Um sich durch Dinge hindurchzuquälen, die Sie eigentlich nicht tun wollen, müssen Sie sich gegen Ihr inneres Kind und Ihre innere Führung abschotten.

Optimale Gesundheit geht weit über das Immunsystem hinaus. Sie beginnt mit einem wenig bekannten Geheimnis: Selbstliebe. Wenn Sie damit beginnen, liebevoll auf Ihre innere Führung zu hören, werden Ihr Immunsystem, Ihre Nieren und Ihr ganzer Körper sich geborgen und sicher fühlen. Wenn Ihr Körper sich sicher fühlt, wird Heilung möglich. Denken Sie daran, Ihr Körper *will* gesund werden.

Erfahrungen unserer Klienten

Catherine: Fibromyalgie

Catherine, eine Frau in den Fünfzigern, hatte, als sie zu Ahlea kam, eine Odyssee durch diverse Arztpraxen hinter sich, bis bei ihr schließlich Fibromyalgie diagnostiziert worden war. Fibromyalgie ist eine Autoimmunkrankheit, bei der die Betroffenen unter Muskel-

und Gelenkschmerzen, Druckschmerzempfindlichkeit und Erschöpfung leiden. Häufig führt die Erkrankung zu Depressionen.[15]

Verständlicherweise machte sich Catherine große Sorgen wegen ihres Zustands und fragte sich, was sie gegen die Krankheit unternehmen könnte. Ahlea begann langsam, indem sie ihr Atemübungen beibrachte, um Catherines Körper mehr Sauerstoff zuzuführen, und Dehnübungen, um die Durchblutung ihres Körpergewebes anzuregen. Catherine spürte schon bald, dass ihr das Atmen leichterfiel, und nach einem Monat fühlte sie sich ruhiger und die Schmerzen ließen nach. Ihr Nervensystem wechselte aus der Kampf-oder-Flucht-Reaktion in den »Ruhe-und-Verdauungs«-Modus über, sodass ihre körperliche Verfassung sich besserte. Dadurch fasste sie Vertrauen und war bereit, umfassend an ihrer Gesundheit zu arbeiten.

Der nächste Schritt bestand darin, dass Ahlea bei Catherine ein altes körperliches und emotionales Trauma auflöste. Es war durch einen Autounfall verursacht worden, der sich kurz vor dem Ausbruch der Fibromyalgie ereignet hatte. Als Catherine sich von diesem Trauma befreit hatte, fühlte sie sich innerlich bereit, die von Ahlea empfohlene Ernährungsumstellung anzugehen.

Als Erstes riet ihr Ahlea, auf Zucker zu verzichten. Nach ein paar Wochen fühlte sich Catherine so gut, dass sie ein Pilatestraining begann, um ihre Muskelkraft aufzubauen. Diese Kräftigung ihrer Muskulatur, besonders auch der Bauchmuskeln, entlastete ihre Gelenke, und die Schmerzen verschwanden.

Das Beste an Catherines Genesung war, dass sie anfing zu tanzen. Das hatte sie immer schon tun wollen, denn sie spürte eine Ballerina in sich, die sich nach Ausdruck sehnte. Schon bald kam sie im Gymnastikanzug zu den Heilungssitzungen und tanzte mit großer Freude durch den Raum. Ahlea sah, wie Catherines inneres Kind sich über diese neue Verspieltheit freute und dass die erwachsene Catherine dieser neu entdeckten Freiheit in ihrem Körper vertraute.

Stacey: Lyme-Borreliose

Die Lyme-Borreliose wird durch das Bakterium *Borrelia burgdorferi* verursacht und durch den Biss einer infizierten Zecke übertragen. Die Symptome sind grippeähnlich: Gelenkbeschwerden, Kopfschmerzen, Fieber und Abgeschlagenheit. Die Experten sind unsicher, ob die chronische Form der Krankheit autoimmuner Natur ist oder mit dem Nervensystem in Zusammenhang steht, und manche glauben, dass sie überhaupt nicht existiert.[16]

Dennoch sind sich die Patienten ihrer Symptome deutlich bewusst. Das galt auch für Stacey, eine Frau Mitte fünfzig, die Ahlea aufsuchte. Stacey hatte ebenfalls eine ärztliche

Odyssee hinter sich, bis schließlich die Borreliose diagnostiziert worden war. Als Behandlung wurden Stacey hoch dosierte Antibiotika verordnet.

Ahlea begann die Behandlung damit, mit den Botschaften zu arbeiten, die Staceys Körper aussendete. Für diese Frau war es eine wichtige Erkenntnis, dass ihr Körper sie nicht attackierte. Vielmehr sprach er liebevoll zu ihr und bat sie darum, in ihrem Leben Veränderungen vorzunehmen.

Die Veränderungen, zu denen Ahlea ihr riet, waren langsam und dauerhaft. Sie verordnete Stacey einige Sitzungen in der Überdruckkammer, eine Therapie, durch die der Sauerstoffgehalt des Blutes erhöht wird. Als Stacey sich besser fühlte, empfahl Ahlea eine Veränderung von Staceys Ernährungsgewohnheiten, um den Zustand ihres Verdauungssystems zu bessern. Zunächst wurde Staceys Nahrung durch Probiotika ergänzt, um die Bakterienflora im Darm zu sanieren, sodass Staceys Verdauung wieder besser funktionierte. Ahlea erklärte Stacey außerdem, wie man Nahrungsmittel so kombiniert, dass sie besonders gut verdaulich sind.

Im Verlauf eines Jahres besserte sich Staceys Zustand so, dass sie ausgedehnte Spaziergänge unternahm und ein Pilatestraining begann, was ihren Körper kräftigte. Sie löste sich von alten Emotionen, die sie im Körper festgehalten hatte, und von Glaubenssätzen, die ihrer Gesundheit und ihrem Glück abträglich waren. Nach einem Jahr fühlte sich Stacey vollständig von der Lyme-Borreliose geheilt.

Autoimmunerkrankungen, aber auch andere Krankheitszustände werden häufig von emotionalen Traumen begleitet. Wenn man Körper und Geist gemeinsam behandelt, steigert das die Heilwirkung exponentiell. Weiter hinten in diesem Buch werden wir Ihnen zeigen, wie Sie auf Ihren Körper hören, die Geschichte Ihrer Organe verstehen, Ihrem inneren Kind zuhören und lernen können, sich selbst und Ihren Körper zu schützen, sodass Ihr Körper nicht mehr aus Mangel an Schutz Zuflucht zu einer Krankheit nehmen muss. Wir werden Ihnen außerdem viele Tipps und Methoden vorstellen, wie Sie Ihrem Körper Liebe schenken und ihm zu guter Gesundheit verhelfen können. Dazu zählen auch viele der Maßnahmen, die Ahlea Stacey empfahl, um die Lyme-Borreliose zu heilen.

Wenn Sie an einer chronischen Krankheit leiden, ist das in Wirklichkeit eine Einladung, zur Liebe zurückzukehren. Wir werden viele sanfte Methoden vorstellen, mit denen Sie eine neue liebevolle Beziehung zu sich selbst und Ihrem Körper aufbauen können. Das ist ein wundervoller, freudiger Prozess. Es ist wie die Rückkehr nach Hause.

Wenn Sie an die Rückkehr nach Hause denken, denken Sie unwillkürlich an Familie und Gemeinschaft. Und in der Tat müssen Sie diesen Prozess nicht allein durchleben. Wenn Sie die Beziehung zu sich selbst heilen möchten, bedeutet das auch, gesunde Beziehungen zu Ihren Mitmenschen aufzubauen und zu pflegen. Finden Sie Ihren »Stamm«, Ihre Gemeinschaft gleichgesinnter, liebevoller Menschen! Es ist sehr wichtig, dass Sie lernen, sich selbst zu lieben und zu beschützen. Genauso wichtig ist es, dass es Menschen gibt, auf deren Unterstützung Sie bauen können.

Aber ob Sie zurzeit hilfsbereite Freunde und Verwandte haben oder nicht, es gibt etwas, worauf Sie sich immer verlassen können: das Leben. Eine zentrale Erkenntnis auf dem Rückweg von der Isolation in die Verbundenheit ist es, dass das Leben Sie liebt. Das Leben unterstützt Sie hundertprozentig. Wenn Sie auf das Leben vertrauen, sind Sie niemals allein. Das Leben wird Sie immer unterstützen, wenn Sie Ihre Macht beanspruchen und Ihre Gesundheit und Ihr Glück wieder selbst in die Hand nehmen!

Ein einfacher Gesundheitscheck

In diesem Kapitel haben wir gezeigt, dass die Wissenschaft inzwischen bewiesen hat, was wir schon seit langer Zeit wissen: *Der Mensch hat die Kraft, sich selbst zu heilen.*

Wir glauben, dass unsere Gesundheit ein Spiegel unseres Selbst ist. Nehmen Sie sich nun einen Moment Zeit, um zu prüfen, welche der folgenden Aussagen auf Sie zutreffen:

- Sie sind im Einklang mit sich, so, wie Sie jetzt sind.
- Sie fühlen sich mit Ihrem Körper wohl – Sie haben nicht ständig das Gefühl, an ihm etwas reparieren oder ändern zu wollen.
- Sie leiden nicht unter Symptomen, die Ihnen Sorgen machen, das heißt, Sie haben keine chronischen Schmerzen, Süchte oder Stimmungstiefs.
- Sie mögen sich und Sie mögen andere Menschen – Sie beklagen sich nicht über das Leben und über die Menschen in Ihrem Umfeld.
- Ihr Leben ist angenehm im Fluss, und die Dinge gehen Ihnen leicht von der Hand.
- Sie fühlen eine tiefe Verbundenheit mit der Natur und mit anderen Menschen.
- Sie entscheiden sich für Speisen und Getränke, die gesund für Ihren Körper sind und bewirken, dass Sie sich wohlfühlen.
- Sie nehmen keine Medikamente.
- Es gelingt Ihnen, ein ausgewogenes Leben zu führen – Sie fühlen sich gut und leiden nicht unter Überforderung durch zu viel Arbeit, To-do-Listen oder anderen Stress.
- In Ihrem Leben herrscht ein ausgewogenes Verhältnis zwischen Geben und Nehmen.

Mit anderen Worten: Sie haben nicht das Gefühl, immer nur zu geben, ohne etwas zurückzuerhalten.
- Sie pflegen gute Beziehungen zu Menschen, denen Sie vertrauen und auf die Sie sich verlassen können.
- Sie haben das Gefühl, gut für sich selbst zu sorgen.
- Sie stehen in gutem Kontakt zu Ihrer inneren Führung und Intuition und können sich stets darauf verlassen.

Wie haben Sie bei diesem Test abgeschnitten? Wenn eine oder mehrere Aussagen auf Sie zutreffen, herzlichen Glückwunsch! Wahrscheinlich werden Sie auch Bereiche bemerkt haben, wo es Raum für Veränderungen gibt. Jeder Mensch hat Lebensbereiche, wo Verbesserungen möglich und sinnvoll sind. Und in jedem Kapitel von *Ernährung für Körper und Seele* erfahren Sie, wie Sie diese Verbesserungen in den verschiedenen Bereichen herbeiführen können.

Übungen für ein neues Konzept von Gesundheit und Wohlbefinden

So wie das Leben ist auch Gesundheit eigentlich etwas sehr Einfaches. Was wir geben, bekommen wir zurück. Unsere Glaubenssätze entstehen dadurch, dass wir jahrelang die gleichen Gedanken denken. Das, was wir über uns selbst, über das Leben und über unsere Gesundheit glauben, wird zu unserer Realität. Doch die gute Nachricht ist: Sie können Ihre Gedanken und Glaubenssätze ändern! Diese Übungen helfen Ihnen bei der Umsetzung.

1. Wenn Sie nicht wissen, was Sie tun sollen, konzentrieren Sie sich auf die Liebe

1985 gründete Louise die Hayrides. Das waren Treffen für Menschen, die mit HIV/AIDS lebten, deren Familien und Lebensgefährten. In den 1980er-Jahren hatten alle Angst vor AIDS. Die Ärzte wussten nicht, was sie dagegen tun sollten, und die Leute fürchteten sich davor, Erkrankte zu berühren. Menschen mit der Diagnose HIV oder AIDS litten unter Schuldgefühlen, Angst und Scham, und viele versuchten, die Krankheit zu vertuschen. Oft glaubten sie, das Leiden und der Tod seien unvermeidbar. Es gab so viel Furcht.

Damals wusste niemand, wie man mit der Krankheit umgehen sollte. Doch wie der Autor David Kessler es formulierte: »Als alle anderen einen Schritt zurückwichen, ging Louise Hay einen Schritt auf die Betroffenen zu.«

Louise wusste auch nicht, was man gegen die Krankheit tun konnte, aber eines wusste sie mit Gewissheit: *Liebe heilt.* Ihre Botschaft, damals wie heute, ist unmissverständlich: »Wenn du nicht weißt, was du sonst tun kannst, konzentriere dich auf die Liebe.«

Im Jahr 2013 gab es ein Hayride-Wiedersehenstreffen mit Louise. Viele Männer aus der ursprünglichen Gruppe kamen zu dem Treffen und konnten bezeugen, dass die Liebe für sie wirklich alles verändert hatte. Und jenen Männern, die damals gestorben waren, hatten die Hayrides geholfen, dem Tod ins Auge zu sehen. Sie erhielten die Chance, sich von ihren Schuldgefühlen zu befreien und Liebe, Verbundenheit und Vergebung zu erleben. So wurde der Sterbeprozess für sie sanfter und friedlicher.

In den fast drei Jahrzehnten, seit Louise diese Treffen ins Leben rief, hat sich viel verändert. Heute wissen wir, dass man mit HIV leben kann. Wir wissen, dass wir HIV-infizierte oder an AIDS erkrankte Menschen ohne Angst vor Ansteckung berühren und umarmen dürfen. Doch in einer Gesellschaft, die so auf moderne medizinische Technologien fixiert ist, gerät leicht in Vergessenheit, dass Liebe zu heilen vermag. Liebe schafft Verbundenheit. Liebe erzeugt immer mehr Liebe.

Wenn Sie an chronischen Beschwerden leiden oder unter Stress stehen und nicht wissen, was Sie dagegen unternehmen können, nehmen Sie sich gleich jetzt einen Moment Zeit, um sich auf die Liebe zu konzentrieren:

Legen Sie die Hand auf Ihr Herz und fühlen Sie, wie es schlägt. Atmen Sie tief durch. Spüren Sie in Ihren Körper hinein. Atmen Sie tief in Ihren Körper hinein und laden Sie ihn ein, sich zu entspannen ... jeden Muskel, jede Zelle – entspannen Sie sich. Konzentrieren Sie sich nun auf das Gefühl der Liebe. Wenn Sie unsicher sind, wie Sie beginnen sollen, denken Sie an ein Haustier oder einen geliebten Menschen und achten Sie darauf, was Sie dabei empfinden. Leiten Sie dieses Gefühl in Ihren Körper. Atmen Sie mit jedem tiefen Atemzug dieses Gefühl in Ihre Zellen hinein. Stellen Sie sich vor, dass dieses Gefühl der Liebe Sie umgibt. Wenn Sie möchten, geben Sie ihm eine Farbe – vielleicht Grün, Rosa oder Weiß. Wählen Sie eine Farbe, die sich für Sie gut anfühlt.

Fühlen Sie, wie die Liebe Sie völlig einhüllt. Machen Sie diese Übung täglich fünf Minuten nach dem Aufwachen und vor dem Schlafengehen. Wenn Sie anfangs nur eine Minute schaffen, ist das auch in Ordnung. Erhöhen Sie die Dauer allmählich.

Wenn Sie während des Tages ein Problem haben oder sich überfordert fühlen, empfehlen wir Ihnen, sich ebenfalls auf die Liebe zu konzentrieren. Beobachten Sie, welche Veränderungen sich dadurch einstellen.

2. Spiegelarbeit und Affirmationen: Beginnen Sie Ihre Heilungsreise mit liebevollen Gedanken

Spiegel zeigen uns, wie wir über uns selbst denken. Sie zeigen uns klar und deutlich, was wir ändern müssen, wenn wir uns ein liebevolles, erfülltes Leben erschaffen wollen. Affirmationen sind besonders wirkungsvoll, wenn wir sie vor einem Spiegel laut aussprechen.

Als man Menschen aus aller Welt, die Louises Methoden praktizieren, dazu befragte, welche Erfolge sie mit Affirmationen und Spiegelarbeit erzielt haben, antworteten Hunderte von ihnen. Sie berichteten über viele positive gesundheitliche Effekte. Dazu gehörten Gewichtsverluste bis zu 40 Kilogramm, die Heilung einer Autoimmunerkrankung, Befreiung von Schmerzen, Süchten und Essstörungen, Stressabbau, Besserung von posttraumatischen Belastungsstörungen, Überwindung von Angst und Schlaflosigkeit und vieles mehr. Es ist erstaunlich, was alles geschehen kann, wenn Sie freundlich und liebevoll zu sich selbst sind!

Wir empfehlen Ihnen, einen Spiegel in der Nähe zu haben, während Sie dieses Buch lesen, damit Sie ihn bei allen Affirmationen benutzen können. Wenn Sie die Affirmationen vor einem Spiegel anwenden, können Sie sich dabei in die Augen schauen und feststellen, ob Sie Widerstand sehen oder Liebe.

Beginnen wir mit einer wichtigen Affirmation. Schauen Sie in den Spiegel und sagen Sie zu sich: *Ich bin bereit, mich zu verändern.*

Beobachten Sie, wie Sie sich dabei fühlen. Spüren Sie inneren Widerstand beim Gedanken an Veränderungen? Oder haben Sie das Gefühl, dass positive Veränderungen Ihnen leichtfallen? Möchten Sie sich überhaupt verändern? Es ist wichtig, dass Sie sich darüber klar werden, was Sie bezüglich Veränderungen in Ihrem Leben empfinden. Bei der Selbstentwicklung kann Ihre Bereitschaft, sich auf Veränderungen einzulassen, über Erfolg oder Misserfolg entscheiden.

Wenn Sie inneren Widerstand spüren, stehen Sie damit nicht allein. Heather arbeitete früher als Expertin für Umstrukturierungen in großen Unternehmen. Zu ihrem Job gehörte es, den Widerstand gegen Veränderungen zu verstehen – warum er auftritt und wie man die Mitarbeiter in solchen Zeiten des Übergangs unterstützen kann. Auch hilfreiche positive Veränderungen in Unternehmen gelangen nur, wenn die Angestellten sie mittrugen und sich nicht dagegen sperrten.

Widerstand gegen Veränderungen ist aus mehreren Gründen weitverbreitet. Die meisten dieser Gründe kreisen um die Angst davor, was anders sein wird. Menschen neigen dazu, den Status quo zu bevorzugen, weil wir Angst davor haben, wie unser Leben sich wandeln könnte, wenn wir uns ändern. Vielleicht befürchten wir, wir könnten unsere

Identität verlieren, die wir uns aufgebaut haben, oder dass wir Dingen ins Auge sehen müssen, die in unserem Leben nicht funktionieren.

Eine Frau sagte einmal zu Heather: »Mir gefällt meine Arbeit in Wahrheit gar nicht. Ich würde beruflich gerne eine andere Richtung einschlagen, aber mein Mann hat keine Arbeit, und deshalb muss ich meinen Job unbedingt behalten.« Diese Frau sehnte sich verzweifelt danach, etwas anderes mit ihrem Leben anzufangen, und sie hatte deswegen bereits gesundheitliche Probleme entwickelt. Aber sie fühlte sich als Gefangene der Umstände und fürchtete sich davor, ihre jetzige Arbeit aufzugeben. Sie hatte sogar Angst davor, zu einer Lebensberaterin zu gehen, weil sie befürchtete, ein Coaching würde enthüllen, dass es besser für sie wäre, den Beruf zu wechseln. Also blieb sie bei ihrer bisherigen Arbeitsstelle, bis sie schließlich so krank wurde, dass sie die Tätigkeit nicht mehr ausüben konnte.

Wenn wir zulassen, dass unsere Angst uns davon abhält, positive Veränderungen vorzunehmen, berauben wir uns der Chance zu erkennen, wie stark und mächtig wir in Wahrheit sind und wie sehr das Leben uns liebt und für uns da ist!

Psychologen haben einige Vorschläge, was Sie tun können, um mehr Veränderungsbereitschaft zu entwickeln, zum Beispiel »das eigene Verhalten beobachten«, »die logische Abfolge von Ereignissen verstehen« und »die Konsequenzen analysieren«.[17] Wir dagegen wählen einen einfachen Weg und geben Ihnen ein paar wirklich tolle Tipps, die Sie gleich heute in die Tat umsetzen können:

- **Entscheiden Sie sich dafür, dass Sie wichtig sind.** Louise vermittelt den Teilnehmern ihrer Seminare stets, dass Veränderungen einfacher werden, wenn wir einmal etwas ausprobiert haben, was für uns funktionierte. Wir werden dadurch offener für neue Erfahrungen. Aber zunächst müssen Sie sich die Erlaubnis geben, es auszuprobieren. Sie müssen das Gefühl haben, wichtig genug zu sein, um sich diese Erlaubnis zu geben und Raum für Veränderungen zu schaffen. Sie müssen Prioritäten setzen und sich die Unterstützung geben, die Sie brauchen, um unsere Tipps mit Erfolg anzuwenden! Manchmal besteht der beste Weg zur Veränderung darin, einfach den ersten Schritt zu tun, indem Sie sich klarmachen, dass Glück und Gesundheit wichtig sind – *Sie* sind wichtig!

- **Beginnen Sie mit kleinen Schritten.** Nehmen Sie etwas Kleines – es kann ganz leicht und einfach sein. Die Hauptsache ist, dass Sie einen Anfang machen. Sie könnten zum Beispiel Ihre Hand küssen und sagen: »Du verdienst es, gesund zu sein.« Tun Sie das einfach so lange Sie möchten, und gehen Sie zu etwas anderem über, sobald Sie bereit dafür sind. Denken Sie an die Geschichte vom Hasen und von der Schildkröte: Wer langsam und stetig Fortschritte macht, gewinnt das Rennen.

- **Seien Sie sanft und geduldig mit sich.** Je sanfter Sie mit sich umgehen, desto besser. Es geht nicht darum, Opfer zu bringen und keine Mühe zu scheuen. Liebevoll zu sich selbst zu sein bedeutet, sich nicht zu überfordern, sondern Leichtigkeit und einfühlsames Eingehen auf die eigenen Bedürfnisse. Wie würde es sich anfühlen, wenn Sie nett zu sich sind? Denken Sie daran, wie verängstigt die Nieren häufig sind, denken Sie an Ihr inneres Kind und seien Sie behutsam. Sprechen Sie sanft und freundlich mit sich. Sagen Sie zum Beispiel: »Bei mir bist du immer sicher und geborgen.«

- **Seien Sie konsequent.** Je öfter Sie Spiegelarbeit machen und Ihre Affirmation praktizieren, desto leichter wird es Ihnen fallen. Je konsequenter und beständiger Sie dabei sind, desto bessere Resultate werden Sie erleben. Übung macht den Meister – wenn Sie eine neue Fähigkeit erlernen, beginnen Sie schließlich nicht gleich als Expertin. Je mehr Sie üben, desto besser werden Sie!

- **Lassen Sie sich helfen.** Ein guter Weg zu mehr zwischenmenschlicher Verbundenheit und um sich zu verändern besteht darin, sich einen Kreis von unterstützenden und inspirierenden Menschen aufzubauen. Das können Freunde, Verwandte, Lebensberater und Therapeuten oder andere Personen sein, von denen ein positiver Einfluss ausgeht. Manche Leute gründen Online-Selbsthilfegruppen oder Facebookgruppen. Auf jeden Fall hilft es, wenn wir uns Gleichgesinnte suchen, um uns gegenseitig bei unseren Affirmationen zu unterstützen und auszutauschen.

- **Lassen Sie Spaß und Lebensfreude nicht zu kurz kommen!** Sorgen Sie dafür, dass Ihr Entwicklungsprozess so froh und heiter wie möglich wird. Lachen Sie über sich selbst. Seien Sie albern. Louise geht an einem Spiegel vorbei und sagt: »He, Mädchen, du siehst heute toll aus!« Dabei ist es ihr gleichgültig, wer gerade in der Nähe ist und das mitbekommt, denn alle lächeln dann unwillkürlich und lieben Louise noch mehr. Ahlea zwinkert sich zu, wenn sie an einem Spiegel vorbeikommt. Heather wirft nach ihren Affirmationen die Arme in die Luft und hüpft herum. Mit zum Schönsten an den Heilungs- und Körperarbeitssitzungen von Louise und Ahlea gehört es, dass die beiden dabei so viel lachen. Sie arbeiten ernsthaft, und doch macht es ihnen großen Spaß. Beachten Sie, dass Veränderung und Heilung freudige Erfahrungen sein können!

- **Feiern Sie auch kleine Erfolge.** Wenn Sie damit beginnen, sich positiv zu verändern, sollten Sie sich dafür loben, dass Sie überhaupt anfangen! Sie müssen nicht erst auf große Veränderungen warten, um zu feiern. Freuen Sie sich über die kleinen Erfolge auf dem Weg. Wählen Sie Belohnungen, die Ihnen persönlich etwas bedeuten. Das kann etwas ganz Einfaches sein, zum Beispiel sich selbst ganz viele Umarmungen und Küsse zu schenken. Kleine Kinder wissen, wie heilsam es ist, von der Mutter geküsst zu werden, wenn sie sich wehgetan haben. Küsse und Umarmungen besitzen große Heilkraft, besonders wenn Sie sich selbst küssen und umarmen. Vielleicht fühlen Sie sich dabei anfangs etwas seltsam, aber es ist eine schöne Art, sich selbst auf liebevolle, zärtliche Art Gutes zu tun.

- **Denken Sie positiv.** Psychologen bestätigen, was Louise schon seit Jahrzehnten lehrt: Veränderungen lassen sich leichter herbeiführen, wenn sie auf positivem Denken beruhen statt auf Schuldgefühlen, Scham oder Angst. Auf den folgenden Seiten stellen wir Ihnen Affirmationen vor, mit denen Sie Ihre positiven Gedanken und Glaubenssätze verstärken und untermauern können.

Auch wenn Veränderungen sich anfangs schwierig anfühlen können, geht ein besonderer Zauber davon aus, etwas Neues auszuprobieren. Es ist eine Gelegenheit herauszufinden, wie stark Sie sind. Sie müssen stark sein – sonst würden Sie nicht dieses Buch lesen und wären nicht neugierig auf neue Erfahrungen.

Als Heather Tauchen lernte, hatte sie kein Vertrauen in ihre Atemausrüstung. Als sie zum ersten Mal im Meer tauchte, herrschte ziemlich starker Wellengang. Als sie um das Boot herum nach vorne geschwommen war, ging ihr bereits die Puste aus, wodurch sie sich noch mehr vor dem Abtauchen in die Tiefe fürchtete. Ihr Lehrer schaute ihr in die Augen und sagte: »Wenn du willst, kannst du wieder ins Boot steigen. Oder du steckst mal versuchsweise den Kopf unter Wasser und schaust, wie du dich dabei fühlst. Wir können jederzeit umkehren, wenn du es willst.«

Heather hatte zwar so große Angst, dass sie am liebsten zurück aufs Boot wollte, doch der Gedanke, dass sie nur ein wenig tauchen würde und selbst entscheiden konnte, wie lange sie unten bleiben wollte, ermutigte sie etwas. Sie und ihr Tauchlehrer tauchten lediglich 30 Zentimeter tief und blieben ein paar Minuten unter Wasser. So konnte Heather erleben, wie leicht sich mit der Ausrüstung atmen ließ – es funktionierte tatsächlich! Daraufhin war sie einverstanden, ganz langsam tiefer zu tauchen, und als sie sich damit wohlfühlte, machte sie ihren ersten wirklichen Tauchgang.

Nach dem Tauchgang war Heather begeistert. Sie überwand ihre Ängste und wurde eine leidenschaftliche Taucherin. Hätte sie nicht zunächst diesen kleinen Schritt gewagt, wäre sie nie so weit gekommen, das Fliegen unter Wasser genießen zu können. Es wäre völlig in Ordnung gewesen, ohne zu tauchen ins Boot zurückzusteigen. Doch der Entschluss, wenigstens einen kleinen Schritt zu wagen, verhalf ihr zu einer aufregenden neuen Erfahrung.

Sie sehen also: Wenn Sie etwas Neues wagen wollen, das Ihnen Angst macht, sollten Sie sanft mit sich sein und mit einem kleinen Schritt beginnen. So bauen Sie Mut für die nächsten Schritte auf.

Veränderungen sind Chancen, um dazuzulernen und uns weiterzuentwickeln. Sie können Angst machen und uns herausfordern, tief in uns den Mut zu finden, von dem wir gar nicht wussten, dass wir ihn haben. Sie spornen uns an, uns täglich aufs Neue mit Hingabe unserer Selbstentwicklung zu widmen. Sie führen uns an unsere inneren dunklen Orte und ermöglichen es uns, diese Bereiche mit Licht zu füllen. Sie enthüllen Dinge über uns selbst, von denen wir keine Ahnung hatten. Sie ermöglichen uns die Erkenntnis, dass Versagen und Erfolg zwei Seiten derselben Münze sind. Und ganz unversehens zeigen sie uns, wie mächtig und stark wir sind. Veränderungen fordern nicht von uns, dass wir schneller oder weiter vorwärtsgehen, als wir bereit sind – sie lehren uns, auf unser Herz zu hören und Wagnisse einzugehen, die uns befreien.

Probieren Sie die folgenden Affirmationen aus. Wählen Sie eine aus, mit der Sie beginnen möchten. Wenn Sie sich bereit dazu fühlen, können Sie zusätzlich weitere anwenden. Wiederholen Sie diese Affirmationen während des Tages, wann immer Sie das Bedürfnis danach verspüren.

VERÄNDERUNGEN

Wenn Sie inneren Widerstand gegen Veränderungen wahrnehmen, schauen Sie in einen Spiegel und affirmieren Sie:

Es ist nur ein Gedanke, und Gedanken kann man ändern.

Ich bin offen für Veränderungen.

Ich bin bereit, mich zu verändern.

Ich empfange das Neue mit offenen Armen.

Ich bin an jedem Tag bereit, zu lernen und meinen Horizont zu erweitern.

Für jedes Problem gibt es eine Lösung. Alle Erfahrungen sind Gelegenheiten für mich, zu lernen und mich weiterzuentwickeln. Ich bin immer sicher und geborgen.

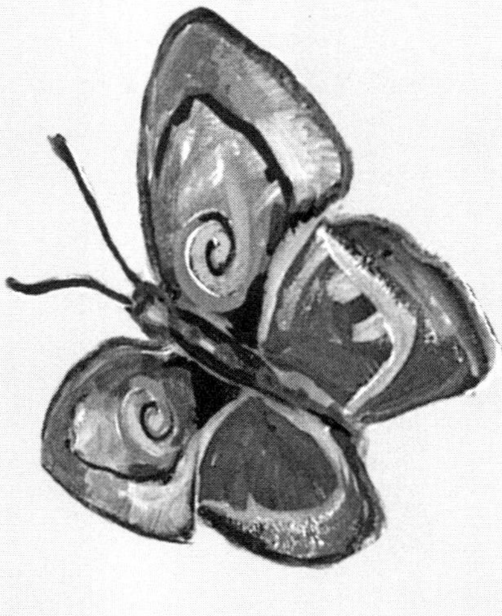

LIEBEN SIE SICH SELBST UND ANDERE

Schauen Sie in den Spiegel und fragen Sie sich: »Auf welche Weise kann ich mich mehr lieben und akzeptieren?« Seien Sie offen und lauschen Sie auf eine Antwort, ein Gefühl oder eine andere Botschaft. Wenn Sie keine unmittelbare Antwort erhalten, vertrauen Sie darauf, dass sie zu einem späteren Zeitpunkt kommen wird. Und affirmieren Sie:

Ich akzeptiere mich und schaffe Frieden in meinem Geist und meinem Herzen.

Ich bin gut genug, so wie ich bin.
Ich liebe und wertschätze mich.

Indem ich mir vergebe, lasse ich das Gefühl, nicht gut genug zu sein,
hinter mir und bin frei, mich zu lieben.

[Ihr Name], *ich liebe dich. Ich liebe dich wirklich. Ich liebe mich.*

Ich bin einzigartig und wunderbar.

Ich liebe mein Leben.

Ich liebe diesen Tag.

Es ist wunderbar, die Liebe in meinem Herzen zu spüren.

Mein Herz ist offen, und ich lasse meine Liebe frei fließen. Ich liebe mich,
ich liebe andere, und die anderen lieben mich.

Ich vergebe mir, dass ich nicht so bin, wie ich es von mir erwarte.
Ich vergebe mir und schenke mir die Freiheit, einfach so zu sein, wie ich bin.
Ich liebe und akzeptiere mich, so wie ich bin.

Ich segne dich liebevoll, und ich bringe Harmonie in diese Situation.
(Diese Affirmation und die folgende eignen sich wunderbar,
wenn jemand etwas tut,
das die Harmonie Ihres Lebens stört.)

Ich vergebe dir, dass du nicht so bist, wie ich es von dir erwarte.
Ich vergebe dir und schenke dir die Freiheit, du selbst zu sein.

Ich kann andere Menschen nicht ändern. Ich lasse die anderen so sein,
wie sie sind, und liebe mich einfach so, wie ich bin.

Über die Vergebung gelange ich zum Verständnis,
und ich begegne allen Menschen mit Mitgefühl.

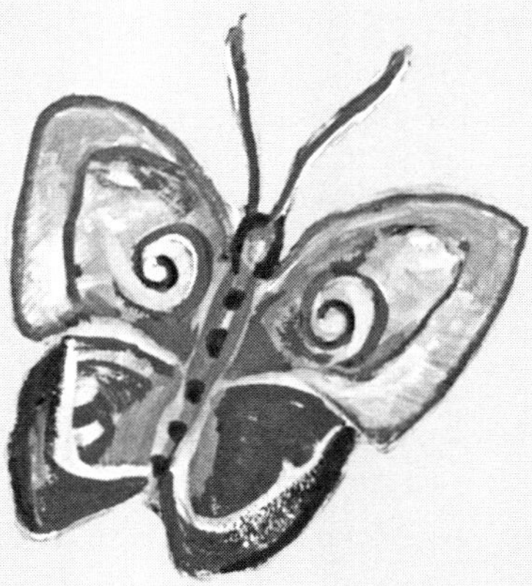

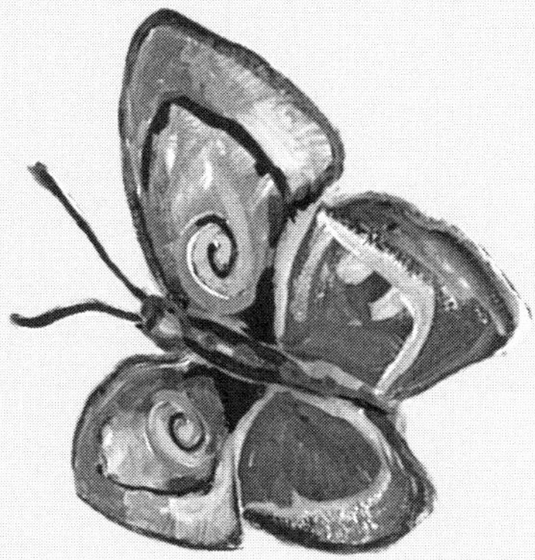

GESUNDHEIT

Wie gesund und glücklich Sie sind, zeigt an, wie es um Ihre Beziehung zu sich selbst bestellt ist. Affirmieren Sie:

Meine Heilungsreise beginnt mit liebevollen Gedanken.

Ich lasse mich von der Liebe aus meinem Herzen durchströmen, die alle Teile meines Körpers reinigt und heilt. Ich weiß, dass ich es verdiene, heil und gesund zu sein.

Mein Körper strebt immer nach optimaler Gesundheit.

Mein Körper möchte heil und gesund sein. Ich arbeite liebevoll und harmonisch mit ihm zusammen und werde rundum gesund.

Ich bringe jetzt Gesundheit, Glück, Wohlstand und geistigen Frieden zum Ausdruck.

SORGEN SIE GUT FÜR SICH UND FOLGEN SIE IHRER INNEREN FÜHRUNG

Auf seine innere Führung zu hören und ihr zu folgen ist der beste Weg zu Gesundheit und Glücklichsein. Denken Sie daran, dass der entscheidende Schritt zur Gesundheit immer bei Ihnen selbst liegt. Wie gut Ihr Immunsystem funktioniert, hängt davon ab, wie gut Sie für sich selbst sorgen. Ihre Zellen orientieren sich an dem, was Sie denken und glauben. Affirmieren Sie:

Liebevoll sorge ich für mein inneres Kind.

Ich vertraue meiner inneren Weisheit. Ich sage Nein, wenn ich Nein sagen möchte, und Ja, wenn ich Ja sagen möchte.

Ich werde den ganzen Tag über sicher geführt, sodass ich die richtigen Entscheidungen treffe.
Göttliche Intelligenz führt mich und enthüllt mir, was das Richtige für mich ist.

Während ich durch den Tag gehe, höre ich auf meine innere Führung.
Meine Intuition ist immer auf meiner Seite.
Ich kann mich stets auf sie verlassen.
Ich bin sicher und geborgen.

Ich stehe zu mir und meinen Bedürfnissen.
Ich äußere meine Wünsche klar und aufrichtig.
Ich beanspruche meine Macht.

VERTRAUEN SIE DEM LEBEN

Sie können das Leben in jeder Situation um Hilfe bitten. Das Leben liebt Sie und ist immer für Sie da. Schauen Sie in den Spiegel und fragen Sie das Leben: »Was brauche ich?« Lauschen Sie auf eine Antwort, ein Gefühl oder eine andere Botschaft. Wenn Sie keine unmittelbare Antwort erhalten, vertrauen Sie darauf, dass sie zu einem späteren Zeitpunkt kommen wird. Und affirmieren Sie:

Das Leben liebt mich.

Ich vertraue darauf, dass die Dinge sich wunderbar entwickeln.

Ich beobachte voller Freude, wie das Leben mich überreich versorgt.

Ich weiß, dass mich auf allen Wegen nur Gutes erwartet.

Alles ist gut. Alles entfaltet sich zu meinem höchsten Wohl.

Aus dieser Situation entsteht nur Gutes. Ich bin sicher und geborgen.

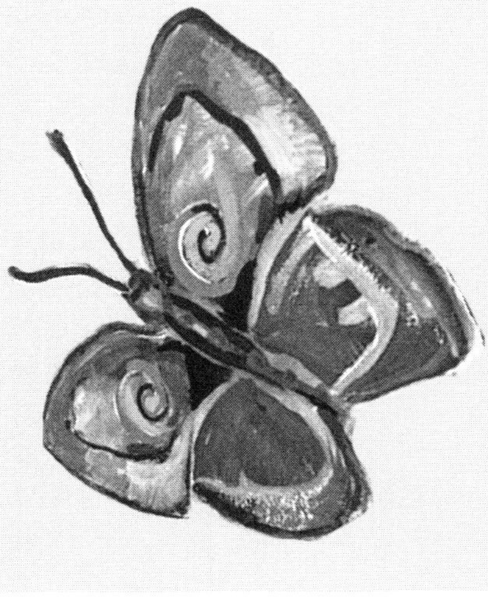

3. Meditation: Die Verbundenheit zur Erde und allen Dingen wiederherstellen

Ihre Gesundheit und Ihr Glück werden enorm davon profitieren, wenn Sie in guter Verbindung zu sich selbst, anderen Menschen, der Erde und allen Dingen leben. Getrenntheit auf einer Ebene erzeugt meistens auch auf anderen Ebenen Gefühle der Isolation. Das kann so weit gehen, dass Sie sich völlig allein fühlen und vergessen, wie sehr das Leben Sie liebt und unterstützt.

Ahlea beobachtet in ihrer Praxis immer wieder, wie sehr die Körper ihrer Klienten sich nach der Verbundenheit mit der Erde sehnen. Einst lebten die Menschen von dem, was das Land ihnen schenkte. Wir berührten die Erde mit unseren Händen und kannten uns aus mit den Bäumen und anderen Pflanzen. So wie wir Straßenschilder und das Globale Positionsbestimmungssystem (GPS) benutzen, um uns auf Reisen zu orientieren, lasen die Menschen der alten Stammeskulturen in der Natur.

Ahlea hörte regelrechte Verzweiflungsschreie aus den Körpern ihrer Klienten. Je geringer unsere Verbundenheit mit der Erde und Natur ist, desto mehr sehnt sich unser Körper nach dieser ursprünglichen Verbindung.

Mit der folgenden Meditation hilft Ahlea ihren Klienten, wieder Verbindung zur Erde, zu sich selbst und allen Dingen aufzunehmen. Es ist eine sehr heilsame Meditation:

Legen Sie sich an einem ruhigen Ort, wo Sie ungestört sind, bequem hin und schließen Sie die Augen. Richten Sie Ihre Aufmerksamkeit auf Ihren Körper. Spüren Sie Ihrem Atem nach, während Sie tief ein- und ausatmen. Konzentrieren Sie sich auf Ihren Atem, bis Sie spüren, dass Ihr Körper sich entspannt.

Stellen Sie sich nun vor, dass Sie auf einer schönen Wiese unter dem schönsten Baum liegen, den Sie sich nur vorstellen können. Es ist angenehm warm, und die Sonne scheint. Sie fühlen sich geborgen, und der Baum spendet Ihnen Schutz und Schatten. Erfreuen Sie sich an der Schönheit dieses wundervollen Ortes.

Fühlen Sie, wie Ihr Körper tiefer in den Boden einsinkt. Werden Sie sich bewusst, dass die Erde Sie schützt und nährt. Fühlen Sie, wie Ihr Körper Wurzeln in die Erde ausstreckt. Während Sie weiter tief und bewusst atmen, lassen Sie es geschehen, dass diese Wurzeln immer mehr in die Tiefe wachsen und sich bis zum Mittelpunkt der Erde ausstrecken.

Empfangen Sie nun die liebevolle Energie der Erde und atmen Sie diese durch die Wurzeln hinauf in Ihren Körper. Fühlen Sie die tiefe Verbundenheit und Liebe. Sie sind beschützt, werden getragen und geliebt.

Fühlen Sie diese Liebe und Unterstützung ... atmen Sie sie in jede Zelle Ihres Körpers hinein. Fühlen Sie, wie Ihre Zellen auf die Verbundenheit mit der Erde reagieren. Während Sie weiter tief atmen, fühlen Sie nun Ihre Verbundenheit mit allem, was Sie umgibt. Atmen Sie in Harmonie und Verbundenheit mit der gesamten Natur und allem Leben.

Fühlen Sie Ihre Verbindung zur Natur und die Liebe, Kraft und Geborgenheit, die daraus erwachsen. Konzentrieren Sie sich auf diese Liebe und Unterstützung und fühlen Sie sie in Ihrem Körper. Vertrauen Sie darauf, dass diese Verbundenheit und Liebe immer existiert und für Sie da ist. Immer wenn Sie sich vorstellen, unter diesem wunderschönen Baum zu liegen, werden Sie es spüren. Immer wenn Sie an Ihre Wurzeln denken, die Sie mit der Erde verbinden, werden Sie es spüren.

Atmen Sie noch dreimal tief ein und aus und öffnen Sie dann die Augen.

Sie können sich für diese Meditation viel Zeit nehmen oder sie in nur drei Minuten durchführen. Manche Menschen profitieren sehr davon, wenn sie die Meditation täglich machen. Wenn Sie die Meditation einmal gemacht haben und sich an das Gefühl erinnern, empfehlen wir Ihnen, fest darauf zu vertrauen, dass diese Energie und Verbundenheit immer da sind, wenn Sie sie brauchen. Indem Sie sich bei der Arbeit oder im Alltag an dieses Gefühl erinnern, stärken und festigen Sie die Verbindung.

4. Wie Sie die Verbundenheit pflegen und stärken können

- **Gärtnern Sie.** Ahlea und Louise sind leidenschaftliche Gärtnerinnen. Im 5. Kapitel werden wir Ihnen zeigen, wie Sie durch Gartenarbeit Ihre Verbindung zur Erde stärken können. Wir werden Ihnen auch Tipps für das Gärtnern im Haus oder in der Wohnung geben.

- **Ernähren Sie sich vollwertig.** Eine gesunde, ganzheitliche Ernährung ist ein guter Weg, um sich zu erden. Selbst zubereitete Mahlzeiten aus frischem Gemüse und Obst stärken unsere Verbundenheit mit der Natur.

- **Verbringen Sie Zeit in der Natur.** Wandern, Barfußlaufen am Strand oder im Garten, das Sitzen am Meer oder auf einem Berg bringen uns in Kontakt mit der natürlichen Welt.

- **Machen Sie bei der Arbeit Pausen.** Gehen Sie in diesen Pausen ins Freie, nehmen Sie die Sonne auf der Haut wahr. Vielleicht können Sie für einen Moment die Schuhe ausziehen und barfuß die Erde spüren. Dehnen und strecken Sie sich.

- **Verbringen Sie Zeit mit der Familie und Freunden.** Achten Sie dabei darauf, sich ganz auf das Beisammensein in der Gegenwart zu konzentrieren. Schalten Sie Handys und andere elektronische Geräte in dieser Zeit aus.

- **Besuchen Sie Bauernhöfe.** Besuchen Sie Biobauern in Ihrer Umgebung und lokale Bauernmärkte, um wieder Verbindung zu den Menschen aufzunehmen, die Ihr Essen erzeugen.

- **Legen Sie die Hand aufs Herz.** Machen Sie die weiter oben in diesem Kapitel beschriebene Übung.

- **Hören Sie auf Ihren Körper.** Im 4. Kapitel zeigen wir Ihnen, wie das geht.

- **Bejahen und affirmieren Sie, dass Sie Teil des Lebensprozesses sind.** Es liegt in Ihrer Macht, wieder Verbindung zu sich selbst und allem, was ist, aufzunehmen.

- **Praktizieren Sie Mitgefühl.** Üben Sie sich darin, sich selbst und andere Menschen nicht zu kritisieren oder zu verurteilen. Dabei helfen Ihnen die Affirmationen über Liebe und Akzeptanz auf Seite 41. (Im 2. Kapitel werden wir Ihnen dazu weitere Tipps geben.)

Sie besitzen die Gabe der Selbstheilung

Warum sehen Menschen äußerlich oft erstaunlich gut aus, während ihr Körper leidet? Das ist eine interessante Frage. Wir führen das darauf zurück, dass man uns in unserer Kultur beibringt, unter allen Umständen »das Gesicht zu wahren«. Wir lernen, von uns ein Bild zu malen, das die Leute gerne sehen wollen – und dieses Bild auch dann noch aufrechtzuerhalten, wenn wir uns in Wahrheit hundeelend fühlen. Je öfter wir das tun, desto mehr spiegelt sich dieses Muster in unserem Körper wider.

Das hat aber auch eine positive Seite: Wenn Sie, obwohl Ihr Körper leidet, äußerlich gesund wirken, deutet das doch eigentlich darauf hin, dass Sie über ein starkes Gesundheitspotenzial und große Widerstandsfähigkeit verfügen! Und selbst wenn Sie den Eindruck haben, äußerlich nicht gesund auszusehen, weist die Tatsache, dass Sie dieses Buch lesen, darauf hin, dass Sie entschlossen sind, sich um eine gute Gesundheit zu kümmern. Diese Entschlossenheit in Verbindung mit Ihren Selbstheilungskräften wird es Ihnen ermöglichen, gesund zu werden, wenn Sie Ihrem Körper liebevolle Zuwendung schenken. Darauf können Sie vertrauen. Die Muster der Angst und übertriebenen Abwehrbereitschaft, die Ihr Körper anwendet, um sein Überleben zu sichern, können Sie in Muster der Liebe umwandeln. So kann Ihr Körper darauf vertrauen, dass Sie immer gut für sich selbst sorgen werden.

Je mehr Sie sich selbst liebevoll beschützen und gut für sich sorgen, desto mehr Harmonie erzeugen Sie in Ihrem Leben. Das ist Ihre große, wichtige Liebesgeschichte, und Sie haben die Kraft, diese Liebe zu sich selbst zu leben!

Nachdem wir Ihnen diese neue Sicht der Gesundheit vorgestellt haben, werden wir Ihnen nun Tipps geben, wie Sie sich selbst und Ihren Körper mehr lieben können.

2. KAPITEL

Schritt zwei: Die Liebe zu uns selbst – ganzheitliche Ernährung, Wohlfühlgewicht, Fitness und mehr

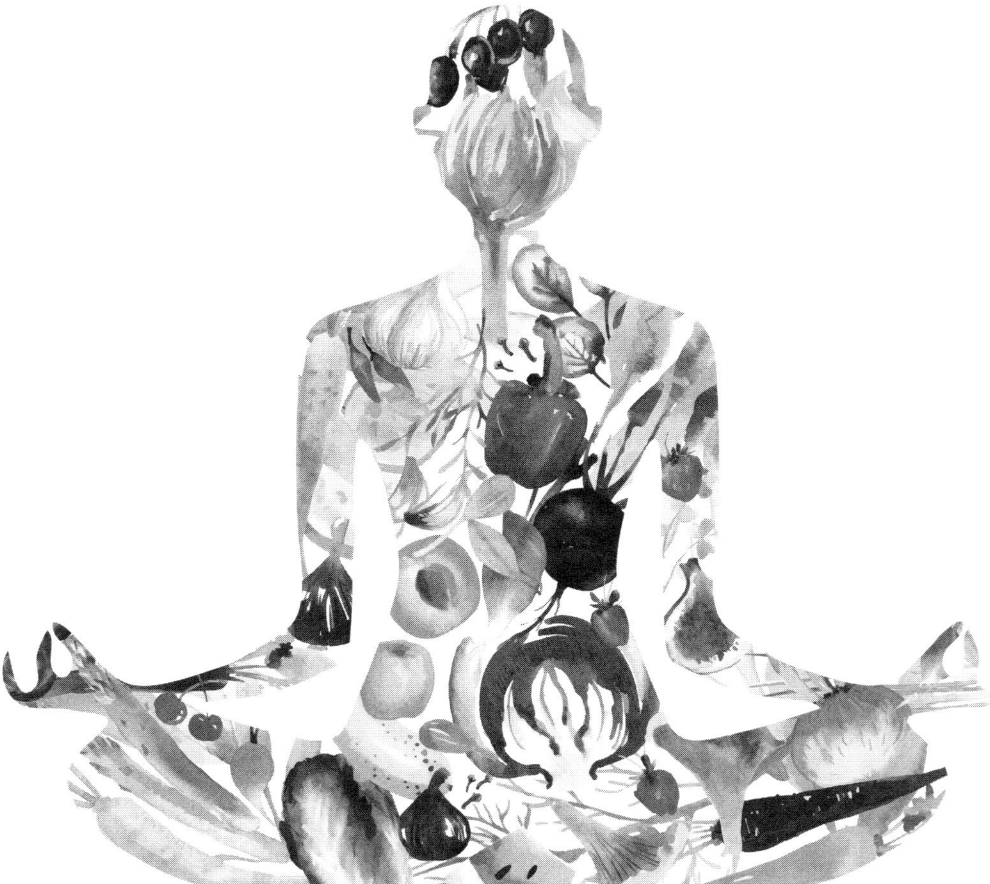

»Liebe ist die große Heilerin. Uns selbst zu lieben wirkt Wunder.«
– Louise

Wie wir Ihnen gezeigt haben, spiegelt Ihr Gesundheitszustand Ihre Beziehung zu sich selbst wider. Gesundheitliche Probleme sind der Weg, den Ihr Körper benutzt, um Ihnen zu sagen, dass Sie zur Selbstliebe zurückkehren sollen. Nun sollten wir uns darüber unterhalten, warum das so ist – warum haben so viele Menschen die Verbindung zu sich selbst verloren, und warum erscheint Selbstliebe so schwierig? Wie schon gesagt: Der Mangel an Selbstliebe kommt aus dem Gefühl, nicht gut genug zu sein. Lassen Sie uns das näher erforschen.

Wie viele von uns wuchsen im Bewusstsein eigener Schönheit und Vollkommenheit auf? Wem von uns wurde von Eltern und anderen Bezugspersonen vermittelt, schön, einzigartig und wunderbar zu sein? Die Wahrheit ist doch, dass den meisten von uns das genaue Gegenteil beigebracht wurde: nämlich dass eine ganze Menge mit uns nicht stimmt. Ob diese negativen Botschaften von der Familie, der Schule, religiösen Institutionen, Freunden oder den Medien kamen – in jedem Fall verankerten sie in uns die feste Überzeugung, nicht gut genug zu sein. Doch wie sollen wir unser wahres Selbst entdecken und entfalten oder unserer inneren Führung vertrauen, wenn wir das Gefühl haben, nicht gut genug zu sein?

In ihrem Weltbestseller *Gesundheit für Körper und Seele* empfiehlt Louise einige wichtige Übungen, die wir Ihnen sehr ans Herz legen. Hier sind zwei dieser Übungen, die wunderbar zum Thema Selbstliebe passen:

1. Schreiben Sie alle negativen Glaubenssätze auf, die Sie über sich selbst hegen, und überlegen Sie, woher sie kommen. Stammen sie von Ihren Eltern, aus der Schule oder von anderen Autoritäten, von Freunden oder aus den Massenmedien? Festzustellen, von wem Sie diese Glaubenssätze übernommen haben, ist der erste Schritt zu der Erkenntnis, dass es sich lediglich um Gedanken handelt und dass sie nicht wahr sind. Diese Glaubenssätze hindern Sie daran, sich selbst zu akzeptieren und zu lieben. (Bitte beachten Sie, dass wir Ihnen am Ende dieses Kapitels einige Affirmationen vorschlagen werden, die Sie bei der Spiegelarbeit verwenden können, wenn einer dieser Glaubenssätze sich bemerkbar macht.)

2. Stellen Sie sich selbst als dreijähriges Kind vor. Schauen Sie dieses dreijährige Kind an und überlegen Sie, was Sie anrichten, wenn Sie diesem kleinen Kind mit lauter Stimme alle diese negativen Glaubenssätze, die Sie mit sich herumtragen, an den Kopf werfen. Das kleine Kind wohnt in jedem von uns, und wenn wir nicht damit aufhören, ihm zu sagen, dass es nicht gut genug ist, brauchen wir uns nicht zu wundern, dass wir uns nicht gut fühlen.

Wie wäre es, wenn Sie Ihrem inneren Kind sagen, wie sehr Sie es lieben, statt alles aufzulisten, was Sie für falsch oder negativ halten? Wie würde Ihr Leben aussehen, wenn Sie sich selbst ermutigen und sich jeden Tag so akzeptieren, wie Sie sind?

Das ist einer der wichtigsten Schritte zu einer guten Gesundheit.

Die Medien: negative Programmierungen ausschalten

Wenn Sie sich einmal entschieden haben, die Selbstliebe wiederzuentdecken, wird Ihnen etwas sehr bewusst werden: die Botschaften, mit denen die Massenmedien uns berieseln. Viele Fernseh- und Radiosendungen, Zeitschriften und Websites im Internet sind darauf ausgerichtet, Profit daraus zu schlagen, dass man Ihnen einredet, Sie wären nicht gut genug. Die Werbung konzentriert sich darauf, Ihnen das Gefühl zu geben, Sie wären unvollkommen, um in Ihnen das Bedürfnis zu wecken, bestimmte Produkte oder Dienstleistungen zu kaufen. Sie manipuliert jenen Teil Ihres Wesens, der an die negativen Botschaften glaubt, die Sie in Kindheit und Jugend erlernt haben.

Seit dem 19. Jahrhundert nutzen Werbefachleute Angst, Schuldgefühle und Scham, um ein emotionales Ungleichgewicht zu erzeugen, das Sie veranlasst, etwas zu kaufen.[1, 2] Das führt dazu, dass Sie den Kontakt zu sich selbst verlieren und glauben, etwas zu brauchen, um ein besserer Mensch und von anderen akzeptiert zu werden. In seinem Buch *Wer kontrolliert unser Bewusstsein?* schreibt der Hay-House-Autor Eldon Taylor, dass die Werbebranche allein im Jahr 2007 149 Milliarden Dollar für Marktforschung ausgab, wobei Psychologen und andere Experten eingesetzt werden, um herauszufinden, wie die Leute sich dazu bewegen lassen, bestimmte Produkte zu kaufen.[3] Laut Taylor lernen die Werbeleute so, wie wir ticken und wie sie unsere Entscheidungen und unser Verhalten manipulieren können.

Diese Botschaften der Angst, Schuld und Scham formen das Leben der Menschen und beeinflussen ihre Entscheidungen auf vielfältige Weise. Die negativen Botschaften verstärken häufig unsere Neigung, Entscheidungen zu treffen, die nicht gut für unsere Gesundheit sind. Sie animieren uns dazu, unsere Aufmerksamkeit auf Äußerlichkeiten zu richten – auf unser Aussehen und unsere Wirkung auf andere – statt auf unser Innenleben, darauf, wer wir sind und was uns wunderbar und einzigartig macht.

Caroline Heldman untersuchte in einer Studie, was geschieht, wenn Frauen in der Werbung als sexuelle Objekte porträtiert werden. 2014 hielt sie bei TEDxYouth in San Diego einen Vortrag über die verblüffenden Erkenntnisse aus dieser Studie[4]:

- In den 1970er-Jahren waren die Menschen im Durchschnitt täglich 500 Werbespots oder -anzeigen ausgesetzt. Heute sind es 5 000. Wird in der modernen Werbung der Körper als Sexualobjekt instrumentalisiert, ist das in 96 Prozent der Fälle der weibliche Körper.
- Kinder und Jugendliche im Alter von 8 bis 18 Jahren stehen durchschnittlich acht Stunden täglich in Kontakt mit technischen Systemen, über die sie für die Werbeindustrie erreichbar sind. Bei dieser Werbung spielt die Aufladung mit sexuellen Botschaften eine immer größere Rolle, weil dadurch in der Flut der konkurrierenden Spots und Anzeigen mehr Aufmerksamkeit generiert werden kann.
- Je stärker Frauen darauf konditioniert worden sind, sich als Sexobjekte zu fühlen, desto mehr

  - neigen sie zu Depressionen.
  - achten sie in übertriebener Weise auf ihren Körper, was bedeutet, dass sie ihre Haltung kontrollieren, ihre Frisur überprüfen, sich Gedanken über ihre Wirkung auf andere machen und so weiter. Im Durchschnitt kontrolliert eine Frau etwa alle 30 Sekunden ihren Körper.
  - entwickeln sie körperliche Schamgefühle und Essstörungen.
  - leiden sie unter sexuellen Störungen.
  - machen ihnen Minderwertigkeitsgefühle und Selbstzweifel zu schaffen.
  - sind ihre schulischen Leistungen beeinträchtigt.
  - konkurrieren sie mit anderen Frauen.

Das alles sind gute Gründe, den Konsum schädlicher Medienangebote zu beenden und keine Produkte mehr zu kaufen, für die mit negativen Botschaften geworben wird.

Die gute Nachricht ist, dass Sie sich bewusst entscheiden können, sich dieser Konditionierung zu entziehen und sich stattdessen auf die Liebe zu konzentrieren. Wenn Sie Scham auslösende Botschaften zurückweisen und wieder Verbindung zu Ihrer inneren Führung aufnehmen, werden Sie sich Ihrer wirklichen Wünsche bewusst. Sie können sich dafür entscheiden, Programmierungen, die nur dazu dienen, negatives Denken zu verstärken, nicht länger anzuschauen, zu lesen und anzuhören. Konzentrieren Sie sich stattdessen darauf, positive Gedanken zu kultivieren, die Sie daran erinnern, dass Sie bereits jetzt, in diesem Moment, heil und vollkommen sind, ohne erst irgendwelche Produkte konsumieren zu müssen.

In Wahrheit befinden wir uns ständig in einem Zustand des Wachstums, der Veränderung und Entwicklung, und Sie können sich viel besser und leichter weiterentwickeln, wenn Sie sich selbst so lieben und akzeptieren, wie Sie gerade sind. Denken Sie daran, dass Sie so, wie Sie gegenwärtig sind, perfekt und liebenswert sind. Die beste Grundlage für positive Veränderungen ist ein solides Fundament aus Liebe und Akzeptanz.

16 Jahre lang suchte Heather nach Heilung für ihre Bulimie. Äußerlich war sie beruflich erfolgreich und wirkte sehr optimistisch, doch wegen ihrer Essstörung litt sie unter Scham und Schuldgefühlen. Aus Angst, dass die anderen sie ablehnen würden, wenn sie davon erfuhren, hielt Heather ihre Krankheit geheim.

Eines Tages erkannte sie, dass Scham, Schuldgefühle und fehlende Selbstakzeptanz sie davon abhielten, ihr Leben wirklich zu genießen. Sie fragte sich: *Was ist, wenn ich nie gesund werde? Kann ich mich trotzdem akzeptieren? Könnte ich nicht trotzdem kostbare Momente in meinem Leben genießen? Wie wäre es, wenn ich mich einfach so liebe, wie ich bin?* Sicher können Sie sich denken, dass es sich anfangs etwas beängstigend anfühlte, solche Gedanken zu denken, weil den meisten von uns eingeredet wurde, dass wir uns nur ändern können, wenn wir ablehnen, was wir sind. Doch für Heather waren diese Fragen der Beginn der Heilung! Als sie beschloss, sich so zu akzeptieren, wie sie ist, änderte sich etwas in ihr. Sie fing an, das Leben auf offenere, liebevollere Weise zu betrachten. Innerhalb nur eines Jahres gelang es ihr, das Puzzle zusammenzusetzen, das zu ihrer Genesung führte. Dass sie sich selbst akzeptierte bedeutete nicht, dass sie aufhörte, nach Antworten zu suchen – es versetzte sie in die Lage, sich selbst und ihr Leben mehr zu lieben, was zu einer Heilung führte, die sich wunderbar und einfach anfühlte.

Veränderung bedeutet, dass die Dinge sich wandeln und im Fluss sind. Oft erfordert das von uns, dass wir unsere Wohlfühlzone verlassen. Das ist viel schwieriger in die Tat umzusetzen, wenn wir durch Angst, Schuldgefühle oder Scham gehemmt und behindert werden. Auch aus solchen Gefühlen heraus kann man handeln, aber das führt fast nie zu befriedigenden Resultaten.

Es ist an der Zeit, alle Botschaften zurückzuweisen, die nicht aus Selbstliebe kommen und nicht zu einer dauerhaften positiven Veränderung beitragen. Selbstakzeptanz ist ein öffnendes, weitendes Gefühl, das uns dazu befähigt, jenseits von dem, was »sie« uns gesagt haben, unsere eigenen Antworten zu finden. Je mehr Sie sich selbst lieben, desto mehr werden Sie zu dem hingeführt, was *für Sie* wirklich das Richtige ist.

Diäten, Gewicht und Gesundheit: Wenn das Äußere mehr zählt als das Innere

Welche Antwort geben die Menschen für gewöhnlich auf die Frage, was Gesundheit ist? Was denken Sie? Leider wurde den meisten von uns beigebracht, dass man am Aussehen eines Menschen erkennen kann, wie gesund er ist. Und allzu oft hält man das Körpergewicht für den entscheidenden Gesundheitsfaktor.

Schätzungen zufolge wurden in den USA 2013 mit Diätprodukten und anderen Angeboten zur Gewichtsreduktion 66,5 Milliarden Dollar umgesetzt – und 83 Prozent dieses Marktes zielt auf die Frauen. Viele Frauen unternehmen fünf Diätversuche jährlich.[5] Gleichzeitig steigt die Zahl der stark Übergewichtigen weltweit dramatisch an. Die Weltgesundheitsorganisation (WHO) schätzt, dass über eine Milliarde Erwachsene übergewichtig sind – und von diesen leiden mindestens 300 Millionen unter krankhaft hohem Übergewicht, wobei auch diese Zahl wächst.[6]

Wie ist es zu erklären, dass trotz dieser Ausgaben und Diätversuche immer mehr Menschen immer übergewichtiger werden?

Wegen der Abnehmindustrie, der Modeindustrie und anderen Botschaften in den Massenmedien ist der folgende Satz zum Mantra vieler Frauen geworden: *Ich kann machen, was ich will, ich bin einfach nicht gut genug.* Diese Art zu denken führt dazu, dass sie ihren Körper zum Fokuspunkt ihres Selbsthasses machen. Darunter verbirgt sich häufig der Gedanke: *Wäre ich doch nur dünn genug – dann würden sie mich lieben.*

Wenn Ihnen das vertraut vorkommt, sind Sie vielleicht damit aufgewachsen, dass Ihre Mutter Ihren Körper negativ beurteilte. Oder Sie haben immer wieder beobachtet, wie Ihre Freundinnen sich extremen Diäten unterzogen. Vielleicht waren Sie, wie Ahlea, Gymnastikerin oder betrieben einen anderen Wettkampfsport, bei dem man Sie nach Hause schickte, wenn Sie zu viel wogen. Vielleicht haben Sie gehört, wie Leute, die abgenommen hatten, mit Komplimenten überhäuft wurden, oder dass Frauen wegen ihres Gewichts oder Aussehens kritisiert wurden. Da überrascht es nicht, dass ein Teil von Ihnen glaubt, ein bestimmtes Gewicht zu erreichen oder zu halten sei ein enorm wichtiges Ziel.

Aber in Wahrheit kommen wir einfach nicht weiter, wenn unsere Aufmerksamkeit auf Äußerlichkeiten fixiert ist. Etwa 80 Prozent der Menschen, die sich einer Diät unterziehen, nehmen das verlorene Gewicht wieder zu.[7] Der wahre Schlüssel zu Gewichtsverlust und dauerhafter Gesundheit besteht in Selbstakzeptanz und Selbstliebe. Und hier ist das andere Geheimnis, jenes, das die Werbeleute Ihnen verschweigen: Es kommt darauf an, was Sie essen (und wir reden hier nicht von industriell erzeugten Nahrungsmitteln), denn das, was Sie essen, ist eine Form der Selbstliebe.

Ein dauerhaftes Wohlfühlgewicht lässt sich nicht durch Diäten erreichen, die darauf basieren, weniger Kalorien zu konsumieren, und auch nicht durch in Fabriken hergestellte Nahrungsmittel und die Auffassung »wer schön sein will, muss leiden«.

Nur eine Diät funktioniert wirklich: die Mediendiät

Wenn Sie unbedingt eine Diät machen wollen, dann empfehlen wir Ihnen eine Mediendiät! Dabei enthalten Sie sich aller Massenmedien, die einen Keil zwischen Sie und den liebenswerten Menschen treiben, der Sie in Wahrheit sind. Das gilt auch für das, was andere Leute sagen, wenn sie zum Beispiel Menschen wegen ihres Äußeren kritisieren. Wir laden Sie dazu ein, solche Leute mit der Energie der Liebe zu umhüllen. Diese Leute reagieren auf der Grundlage dessen, was sie in Kindheit und Jugend gelernt haben. Und sie urteilen genau so hart über sich selbst, wie sie es früher bei anderen beobachtet haben. Das, was andere denken, ist niemals so wichtig wie das, was Sie selbst denken und fühlen. Denn nur darüber haben Sie die Kontrolle, und es ist der direkte Weg dahin, Entscheidungen zu treffen, die wirklich Ihrem höchsten Wohl dienen.

Ihr Gewicht ist nicht der Gradmesser dafür, wie gesund Sie sind. Es geht nicht darum, dass Sie sich so lange quälen, bis Sie eine bestimmte Kleidergröße erreicht haben oder die Waage Ihr Idealgewicht anzeigt. Gesundheit ist nichts Äußerliches. Gesundheit kommt von innen. Sie beginnt damit, wie Sie denken und wie Sie sich fühlen. Entscheidend ist, dass Sie mithilfe der Gedanken, die Sie denken, und der Speisen, die Sie zu sich nehmen, gut für sich selbst sorgen und auch sonst liebevoll mit sich umgehen.

Wenn Sie abnehmen möchten, werden wir Ihnen zeigen, wie Sie dieses Ziel auf sanfte, natürliche Weise erreichen können, und wir berichten von Menschen, die mit ein paar einfachen Veränderungen auf natürliche Weise Gewicht verloren haben. Aber zunächst möchten wir Ihnen einige Kriterien für gute Gesundheit vorstellen, die viel wichtiger sind als das Körpergewicht. Bitte beantworten Sie folgende Fragen:

- Wie fühlen Sie sich?
- Ist Ihr Körper beweglich und stark?
- Sind Sie dem Leben, das Sie führen möchten, körperlich gewachsen?

- Funktioniert Ihr Gehirn gut? Leiden Sie unter Stimmungsschwankungen oder sind Sie emotional stabil?
- Verfügen Sie über genug Energie?
- Schlafen Sie nachts gut?
- Vertrauen Sie auf die natürliche Weisheit Ihres Körpers?
- Fühlen Sie sich wohl in Ihrer Haut?

Ihre Antworten auf diese Fragen sagen mehr über Ihre Gesundheit aus als die Zahl, die Ihre Waage anzeigt.

Ernähren Sie sich bewusst: Essen Sie nichts, was nicht natürlich erzeugt wurde

In seinem Buch *The Hundred-Year Lie: How Food and Medicine Are Destroying Your Health* (*Übersetzung des Titels:* »Hundert Jahre Lügen: Wie Ernährung und Medizin Ihre Gesundheit zerstören«) berichtet der Journalist Randall Fitzgerald, was ihn veranlasste, den Zusammenhang zwischen industriell erzeugten Lebensmitteln und unserer Gesundheit zu untersuchen.

Fitzgerald entdeckte, dass drei Industriezweige einen großen Einfluss auf unsere Ernährung haben: die Lebensmittelindustrie, die pharmazeutische Industrie und die chemische Industrie. Ihr Ziel ist es, uns davon zu überzeugen, dass ihr chemisch erzeugtes, synthetisches Essen besser ist als natürlich erzeugte Nahrungsmittel.[8] Leider waren sie sehr erfolgreich darin, diesen Glauben im öffentlichen Bewusstsein zu verankern. Einige wichtige historische Ereignisse und Entwicklungen förderten das, zum Beispiel die Nahrungsmittelknappheit während der Weltwirtschaftskrise und im Zweiten Weltkrieg, in jüngster Zeit die große Zahl von Familien, in denen beide Elternteile voll berufstätig sind.

Margarine ist ein gutes Beispiel. In den 1930er- und 1940er-Jahren kam es durch die Wirtschaftskrise und den Zweiten Weltkrieg zu Versorgungsengpässen in den USA. Da ein Mangel an Butter herrschte, wurde »Oleomargarine« zu einem beliebten Ersatz. Louise erinnert sich noch an diese weiße Substanz, die in einem Plastikbeutel mit einem gelben Farbstoffklumpen verkauft wurde – Louise saß am Tisch und knetete den Beutel, sodass die beiden Bestandteile sich vermischten und die gelbe Farbe von Butter annahmen.

Mit der Zeit entwickelten die Hersteller eine gelbe Margarine, die appetitlicher aussah. Die Industrie behauptete, Margarine wäre gesünder als Butter, und viele Leute glaubten das. Dann, Jahrzehnte später, kam die Wahrheit ans Licht: Bei diesem synthetischen

Fett handelt es sich um ein »Transfett« (im 5. Kapitel werden wir näher auf die Transfette eingehen), ein besonders gesundheitsschädliches Fett.[9] Heute sind die Experten sich einig, dass Butter besser als Margarine ist.

Nachfolgend einige Zahlen, die Fitzgerald bei seiner Recherche für *The Hundred-Year Lie* ins Auge sprangen. Während der letzten 100 Jahre:[10]

- stieg der Anteil der Todesfälle, die auf Krebs zurückzuführen sind, von 3 auf 20 Prozent.
- wuchs der Anteil der Diabetiker an der Gesamtbevölkerung von 0,1 auf 20 Prozent.
- stieg die Zahl der Herztoten in den USA von einer vernachlässigbar geringen Zahl auf 700 000.
- sind die Gesundheitskosten stark angestiegen.
- Und von 1974 bis 1997 hat sich die Zahl der auf Gehirnerkrankungen (wie Alzheimer oder Parkinson) zurückzuführenden Todesfälle in neun westlichen Ländern einschließlich der USA verdreifacht.

Von der Industrie finanzierte Experten mögen nach allerlei Gründen und Ausflüchten dafür suchen, warum diese Krankheiten seit der Einführung synthetischer, industriell erzeugter Lebensmittel dramatisch zugenommen haben. In der erwähnten Studie über Gehirnerkrankungen gelangen die Forscher aber zu der Schlussfolgerung, dass der Einsatz toxischer Pestizide in der Landwirtschaft und die Ernährung mit industriell erzeugten Produkten dafür verantwortlich sind.

Fast Food und Fertigprodukte werden als praktische und oft preiswerte Möglichkeit angepriesen, um uns selbst und unsere Familien zu ernähren. Viele von uns sind seit der Kindheit an diese Ernährung gewöhnt. Diese Produkte werden gezielt so entwickelt, dass sie unseren Gaumen kitzeln und lange haltbar sind. Die Verpackungen sehen bunt und fröhlich aus. Psychologen und Wissenschaftler werden dafür bezahlt, uns dazu zu bringen, immer mehr von diesen synthetischen Nahrungsmitteln zu verzehren.

In seinem Buch *Fat Land: How Americans Became the Fattest People in the World* (*Übersetzung des Titels:* »Fettes Land – wie die Amerikaner zum *übergewichtigsten* Volk der Welt wurden«) schreibt der Journalist Greg Critser, dass die Lebensmittelindustrie ihren Umsatz steigerte, indem sie die Amerikaner dazu brachte, täglich mindestens 200 Kalorien mehr zu konsumieren.[11] Um ihre Gewinnspanne zu erhöhen, fügt die Lebensmittelindustrie ihren Produkten toxische, süchtig machende Chemikalien hinzu und setzt auf manipulative Werbung.

Zellen, Organe – einfach *alle* Bestandteile Ihres Körpers – benötigen Nährstoffe, die Sie über Nahrungsmittel aufnehmen. Ohne eine angemessene Ernährung funktionieren Ihr Körper und Ihr Gehirn nicht optimal. Seit Jahren sagt Louise den Menschen immer wieder: »Wenn es nicht natürlich gewachsen ist, esst es nicht.« Wenn Sie sich an diesen Rat halten, wird Ihre Gesundheit enorm profitieren!

Unser Körper ist dafür geschaffen, von natürlich gewachsener Nahrung und Wasser zu leben. Es gab eine Zeit, da ernährten wir uns ausschließlich von dem, was das Land und das Meer uns schenkten. Industriell erzeugte Nahrung wurde erst vor 100 Jahren erfunden, doch den Menschen gibt es schon seit 200 000 Jahren. Unser *Körper ha*t sich nicht verändert. Was geschieht also, wenn wir einen Körper, der *für Nahrung aus der Natur* geschaffen wurde, mit synthetischen Produkten ernähren? Der Körper tut sein Bestes, trotzdem gesund zu bleiben, aber wir setzen ihn einer viel größeren Belastung aus und enthalten ihm das vor, was er benötigt, um optimal zu funktionieren.

Erfahrungen unserer Klienten

Wir glauben, dass Symptome die Sprache des Körpers sind, durch die er uns auf einen Mangel hinweist. Und Ihr Körper sehnt sich danach, gehört zu werden. Wir beginnen die Behandlung immer damit, dass wir uns Ernährung, Lebensweise und Denkgewohnheiten unserer Klienten anschauen.

Jennifer: Schwere Akne und Hautausschlag

Jennifer, eine Frau Mitte dreißig, kam zu Ahlea, weil sie auf Rücken, Gesicht, Hals und Rumpf unter schwerer Akne und Hautausschlag litt. Diese Symptome bestanden inzwischen seit zehn Jahren und belasteten sie sehr. Die zahlreichen Ärzte, die sie konsultiert hatte, verordneten diverse Medikamente und Steroidsalben, ohne dass sich eine Besserung einstellte.

Bezeichnenderweise war vor Ahlea noch niemand auf die Idee gekommen, sich für Jennifers Ernährungsgewohnheiten zu interessieren. Als Ahlea sie danach fragte, antwortete Jennifer, dass sie viele Milchprodukte aß und dass ihr Lieblingsfrühstück aus Müsli mit Beeren und Milch bestand, was sie für gesund hielt. Doch als Ahlea sich zusammen mit Jennifer die Zutatenliste dieses Müslis anschaute, zeigte sich, dass es eine Menge versteckten Zucker enthielt.

Weil Jennifer vor großen Veränderungen zurückschreckte, schlug Ahlea vor, statt konventionell erzeugter Milch Mandelmilch aus ökologischer Produktion zu verwenden. Ahlea zeigte ihr außerdem, wie sie ihre Nahrung um Heilkräuter sowie Kurkuma (ein

Gewürz, das auf wunderbare Weise die Heilung von Entzündungen der Haut fördert) ergänzen und ihre Nieren reinigen konnte.

Nach nur einer Woche gingen die Akne und der Hautausschlag deutlich zurück. Nach einem Monat waren Gesicht, Hals und Oberkörper geheilt. Das öffnete Jennifer die Augen dafür, wie wichtig gesundes, biologisch erzeugtes Essen ist. Sie nahm weitere Veränderungen in ihrer Ernährung vor, und schon bald war auch ihr Rücken frei von Akne und Hautausschlag. Wenn Jennifer sich gestresst fühlt und anfängt, zu viel Junkfood zu essen, machen Akne und Hautausschlag sich ganz leicht wieder bemerkbar. Seit der Arbeit mit Ahlea weiß sie aber, dass dies eine liebevolle Ermahnung ihres Körpers ist, gut für sich selbst zu sorgen. Jennifer hat gelernt, durch eine Anpassung ihrer Ernährung und Lebensgewohnheiten ihre Gesundheit aus eigener Kraft wiederherzustellen.

James: Alkoholismus und Depression

James, ein Mann Anfang vierzig, suchte Heather auf, weil bei ihm eine Depression diagnostiziert worden war, gegen die man ihm Medikamente verordnet hatte. Obendrein hatte er es sich angewöhnt, nach der Arbeit täglich eine oder manchmal zwei Flaschen Wein zu trinken. Er stand beruflich seit vielen Jahren unter starkem Stress und glaubte, dass der Wein ihm half, sich zu entspannen. Zu Beginn seiner Arbeit mit Heather war er sehr besorgt über sein Trinkverhalten, denn er fürchtete zum Alkoholiker zu werden, und er wollte sich von seiner Depression befreien.

Heather fiel auf, dass James in energetischer Hinsicht feinfühlig und zugleich sehr ehrgeizig war, eine Typ-A-Persönlichkeit. Sie zeigte ihm, wie er Stress reduzieren konnte, und brachte ihm bei, bewusst Gebrauch von seiner Intuition und Feinfühligkeit zu machen. Er lernte, wie seine Denk- und Essgewohnheiten und sein Verhalten im Beruf bei ihm starke Schwankungen des Blutzuckerspiegels und ein Verlangen nach Alkohol auslösten. Das motivierte ihn, seine Ernährung entsprechend Heathers Empfehlungen umzustellen, die dazu dienten, seinen Blutzuckerspiegel zu stabilisieren, seine Verdauung zu verbessern und ihn emotional wieder ins Gleichgewicht zu bringen.

Nach zwei Wochen kam James zum Termin bei Heather und berichtete, dass er seine Antidepressiva abgesetzt habe und sich großartig fühle. Er war erstaunt, dass die Umstellung seiner Ernährung eine solche Wirkung auf sein Gefühlsleben hatte. Während der nächsten fünf Monate reduzierte er seinen Weinkonsum von zwei Flaschen auf eine und schließlich nur noch auf ein gelegentliches Glas. Nach einem Jahr trank er überhaupt keinen Alkohol mehr, schlief besser und fühlte sich körperlich und emotional besser als je zuvor.

Das Verlangen nach Alkohol und andere Suchtprobleme lassen sich fast immer auf starke Schwankungen des Blutzuckerspiegels und eine gestörte Verdauung zurückführen. Der Blutzuckerspiegel gerät aus dem Gleichgewicht, wenn Sie Ihren Körper über die Nahrung nicht richtig mit Energie versorgen oder unter Verdauungsstörungen leiden. (Im nächsten Kapitel werden wir uns mit der Verdauung, einem gesunden Verdauungstrakt und dem Blutzucker beschäftigen.)

Das sollten Sie sich wert sein: Warum Sie sich eine gesunde Ernährung leisten können

Die Lebensmittel- und Getränkeindustrie steigert ihre Profite durch billig herzustellende sowie schnell und mühelos konsumierbare Produkte. Heutzutage ist es oft billiger, abgepackte Lebensmittel zu kaufen als frische, biologisch erzeugte Ware. Doch diese synthetische Nahrung zieht verdeckte Kosten nach sich. Wissenschaftler, denen die Gesundheit der Weltbevölkerung und des Planeten Erde am Herzen liegt, haben analysiert, was Junkfood, Fast Food und sonstige Industrieerzeugnisse uns in Wirklichkeit kosten.

Im Jahr 2013 veranstaltete der Sustainable Food Trust eine internationale Konferenz zum Thema »Was Ernährung und Landwirtschaft wirklich kosten«. Das Ziel der Konferenz lautete: »Führende internationale Experten für Ernährung, Landwirtschaft, Ökonomie und Politik sollen gemeinsam ergründen, warum es in unserem gegenwärtigen Wirtschaftssystem profitabler ist, Nahrungsmittel auf für die Umwelt und die menschliche Gesundheit schädliche Weise zu produzieren, statt solche Anbau- und Produktionsmethoden zu fördern, die eine positive Wirkung haben.«[12]

Auch wenn die ernährungsbezogenen Gesundheitsprobleme in den USA besonders groß erscheinen, handelt es sich in Wahrheit um ein weltweites Problem. Auf der Konferenz zeigte sich, dass es weltweit zahlreiche mit der Ernährung in Zusammenhang stehende Erkrankungen gibt. Das verdeutlicht unter anderem diese Statistik aus Großbritannien:[13]

- Ernährungsbedingte Krankheiten (Herz-Kreislauf-Erkrankungen, Diabetes und Krebs) sind in Großbritannien für 125 000 frühzeitige Todesfälle (vor dem 75. Lebensjahr) verantwortlich.
- Eine 2007 veröffentlichte Studie im Auftrag des britischen Gesundheitsministeriums ergab, dass krankhaftes Übergewicht allein im Jahr 2002 in Großbritannien Kosten in Höhe von 7 Milliarden Britischen Pfund verursachte (das sind fast 9 Milliarden Euro).
- Die Behandlung ernährungsbedingter Krankheiten belastet das britische Gesundheitssystem jährlich mit mindestens 6 Milliarden Pfund (über 7,6 Milliarden Euro).

In diesem Bericht wurde der hohe Konsum von raffiniertem Zucker, raffiniertem Salz und industriell hergestellten Lebensmitteln als eine der wichtigsten Krankheitsursachen bezeichnet.

Auf der Konferenz wiesen zahlreiche Fachleute darauf hin, dass das Geld, das wir beim Lebensmitteleinkauf einsparen, in anderer Form anfällt: zum Beispiel durch steigende Krankenversicherungsprämien, höhere Steuern (zur Finanzierung des Gesundheitssystems und von Hilfen bei krankheitsbedingter Arbeitsunfähigkeit) sowie Umweltzerstörung.

Oft sehen wir nur die günstigen Preise im Supermarkt und vergessen darüber die verborgenen Kosten, die eine ungesunde Ernährung in unserem Leben nach sich zieht. Wenn Sie sich gesund ernähren, müssen Sie weniger Geld für Medikamente, Arztbesuche, Schönheitsmittel (Lotionen, Antifaltencremes und dergleichen), Haarpflegeprodukte, Make-up, Diätarzneien, Energiedrinks, Chiropraktiker und andere gesundheitsbezogene Aufwendungen ausgeben.

Was Sie essen, wirkt sich unmittelbar auf Ihre Gesundheit aus, und es gibt einen noch größeren Vorteil: Sie fühlen sich besser, wenn Sie sich gesund ernähren. Die meisten Menschen, die gesündere Essgewohnheiten entwickeln, geben an, dass sie sich dadurch besser fühlen. Sie haben mehr Energie, sind besser gelaunt, und ihr Gedächtnis funktioniert besser. Sie fühlen sich motivierter und produktiver, im Beruf und zu Hause. Und sich besser zu fühlen ist einfach unbezahlbar!

In *Interview with God*, herausgeben von Reata Strickland, gibt es ein wunderbares Zitat: »Sie [die Menschen] ruinieren sich die Gesundheit, um viel Geld zu verdienen, und dann bezahlen sie viel Geld dafür, ihre Gesundheit wiederherzustellen.«[14]

Dazu neigen viele von uns. Wir sind aufs Geld fixiert und bedenken nicht, dass wir selbst die kostbarste Investition sind. Oft vergessen wir, dass unsere Gesundheit Resultat des Denkens, der Ernährung und der Lebensweise ist. So verlieren wir den Kontakt zu unserer Lebensbestimmung und vergessen, uns selbst zu lieben.

Die beste Investition für ein glückliches, gesundes Leben besteht darin, sich selbst liebevolle Worte, Gedanken und Handlungen zu schenken. Ein gesunder Körper bedeutet einen gesunden Geist: Ein gesunder Geist bedeutet mehr Glück und Freude, und ein gesunder Körper bedeutet mehr Energie und Kraft. Stellen Sie sich eine Welt vor, in der Sie selbst und die Menschen, mit denen Sie den Planeten teilen, glücklicher, gesünder und kraftvoller sind. Wie viel mehr an gegenseitiger Unterstützung und Hilfe für den Planeten wäre uns möglich, wenn wir uns das solide Fundament einer guten Gesundheit erschaffen?

Eine solche Investition sollten Sie sich unbedingt wert sein! Manche Menschen vertreten die Ansicht, es lohne sich nicht, einen kranken Körper mit gesundem Essen zu versorgen. Aber wir sagen es Ihnen klar und deutlich: Gesundes Essen und gesunde Gedanken sind der Weg zurück zu einem gesunden Körper. Mit jedem Gedanken und jedem Bissen trainieren Sie Ihren Körper darauf, sich in eine bestimmte Richtung zu bewegen. Gesund zu denken und sich gesund zu ernähren ist eine in jeder Hinsicht lohnende Investition, wie auch immer Ihre Ausgangssituation aussehen mag. Es ist okay, mit einer kleinen Investition zu beginnen, denn Veränderungen geschehen Schritt für Schritt. Ihr Körper wird auf jede liebevolle Veränderung antworten, die Sie vornehmen, sei sie auch noch so klein.

Zu Ihrer Liebesgeschichte mit sich selbst gehört es, dass Sie daran glauben, Gutes zu verdienen, auch wenn Sie dafür etwas mehr Geld aufwenden müssen. Machen Sie es wie wir, und beginnen Sie, andere Prioritäten zu setzen. Zum Beispiel könnten Sie öfter zu Hause essen statt in Restaurants und dafür mehr in den Einkauf höherwertiger Lebensmittel investieren. (Im 5. Kapitel zeigen wir Ihnen, wie Sie sich auch dann gesund ernähren können, wenn das Geld etwas knapp ist.)

Zeit für unsere Gesundheit heißt Zeit für uns selbst

Bei vielen Menschen geht es nicht nur darum, dass sie wenig Geld für Essen ausgeben wollen, sondern sie sagen, dass sie nicht die Zeit haben, biologisches vollwertiges Essen zuzubereiten. Das können wir gut verstehen! Wir drei standen vor der Herausforderung, die Zubereitung gesunden Essens mit vollen Terminkalendern, familiären Erfordernissen, knappem Budget oder Geschäftsreisen und dergleichen in Einklang zu bringen.

Heather war 15 Jahre für große Unternehmen tätig. Dabei musste sie sich ständig weiterbilden und trug viel Verantwortung. Sie gibt freimütig zu, dass sie damals ein Workaholic war. Zu der Zeit, als sie herausfand, dass sie ihre Bulimie nur überwinden konnte, wenn sie sich gesünder ernährte und ihren Körper optimal mit Nährstoffen versorgte, arbeitete sie täglich zwölf Stunden im Management und hatte nur selten ein freies Wochenende. Damals kaufte sie fast ausschließlich abgepackte und industriell erzeugte Lebensmittel. Ihre Mahlzeiten bestanden aus Fertiggerichten aus der Mikrowelle und Fast Food vom Imbiss. Also musste sie ihr Leben komplett umstellen, besonders was ihr Einkaufsverhalten und die Zubereitung von Mahlzeiten anging – und das ausgerechnet in der stressigsten und schwierigsten Phase ihrer Karriere.

Was dann geschah, war sehr interessant. Sie erhielt wertvolle Tipps von einem Gesundheitsberater und begann mit ein paar einfachen Rezepten für Suppen und Gemüse, die sie noch nie ausprobiert hatte. Sie ging in einen Naturkostladen und ließ sich dort beim Einkauf der Zutaten beraten. Anfangs musste sie häufig um Hilfe bitten, zu Hause ihren Ehemann und bei der Arbeit die Kollegen, was sehr ungewohnt für sie war. Sie plante ihren Berufsalltag besser, sodass sie früher Feierabend machen konnte, und an den Wochenenden arbeitete sie gar nicht mehr. Zu ihrem Erstaunen fiel es niemandem auf, dass sie weniger arbeitete! Da sie nun viel gesünder und geistig leistungsfähiger war, benötigte sie einfach weniger Zeit, um ihr Arbeitspensum zu schaffen. Und sie entdeckte ihre Liebe zum Kochen. Das war das erste Mal, dass sie sich bewusst etwas Gutes tat. Sie nahm sich Zeit, um gesund zu werden. Und sie bewies sich, dass sie selbst mehr zählte als die viele Arbeit, die sie sich aufbürdete.

Trotzdem wurde Heather in jenem Jahr befördert, und ihr Team war das produktivste im ganzen Unternehmen! Nicht, weil sie schwerer arbeitete, sondern weil sie viel gesünder war. Sie hatte einen gesunden Körper und einen stärkeren Geist, der bereit war, Grenzen zu ziehen und Arbeit und Privatleben ins Gleichgewicht zu bringen. Und das übertrug sie auf ihr Team und achtete darauf, dass auch ihre Mitarbeiter genug Freizeit bekamen und sich nicht überforderten.

Und vor allem entdeckte Heather: Wenn man sich selbst an die erste Stelle setzt, findet man Wege, sich auf das wirklich Wichtige zu konzentrieren, und gut für die Menschen zu sorgen, für die man verantwortlich ist, beruflich und im Privatleben. Sich gut zu fühlen ist ansteckend!

Ahlea und Louise lernten in ähnlicher Weise, dass man sich selbst wichtig genug nehmen muss, um sich gesunde Ernährung zu gönnen. Ahlea ist Mutter eines zweijährigen Sohnes. Sie versorgt ihn mit biologischer, vollwertiger Nahrung, die fast immer selbst zubereitet wird. Und sie leitet eine rasant wachsende Firma. Wie Heather musste auch Ahlea lernen, um Hilfe zu bitten – ihren Mann, Freunde und Verwandte. Auch sorgt sie dafür, dass Gartenarbeit und die Zubereitung des Essens Zeiten der Nähe mit ihrem Sohn sind. Er kann dabei zuschauen und nimmt an allem teil.

Mutter zu sein lehrte Ahlea, stets zu akzeptieren, was jetzt im Moment möglich ist. Wir alle müssen lernen, uns unsere Zeit vernünftig einzuteilen. Wenn Sie das Gefühl haben, zu viel zu tun und zu wenig Zeit zu haben, sollten Sie sich daran erinnern, dass dies nur ein Gedanke ist und dass man Gedanken ändern kann. Wenn Sie sich das Ziel gesetzt haben, gesund zu werden und sich vollwertige Mahlzeiten zuzubereiten, müssen Sie da beginnen, wo Sie im Moment stehen. Verändern Sie Ihren Alltag in kleinen Schritten. Vielleicht gibt es ein paar Aktivitäten, die Sie einfach weglassen können. Oder Sie bitten andere Menschen um Hilfe.

Wir können gar nicht genug betonen, wie wichtig es ist, dass Sie sich Ihren »Stamm« aufbauen. Laut Dan Buettner, dem Autor des Buches *The Blue Zones*, leben die Menschen dort am längsten, wo es intakte Gemeinschaften und gute Freunde gibt, die uns bei der Entwicklung gesunder Gewohnheiten unterstützen und helfen, wo es nötig ist.[15] Die gegenseitige Hilfe in einer intakten Gemeinschaft bewirkt, dass Menschen sich geborgen fühlen und länger leben. Wenn Sie also unsicher sind, wie Sie eine gesunde Ernährung in Ihren Alltag integrieren sollen, holen Sie sich Rat und Unterstützung bei Freunden, einer Selbsthilfegruppe oder in Ihren sozialen Netzwerken. Vielleicht haben Sie eine Freundin, die gerne kocht, und Ihnen zeigt, wie es geht.

Louise versteht es brillant, gleichgesinnte Menschen zusammenzubringen. Sie versammelt die Leute in der Küche, wo man gemeinsam kocht und Spaß hat. Wenn sie etwas Neues entdeckt hat, lädt sie Leute zu sich ein, die ihr und ihrem »Stamm« hilfreiche Konzepte, Tipps und Methoden weitergeben können. Sie ist stets bereit, dazuzulernen und ihren Horizont zu erweitern, was einer der Schlüssel zu ihrer Gesundheit und Langlebigkeit ist.

Da Louise einen mit Vorträgen und Reisen gefüllten Terminplan hat, trägt sie in ihren Kalender bewusst Zeiten ein, die fürs gesunde Einkaufen und Kochen reserviert sind. Das ist ein wirklich guter Tipp: Tragen Sie sich Zeiten in der Küche und für den Einkauf in Ihren Terminkalender ein, statt sie nach hinten in eine lange To-do-Liste zu packen, die Sie möglicherweise nie völlig abarbeiten. Auf diese Weise geben Sie der gesunden Ernährung eine hohe Priorität in Ihrem Leben und sorgen dafür, dass Sie sich wirklich Zeit dafür nehmen.

Erfahrungen unserer Klienten

Während des ganzen Buches werden wir immer wieder Fallbeispiele von Klienten präsentieren, die sich auf natürliche Weise von Gesundheitsbeschwerden befreit haben. So zeigen wir Ihnen, wie wichtig Lebensweise, Ernährung und Glaubenssätze für die Gesundheit sind.

Mary: Lupus

Lupus ist eine von der Mainstream-Medizin als »unheilbar« eingestufte Autoimmunkrankheit, bei der typischerweise Entzündungen, Schwellungen sowie Schädigungen an Nieren, Herz, Lunge und Gelenken auftreten.[16] Mary wirkte äußerlich gesund, sodass ihre Familie und ihre Freundinnen ihr oft vorwarfen, eine Hypochonderin zu sein. Als Erstes versicherte Ahlea ihr, dass ihr Körper ihr auf liebevolle Weise etwas mitteilen wolle. Weil Ahlea die Geschichten hören kann, die der Körper erzählt, hörte sie Marys Körper zu und gab seine Botschaften an Mary weiter. Auch beriet sie Mary, wie sie ihrer Familie klarmachen konnte, in welcher Situation sie sich befand und was sie zu ihrer Heilung unternehmen würde.

Ahlea zeigte Mary, dass sie unter Mineralstoffmangel litt, was zu ihren Schmerzen und den Entzündungen beitrug, die sie überall im Körper plagten. Mary, ein bekennender Fast-Food- und Junkfood-Junkie, sträubte sich dagegen, etwas an ihrer Ernährung zu ändern. Also ermutigte Ahlea sie, mit nur einer einzigen Veränderung zu beginnen: Gluten aus ihrer Ernährung zu streichen. Gluten ist ein in Getreide enthaltenes Protein, das für viele Menschen schwer verdaulich ist. Gluten wegzulassen ist oft der einfachste Weg, um Entzündungen und Gelenkschmerzen zu lindern und sogar abzunehmen.

Widerstrebend erklärte Mary sich bereit, für einige Wochen auf Gluten zu verzichten. Als sie zu ihrem nächsten Termin bei Ahlea erschien, berichtete sie begeistert, dass die Gelenkschmerzen sich deutlich gebessert hatten, sodass sie viel beweglicher war. Schon bald konnte sie wieder ausgedehnte Spaziergänge unternehmen, weil die Schmerzen verschwunden waren.

Zu Marys Freude verlor sie auf natürliche Weise Gewicht, und die Lupus-Symptome verschwanden völlig. Wie bei anderen Klienten mit Autoimmunbeschwerden ist es auch bei Mary so, dass ihr Körper durch Symptome auf sich aufmerksam macht, hier durch Lupus-Symptome, wenn sie unausgewogen lebt und zu wenig auf sich achtet. Heute beherzigt sie diese Botschaften ihres Körpers und kehrt dann schnell wieder zu einer gesunden, liebevollen Lebensweise zurück. Sie weiß, dass der Schlüssel zu einem glücklichen Leben darin liegt, sich selbst Liebe zu schenken – mit einer gesunden Ernährung und positiven Affirmationen.

Werden Sie Ihre eigene beste Gesundheitsexpertin

Vieles kann die moderne Medizin wirklich gut, zum Beispiel in Notfällen Leben retten. Doch die heute weitverbreiteten chronischen Krankheiten wie Diabetes Typ 2, Übergewicht und Herz-Kreislauf-Erkrankungen lassen sich durch eine Ernährungsumstellung besser behandeln als mit Medikamenten.[17] Doch im Medizinstudium lernen Ärzte oft nichts über Ernährung. Eine Studie in den USA aus dem Jahr 2010 ergab, dass nur an einem Viertel der medizinischen Fakultäten des Landes die empfohlenen 25 Pflichtstunden Ernährungslehre unterrichtet werden. An manchen Universitäten ist dieser Unterricht zumindest freiwillig, aber die meisten bieten ihn überhaupt nicht an.[18]

Da im Medizinstudium dem Thema Ernährung so wenig Aufmerksamkeit gewidmet wird, ist es gut möglich, dass Ihr Arzt gar nicht auf dem neuesten Stand ist, was die Rolle der Ernährung für die Gesundheit angeht. Das hat aber auch eine gute Seite: Sie können in dieser Hinsicht zum Partner Ihres Arztes werden. Das Internet bietet viele Möglichkeiten, unter anderem Online-Selbsthilfegruppen und -foren. Und Sie können im Internet Ihre eigenen Recherchen zu fast jedem Thema anstellen. Bei einer 2012 veröffentlichten Studie des Pew Internet Projects zeigte sich, dass innerhalb des Untersuchungszeitraums von einem Jahr 72 Prozent der Internetnutzer online nach Gesundheitsinformationen gesucht hatten. Jene, die an einer schweren Krankheit litten, erhielten zu 60 Prozent über das Internet Rat und Unterstützung von Verwandten und Freunden, und 24 Prozent von ihnen tauschten sich über das Internet mit anderen Betroffenen aus.[19]

Heute stehen uns viele Wege offen, um mehr über unsere Gesundheit herauszufinden. Louise hat schon immer gerne gelernt, und Gesundheit und Ernährung sind zwei Themen, für die sie sich besonders interessiert. Gegenwärtig beschäftigt sie sich mit Homöopathie und der Heilwirkung von Gewürzen. Sie besucht Seminare und Vorträge zu diesen Themen und vertraut darauf, dass ihr die richtigen Leute mit den richtigen Informationen über den Weg laufen. Und genau so geschieht es!

Louises leidenschaftliches Interesse für Ernährung ist einer der Gründe, warum sie mit 88 Jahren noch so gesund, energiegeladen und aktiv ist. Vor über einem Jahrzehnt begann Louise ihre Zusammenarbeit mit Ahlea. Die beiden haben ein Ernährungs- und Bewegungsprogramm entwickelt, das optimal auf Louises Bedürfnisse zugeschnitten ist, die viel reist.

Hier einige Tipps von Louise, wie Sie selbst die Verantwortung für Ihre Gesundheit übernehmen können:

- **Seien Sie bereit, Neues zu lernen.** Sie müssen nicht alle Antworten kennen, sondern einfach bereit sein, andere um Rat zu fragen oder in Büchern oder im Internet nach Informationen zu suchen.

- **Bitten Sie das Leben, Sie mit den richtigen Menschen zusammenzubringen,** die Ihnen alle Hilfe geben, die Sie benötigen.

- **Verwenden Sie diese Affirmation:** *Jede Hand, die mich berührt, ist eine heilende Hand.*

- **Suchen Sie sich einen Arzt, der Ihre Vision von Gesundheit und Wohlbefinden unterstützt.** Die Auswahl des richtigen Arztes bedeutet mehr, als sich einen Arzt von

Menschen empfehlen zu lassen, denen Sie vertrauen. Vergewissern Sie sich, dass der Arzt Ihrer Wahl Ihnen zuhört, Verständnis für Ihre Sorgen zeigt und Sie umfassend informiert, sodass Sie in die Lage versetzt werden, die besten Entscheidungen zu treffen. Erklärt Ihnen der Arzt die Dinge so, dass Sie sie wirklich verstehen, oder verhält er sich herablassend? Macht er Sie zum Partner bei der Wiederherstellung Ihrer Gesundheit? Haben Sie das Gefühl, mit ihm alle anstehenden Fragen offen ansprechen und klären zu können? Und vor allem: Haben Sie bei den Behandlungsschritten, zu denen er Ihnen rät, ein gutes Gefühl?

- **Schaffen Sie sich ein Team.** Dieses Team kann aus einem Gesundheitsexperten bestehen, dem Sie vertrauen, und aus guten Freunden oder Familienangehörigen. Louise hat sich ihr persönliches Gesundheitsteam geschaffen, sodass sie die Unterstützung bekommt, die sie benötigt, um in bester Verfassung zu sein. Ahlea ist auch Louises medizinische Beraterin und begleitet sie bei Arztbesuchen. Auf diese Weise kann Ahlea partnerschaftlich mit Louise und dem Arzt zusammenarbeiten, um sicherzustellen, dass alle medizinischen Maßnahmen mit einer gesunden, natürlichen Lebensweise harmonieren. Das gibt Louise das beruhigende Gefühl, nicht selbst alles wissen zu müssen, weil sie mit Ahlea jemanden an ihrer Seite hat, der weiß, wie man mit Ärzten spricht und was bei spezifischen Gesundheitszielen jeweils der beste Ansatz ist.

- **Bewahren Sie Ihre Gesundheitsunterlagen, Laborergebnisse und dergleichen in einem Ordner auf.** Lassen Sie sich Kopien aller medizinischen Befunde und Ergebnisse aushändigen. Fragen Sie nach und stellen Sie sicher, dass Sie alles richtig verstanden haben. Machen Sie sich Notizen. So können Sie Ihre Ergebnisse jederzeit anschauen und nachvollziehen sowie zu einem anderen Arzt oder Therapeuten mitnehmen.

- **Scheuen Sie sich nicht, Fragen zu stellen!** Bereiten Sie Fragen in Ruhe vor, sodass Sie diese beim nächsten Arzttermin vorbringen können. Wenn der Arzt zu Maßnahmen rät, bei denen Sie kein gutes Gefühl haben, stellen Sie noch mehr Fragen.

- **Holen Sie immer eine zusätzliche Meinung ein.** Wenn Sie Zweifel haben, ziehen Sie einen zweiten oder sogar einen dritten Experten hinzu.

- **Hören Sie auf Ihre innere Führung.** Das ist sehr, sehr wichtig. Wenn ein Arzt etwas sagt, das sich für Sie nicht richtig anfühlt, vertrauen Sie auf Ihre innere Stimme. Vertrauen Sie darauf, dass Sie alle Antworten erhalten, die Sie benötigen. Louise, Ahlea und Heather sind schon mehr als einmal in dieser Situation gewesen – glauben Sie uns: Der wichtigste Schritt dahin, selbst die Verantwortung für die eigene Gesundheit zu übernehmen, besteht darin, dass Sie auf Ihre innere Stimme hören und dieser Führung vertrauen.

Bauen Sie auf Ihre Selbstheilungskräfte: Wie man unheilbare Krankheiten transzendiert

Vermutlich wissen Sie bereits, dass bei Louise vor Jahrzehnten Krebs diagnostiziert wurde. Diese Diagnose machte ihr Angst, doch gleichzeitig erkannte sie, dass sich ihr dadurch eine enorme Chance bot, selbst zu praktizieren, was sie anderen predigte. Sie hatte damals bereits theoretisch gewusst, wie ihr Denken sich auf ihr Leben und ihre Gesundheit auswirkte, und vermutete, dass das Universum ihr die Chance bot, sich die Gültigkeit dieser Gesetzmäßigkeiten zu beweisen.

Louise arbeitete nicht nur mit ihren Gedanken, sondern entschied sich außerdem, ihre Krebserkrankung nicht auf schulmedizinische Weise behandeln zu lassen. In jener Zeit gab es nur wenig Wissen über natürliche Behandlungsmethoden bei Krebs, aber Louises innere Stimme riet ihr, dass ihr natürliche Nahrung Heilung bringen würde. Zu dieser heilenden Ernährung gehörte es, dreimal täglich 60 Gramm pürierten Spargel zu essen. Da Louise viele Vortragsreisen unternahm, bedeutete das, sich für unterwegs Essen mitzunehmen. Sie entdeckte, dass 60-Gramm-Portionen perfekt in Filmdosen passten (damals gab es noch keine Digitalkameras). Also füllte Louise ihr Spargelpüree in diese kleinen Dosen. (Heute gibt es viele praktische Möglichkeiten, auf Reisen Lebensmittel aufzubewahren, und das Rezept »Louises heilsames Spargelpüree« finden Sie in Kapitel 10 auf Seite 285.)

Während dieser Zeit machte Louise eine interessante Erfahrung: Als sie anfing, hundertprozentig auf ihre eigene Arbeit zu vertrauen – auf ihre Gedanken, auf ihre natürliche Ernährung und darauf, dass das Leben gut für sie sorgen würde –, erzielten ihre Klienten und Schüler noch bessere Resultate als zuvor. Falls Sie Louise schon begegnet sind, gesehen oder gehört haben, wie sie unterrichtet, werden Sie das gewiss nachvollziehen können. Wenn ein Mensch wirklich verkörpert, was er lehrt, verleiht das seiner Botschaft eine geradezu magische Wirkung, die über den Wortlaut des Gesagten weit hinausreicht. Wir lernen dann mehr und verändern uns stärker, weil wir das Gelehrte wirklich erkennen und fühlen können. Das ist das Schöne daran, Zeit darin zu investieren, sich selbst zu lieben und dem Leben zu vertrauen. Indem Sie einfach Sie selbst sind, ändern Sie nicht nur Ihr eigenes Leben, sondern werden auch zur Inspirationsquelle für andere.

Als Ahlea zwölf Jahre alt war, wurde bei ihr Muskeldystrophie diagnostiziert, eine Erkrankung, die die Muskulatur schwächt und dazu führen kann, dass die Betroffenen nicht mehr gehen oder sitzen können. Man sagte ihr, sie müsse an allen großen Gelenken operiert werden. In diesem Moment wusste Ahlea, dass diese Diagnose nicht der Wahrheit entsprach, die sie für sich fühlte. Sie bestand darauf, keinen Arzt mehr aufsuchen zu wollen und sich nicht schulmedizinisch behandeln zu lassen. Glücklicherweise respektierten Ahleas Eltern die Intuition ihrer Tochter und ihre alternativen Ansichten zum Thema Gesundheit, denn sie kannten Ahleas besondere Verbundenheit zu Menschen und Tieren. Sie konnten sehen, dass Ahlea fest entschlossen war, sich selbst auf natürliche Weise zu heilen. Also beschlossen sie, ihre Tochter bei diesem Weg zu unterstützen und zu beobachten, was geschah.

Von diesem Zeitpunkt an entwickelte Ahlea eine tiefe Bewusstheit für die Bedürfnisse ihres Körpers, was Ernährung, Spiritualität und Wohlbefinden anging. Sie lernte so viel wie möglich über körperliche und emotionale Gesundheit und konzentrierte sich darauf, liebevoll zu denken und gut für sich selbst zu sorgen. Heute, Jahrzehnte später, ist sie stark, energiegeladen und gesund, und auch sie verkörpert, was sie lehrt. Im Lauf der Jahre hat sie ihre Gabe aus der Kindheit, in den Körper hineinsehen zu können, weiterentwickelt und in ihre Arbeit integriert. Sie ist in der Lage, die Geschichten des Körpers zu hören, durch die sich die Selbstheilungskräfte ihrer Klienten freisetzen lassen.

Heather litt 16 Jahre lang an Bulimie. Sie suchte unzählige Ärzte auf, um Linderung für ihre beängstigenden, schmerzhaften Symptome zu finden. Eines wusste sie mit Sicherheit: Sie würde sich nicht operieren lassen (ein Spezialist hielt zum Beispiel die Entfernung der Gallenblase für die einzige Erfolg versprechende Therapie) und keine Medikamente nehmen – wie Louise und Ahlea wurde auch sie durch ihre innere Führung von der Schulmedizin weggelenkt, hin zu einer Veränderung ihres Denkens, ihrer Lebensweise und Ernährung.

Heather entwickelte einen starken Glauben, dass wir uns von jeder Krankheit befreien können. Manche Experten sagten ihr, sie müsse sich unbedingt stationär behandeln lassen, da sonst Lebensgefahr drohe. Es gab Zeiten, als sie wirklich dachte, sterben zu müssen, und in diesen dunklen Momenten entschied sie sich dafür, an ihre Gesundheit zu glauben. Sie lernte, keine Angst vor Symptomen zu haben, sondern in ihnen Botschaften des Körpers zu erkennen, die den Weg zur Heilung weisen. Heute ermöglicht es ihr ihre Fähigkeit, die verborgenen körperlichen und geistigen Symptome ihrer Klienten zu erkennen, ihnen bei der Heilung von Suchtproblemen und chronischen Krankheiten wirkungsvoll zu helfen.

Sie sehen also, dass jede von uns dreien unter Krankheiten litt, die von der Mainstream-Medizin als »unheilbar« eingestuft wurden. Wir folgten unserer inneren Führung und haben vielen Menschen geholfen, ebenfalls auf ihre innere Stimme zu hören.

Dennoch betonen wir, dass es nicht darum geht, die Schulmedizin und deren Behandlungsmöglichkeiten grundsätzlich abzulehnen. Wir arbeiten mit Schulmedizinern zusammen und wissen ihre Arbeit zu schätzen. Wir sorgen dafür, dass unsere Klienten notwendige schulmedizinische Hilfe erhalten, und betrachten uns als Teil ihres Gesundheitsteams.

Wir sagen nur, dass wir keine Krankheit für unheilbar halten. Das Wort *unheilbar* bedeutet, dass etwas im Moment nicht durch äußere Maßnahmen geheilt werden kann. Die Lösung liegt also innen. Wir glauben, dass Ihr Körper Sie bittet, wieder eine liebevolle Beziehung zu sich selbst aufzubauen, und dass Symptome Ihnen keine Angst machen müssen, sondern Wegweiser sein können, wenn Sie vom Weg abgekommen sind und wieder besser für sich selbst sorgen müssen. Wenn Sie das verstehen, können Sie sich auf Ihrer Heilungsreise von Ihrer inneren Führung leiten lassen.

Auch möchten wir, dass Sie sich umfassend informieren und bei jeder Diagnose oder zu jedem verordneten Medikament mehr als eine Meinung einholen, vor allem wenn Ihre innere Führung Ihnen etwas anderes sagt als die Ärzte.

Wie bereits erwähnt, beschäftigt sich Louise während unserer Arbeit an diesem Buch mit der Homöopathie. Ein Experte sagte ihr: »Wenn Sie wissen möchten, welche Beschwerden Sie als Nächstes bekommen werden, schauen Sie sich die Liste mit den Nebenwirkungen des Medikaments an, das Sie gerade nehmen.«

Laut einer 1998 im *Journal of the American Medical Association* veröffentlichten Studie werden jedes Jahr zwei Millionen Amerikaner durch Nebenwirkungen korrekt verschriebener Medikamente krank, und 106 000 sterben an diesen Nebenwirkungen.[20] Und diese Studie befasste sich ausschließlich mit Medikamenten, *die von den Ärzten richtig verordnet und von den Patienten vorschriftsmäßig eingenommen worden waren.* Die Studie sprach keine Empfehlung aus, dass Patienten aufhören sollten, die von ihren Ärzten verordneten Medikamente einzunehmen, forderte zum Schutz der Patienten aber eine bessere Überwachung der Medikamentenherstellung und -anwendung.

Werden pharmazeutische Medikamente bei chronischen Krankheiten über einen längeren Zeitraum eingenommen, entsteht das Problem, dass unsere Symptome uns kein klares Bild unseres Zustandes mehr liefern. Es ist dann eher, als würde man in einen Zerrspiegel blicken – denn die Nebenwirkungen der Medikamente verzerren das Bild. Wir wissen dann nicht mehr genau, was unser Körper tut.

Je mehr Sie auf Ihren Körper hören, desto mehr wird er Ihnen zeigen, was Sie brauchen, um gesund und glücklich zu sein. Anfangs sind Sie vielleicht unsicher, wie man das eigentlich macht – auf den Körper hören. Aber wir werden Ihnen einige exzellente Techniken vorstellen, wie Sie auf Ihren Körper hören und seine Signale verstehen können.

Wenn Sie lernen, auf Ihren Körper zu hören und liebevoll seine Bedürfnisse zu befriedigen – und wenn Sie lernen, wie Sie ihn mit heilenden Gedanken und Nahrungsmitteln versorgen können –, wird er darauf reagieren, indem er gesünder wird. Ihr Körper kommuniziert stets liebevoll mit Ihnen.

Liebevolle Übungen für Körper und Seele

Die folgenden Übungen haben wir entwickelt, um Sie beim Aufbau einer liebevollen Beziehung zu sich selbst und Ihrem Körper zu unterstützen.

1. Visionsübung

> *»Was der Mensch sich vorstellen und glauben kann, das kann er auch erreichen.«*
>
> – Napoleon Hill

Heather macht mit allen Klienten eine Visionsübung, weil sie herausgefunden hat, dass der erste Schritt zu einer optimalen Gesundheit und Lebensweise darin besteht, sich darüber klar zu werden, was wir im Leben wirklich wollen. Viele von uns orientieren sich daran, was andere von ihnen erwarten oder welche Wünsche gesellschaftlich als akzeptabel gelten. Oder wir sind unglücklich und wissen nicht, wie wir diesen Zustand verändern können.

Als Heather noch in Großkonzernen arbeitete, nahm sie an einem Seminar über das Aufschreiben von Visionen teil. Sie war sehr skeptisch, denn sie hatte vorher schon andere ähnliche Übungen ausprobiert. Aber sie sagte sich, dass es schließlich nicht schaden könne, und schrieb ihre persönliche Vision nieder. Diese Vision bestand darin, ihr eigenes Geschäft zu gründen und auf einer winzigen Karibikinsel zu leben, zwei Ziele, die nahezu unerreichbar schienen. Da sie nicht sicher war, was sie anstelle ihres damaligen Jobs tun wollte, konzentrierte sie sich auf die Art von Arbeit, die sie liebte, und wie es sich anfühlen würde, dieser Arbeit nachzugehen. Außerdem schrieb sie auf, welche Beziehung zu sich selbst und zu anderen Menschen sie sich wünschte und wie sie sich im Hinblick auf ihre emotionale und physische Gesundheit fühlen wollte.

Jeden Morgen konzentrierte sich Heather während der Meditation auf diese Vision und las sich ihren Visionstext abends vor dem Einschlafen durch. Je häufiger sie ihr neues Leben visualisierte, desto besser fühlte sie sich dabei und desto erreichbarer schienen ihr diese Ziele. Gleichzeitig beschloss sie, konkrete Schritte zu unternehmen. Mit ihrem Mann Joel informierte sie sich über Möglichkeiten, in die Karibik umzusiedeln. Wie ließ sich das finanziell realisieren? Konnte Joel seine Arbeit von dort aus als Freelancer fortsetzen?

Sie stellten fest, dass der einfache Schritt, sich auf ihre Vision zu konzentrieren, sie in die Lage versetzte, praktische Ziele festzulegen. Zuerst stellten sie einen Finanzplan auf, um festzustellen, was sie ändern mussten, um ihren Traum finanziell auf solide Füße zu stellen. Als sie ihre momentanen Lebenshaltungskosten überprüften, wurde ihnen klar, dass sie ihre Ausgaben drastisch reduzieren mussten. Sie erstellten einen detaillierten Plan mit folgenden Punkten: (1) Sie würden ihr Haus und den größten Teil ihres Besitzes verkaufen. (2) Heather würde Schriftstellerin werden und als zertifizierter Coach arbeiten. (3) Joel würde in Zukunft von zu Hause aus arbeiten. Jeder dieser Schritte stellte sie vor Herausforderungen, doch ihr gemeinsamer Wunsch, in der Karibik ein einfaches Leben zu führen, half ihnen, auf Kurs zu bleiben und genug an sich zu glauben, um die großen Veränderungen zu verwirklichen, zu denen ihnen zuvor der Mut gefehlt hatte. Das heißt nicht, dass sie nicht einige sehr schwierige Entscheidungen treffen und Ängste überwinden mussten. Doch im Vergleich zu dem leidenschaftlichen Wunsch, sich ihr ideales Leben zu erschaffen, fiel das kaum ins Gewicht. Sich darüber klar zu werden, was sie sich wünschten, und sich dann entschlossen der Erfüllung dieser Wünsche zu widmen, wirkte wie ein Katalysator, um ihr Leben wirklich zu verändern.

Viele Leute sagen, dass man, wenn man sich wirklich auf ein Ziel konzentriert, Lösungen findet, die man sonst nie gesehen hätte. Heather und Joel machten die Erfahrung, dass ganz leicht und natürlich Lösungen auftauchten, die ihnen den Übergang in ihr neues Leben sehr erleichterten. Nach nur einem Jahr saßen die beiden im Flugzeug nach Saint Martin. Als sie dort landeten, brach Heather in Tränen aus. Joel fragte sie, ob etwas nicht in Ordnung sei, und sie antwortete: »Mir ist gerade klar geworden, dass ich meine Vision tatsächlich schon zum größten Teil verwirklicht habe!«

Heather hatte ihren bisherigen Job aufgegeben und sich als Coach selbstständig gemacht. Joel hatte von seiner Firma die Zustimmung erhalten, künftig von der Insel aus zu arbeiten. So erlebte Heather aus eigener Anschauung, dass das Aufschreiben einer Vision eine sehr wirkungsvolle Methode und kein esoterischer Hokuspokus ist. Es geht darum, sich darüber klar zu werden, was man wirklich will, um dann einen Plan zur Verwirklichung dieses Ziels zu entwickeln.

Aus dem Berufsleben oder vom Umgang mit Kindern wissen Sie vielleicht, wie wichtig es ist, klare Anweisungen zu geben. Würden Sie zu Ihren Kindern sagen: »Kommt nicht zu spät nach Hause«, ohne ihnen eine Uhrzeit zu nennen, wann sie zu Hause sein sollen? Würden Sie zu Ihren Mitarbeitern sagen: »Machen Sie eine gute Arbeit«, ohne ihnen genau zu erklären, welche Resultate Sie erwarten?

Ihr Bewusstsein arbeitet auf die gleiche Weise. Je klarer Sie wissen, was Sie wollen, desto leichter fällt es Ihnen, die richtigen Botschaften und Affirmationen Ihrem Bewusstsein zu senden, sodass Ihr Unterbewusstsein sie ausführen kann.

Es mag Teil Ihrer Vision sein, sich auf etwas zu konzentrieren, was Sie tun wollen (etwa ein Karriereziel verwirklichen), aber dabei sollten Sie stets bedenken, dass der wichtigste Aspekt dieser Übung darin besteht, sich darüber klar zu werden, wie Sie sich *fühlen* möchten. Eine Vision zu haben, was Sie in Leben und Beruf erreichen wollen, ist wunderbar, aber Sie müssen dort beginnen, wo Sie gerade stehen, und sich auf eine Reise begeben, bei der Sie Schritt für Schritt dieses Ziel erreichen.

Wenn Sie sich darüber klar geworden sind, was Sie fühlen möchten, können Sie sofort damit beginnen, dieses Gefühl in sich zu erzeugen. Und das Wunderbare daran ist, Ihr Körper glaubt an das, was Sie denken. Darum wirkt sich ein wohltuendes, positives Gefühl segensreich auf Ihren Körper aus und steigert Ihr allgemeines Wohlbefinden.

Wenn Sie Ihre Vision aufschreiben, bringt Ihnen das doppelten Nutzen:

1. Sie werden sich darüber klar, was Sie wirklich wollen, sodass Sie sich auf das Wesentliche konzentrieren können.
2. Sie werden sich darüber klar, wie Sie sich fühlen möchten, sodass Sie diese Gefühle gleich jetzt in Körper und Seele erzeugen können.

Also los! Fangen wir gleich an!

Die Bühne vorbereiten

- Ziehen Sie sich in einen ruhigen Raum zurück, wo Sie ungestört sind.
- Sorgen Sie dafür, dass Ihre Umgebung friedvoll ist und/oder Ihre Kreativität anregt – Sie können die Beleuchtung dimmen, eine Kerze anzünden, vielleicht leise, entspannende Musik abspielen.

Die Vision aufschreiben – so geht es

- Machen Sie diese Übung so, dass es sich für Sie gut anfühlt. Nutzen Sie Ihre Kreativität, um ein schönes Erlebnis daraus zu machen.
- Manche Menschen visualisieren gerne ihren »idealen Tag« und malen sich genau aus, wie ein Tag aussieht, wenn sie am Ziel ihrer Träume sind. Andere wählen eine größere Perspektive und konzentrieren sich darauf, wie sie sich ihr ideales Leben vorstellen. Tun Sie das, was sich für Sie gut anfühlt – seien es eine eher allgemein gehaltene Vision oder sehr detailreiche Vorstellungsbilder. Wichtig ist, dass Sie ein Gespür dafür bekommen, wie Ihr idealer Lebensstil aussieht und sich anfühlt. Setzen Sie für die Vision so viele Ihrer fünf (oder sechs!) Sinne ein wie möglich.
- Konzentrieren Sie sich auf das, wofür Sie sich wirklich begeistern: Was lieben Sie wirklich? Was wünschen Sie sich von ganzem Herzen? Je mehr Leidenschaft Ihre Vision in Ihnen weckt, desto eher werden Sie sie verwirklichen können. Es geht darum, dass Sie sich das Leben erschaffen, das Sie lieben – die Erfüllung Ihrer Träume!
- Gestalten Sie Ihre Vision so detailliert wie möglich. Eine Vision kann zum Beispiel darin bestehen, dass Sie sich in allen Einzelheiten ausmalen, wie ein Tag in diesem idealen Leben für Sie aussieht, vom Aufstehen am Morgen bis zum Schlafengehen. Eine eher allgemeine Vision könnte sein, wie Sie sich in Ihrem idealen Leben fühlen, wer bei Ihnen ist, wo Sie leben, wie Sie sich verhalten und so weiter.
- Wenn Sie Sätze formulieren, verwenden Sie immer die Gegenwartsform und ausschließlich positive Worte. Sagen Sie nicht »ich werde nicht« oder »ich habe nicht«, sondern »ich bin«, »ich habe« oder »ich wähle«.
- Integrieren Sie andere Menschen in Ihre Vision (insbesondere Personen, deren Wesen Sie als angenehm empfinden und mit denen Sie gerne Zeit verbringen möchten).
- Bauen Sie alles in Ihre Vision ein, was Sie sich als Teil Ihres Lebens wünschen (zum Beispiel Ihr Traumhaus oder ein eigenes Geschäft).
- Beschreiben Sie, wie Sie sich fühlen möchten (etwa *glücklich, gesund, energiegeladen, gut gelaunt, freudig, charismatisch, zuversichtlich, voller Selbstvertrauen, klug, liebevoll, aufgeschlossen, geduldig* und so weiter).

- Beschreiben Sie, was Sie tun möchten (etwa *in welche* Länder *Sie reisen, dass Sie Führungsstärke entwickeln, in Teilzeit arbeiten und trotzdem so und so viel Geld verdienen, heiraten, sich gesund ernähren, ein Buch schreiben* und dergleichen).
- Setzen Sie so viele Sinne wie möglich ein (was sehen, schmecken, riechen und spüren Sie?).
- Beschreiben Sie möglichst detailliert, wie Sie Ihre Arbeit und Ihr Privatleben miteinander in Einklang bringen. Schließlich erfinden Sie gerade den *für Sie* optimalen Lebensstil. Schränken Sie sich nicht durch das ein, was Sie für »realistisch« und »machbar« halten!
- Vermeiden Sie es, über mögliche Einschränkungen nachzugrübeln (also zum Beispiel: »Ich habe Kinder, also kann ich den Winter nicht an einem warmen, sonnigen Ort verbringen.« Oder: »Mein Mann hat nun einmal hier seinen Arbeitsplatz, also kann ich nicht in die Stadt meiner Träume umziehen.«) Bei dieser Übung geht es ausschließlich darum, was *Sie* sich wünschen, nicht um das, wovon Sie glauben, dass es für alle anderen funktioniert.
- Sind Ihre Träume groß genug? Beschränken Sie sich nicht auf das, was Ihr Verstand für möglich hält. Sie werden erst herausfinden, was wirklich möglich ist, wenn Sie erleben, welche Energien Sie dadurch freisetzen, dass Sie sich klar werden, was Sie wirklich wollen, und visualisieren, dass es wahr wird. Durch Spiegelarbeit und Affirmationen können Sie Ihrer Vision zusätzlich Kraft verleihen und die Wirksamkeit dieser Übung erhöhen.

Alternative Methode: das Vision Board

Wenn Sie sich statt in schriftlicher Form lieber visuell ausdrücken, können Sie stattdessen ein Vision Board herstellen. Dabei gilt es, die gleichen Dinge zu beachten wie bei der schriftlichen Version. Nehmen Sie einen leeren Bogen Plakatkarton und bekleben Sie ihn mit:

- Fotos von sich und den Menschen, die Sie sich in Ihrem Leben wünschen.
- Bildern von Dingen, die Sie sich in Ihrem Leben wünschen oder die dafür stehen, wie Sie sein oder sich fühlen möchten. Suchen Sie in Zeitschriften, Zeitungen oder anderen Quellen danach.
- Worte – schreiben Sie mit Textmarker oder anderen Stiften Worte auf das Board, die für Sie bedeutungsvoll sind.
- Notieren Sie konkret, bis zu welchem Datum Sie diese Dinge verwirklichen wollen.

Und: Denken Sie großzügig – schränken Sie sich nicht dadurch ein, dass Sie sich Sorgen machen, ob Sie die Sache bis dahin realisieren können. Das ist Ihr Traum, und Sie selbst legen den Zeitrahmen fest!

Hängen Sie Ihr Vision Board neben Ihren Schreibtisch oder in Ihr Schlafzimmer – oder an einen anderen Ort, wo Sie es oft sehen. Manche Leute kleben die Bilder auch in ihr Tagebuch, so sind sie immer dabei. Betrachten Sie Ihr Board täglich, achten Sie auf alle Details und glauben Sie daran!

Wenn Ihnen das Formulieren Ihrer Vision schwerfällt, stellen Sie sich Fragen

Schreiben Sie Ihre Vision zum ersten Mal auf? Wissen Sie nicht, wie Sie anfangen sollen? Hier sind ein paar Fragen, die Sie als Starthilfe nutzen können:

- Wenn Geld kein Thema wäre und Sie alles bekommen können, was wünschen Sie sich?
- Was würden Sie tun, wenn Sie sich absolut sicher wären, nicht zu versagen?
- Wenn eine gute Fee Ihnen jeden Wunsch erfüllt, was wünschen Sie sich?
- Wofür können Sie sich begeistern?
- Wie möchten Sie sich gerne fühlen?
- Wie können Sie sich mehr Liebe schenken?
- Was haben Sie sich schon immer gewünscht?
- Welche Hobbys haben Sie?
- Wofür interessieren Sie sich?
- Wen bewundern Sie?
- Was können Sie gut? (Häufig ist das etwas, das sich für Sie ganz natürlich anfühlt, weil es Ihnen leicht von der Hand geht.)
- Welche Qualitäten, Wesenszüge und Lebenseinstellungen sollen die Menschen haben, die Sie sich in Ihrem Leben wünschen?
- Wie sehen Ihre idealen Bindungen und Freundschaften aus?
- Wohin möchten Sie gerne reisen?
- Wo möchten Sie leben, wenn Sie völlig frei wählen können? (Oder welche Eigenschaften sollte Ihr idealer Wohnort aufweisen?)
- Wie sieht Ihr Alltag aus?
- Wie würden andere Menschen Sie beschreiben?

- Wie sieht Ihr idealer Lebensstil aus (mit der optimalen und harmonischen Mischung aus Beruf und Freizeit)?
- Wie viele Wochentage möchten Sie idealerweise arbeiten?

Dann gibt es noch die Option, alles schön einfach zu halten: Vielleicht ziehen Sie es vor, dass Ihre Vision einfach nur beschreibt, wie Sie sich fühlen möchten, ohne auf andere Dinge einzugehen. In dieser Vision konzentrieren Sie sich darauf, wie Sie sich während eines idealen Tages fühlen, vom Aufstehen bis zum Schlafengehen, oder wie Sie sich während Ihres Lebens fühlen möchten. Dabei können Sie sich darauf fokussieren, woran Sie erkennen, dass Sie sich so fühlen. (Zum Beispiel: *Ich fühle, das ich mir selbst gegenüber liebevoll bin, und ich weiß, dass ich mich so fühle, weil ich freundlich zu mir bin. Ich sage Ja, wenn ich wirklich Ja sagen möchte, und Nein, wenn ich Nein sagen möchte. Die Dinge gehen mir leicht von der Hand, und ich weiß das, weil ich nur sehr wenig Stress verspüre. Ich fühle mich während des Tages glücklich und friedvoll.*)

Sie haben Ihre Vision fertiggestellt – was nun?

Halten Sie Ihre Vision stets griffbereit oder hängen Sie Ihr Vision Board gut sichtbar auf.

Lesen Sie sich an jedem Morgen und Abend Ihre Vision durch oder betrachten Sie Ihr Board.

Sie können außerdem morgens und/oder abends meditieren. Dabei visualisieren Sie, dass alle Elemente Ihrer Vision bereits verwirklicht und Teil Ihres Lebens sind. Wenn Sie sich für eine Meditation oder Visualisierung noch nicht bereit fühlen, lesen Sie sich Ihre Vision einfach durch und atmen dabei tief und entspannt. Atmen Sie tief in den Bauch, füllen Sie dabei Ihre Lunge sanft mit Luft und spüren Sie, wie Ihr Atem Ihren Bauch ausfüllt. Wenn Sie dabei den Bauch anspannen, entspannen Sie sich und lassen Sie Ihren Bauch ganz sanft vom Atem bewegen. Fühlen Sie, wie Ihr Atem Ihren Körper mit den Worten füllt, die Sie lesen.

Tun Sie so, als ob Sie die Erfüllung Ihrer Vision bereits klar vor sich sehen. Da alles Energie ist, öffnen Sie sich damit in der Gegenwart für diese Energie und ziehen sie für die Zukunft in Ihr Leben.

- **Glauben Sie wirklich an Ihre Vision!** Wenn Ihnen das schwerfällt, beginnen Sie damit, offen für die Möglichkeit zu sein, an sie zu glauben. Und wenn Sie das geschafft haben, gehen Sie dazu über, wirklich an die Vision zu glauben.

- **Öffnen Sie Ihren Geist** für die grenzenlosen Möglichkeiten des Lebens.

- **Unternehmen Sie konkrete Schritte,** die Sie Ihrer Vision näher bringen. Jeder kleine Schritt zählt, der die gewünschten Gefühle, Menschen oder Dinge in Ihr Leben holt.

- **Verschaffen Sie sich** möglichst viel Inspiration durch Bücher, Seminare, Podcasts, Filme und andere Quellen.

- **Achten Sie darauf,** was um Sie herum geschieht. Nutzen Sie jede Chance, die Sie Ihrer Vision ein Stück näherbringt!

- **Achten Sie auf Ihre Gedanken**. Wenn Sie sich bei negativen und einengenden Gedanken ertappen, löschen Sie sie! Ersetzen Sie sie durch positive Affirmationen und Aussagen aus Ihrer Vision.

- **Befreien Sie sich von Zweifeln.** Halten Sie nach Beweisen Ausschau, dass das, was Sie tun, funktioniert, und machen Sie sich dazu Tagebuchnotizen. Ein Beweis ist alles, was Ihnen zeigt, dass Sie sich auf die Erfüllung Ihrer Vision zubewegen. Das kann etwas Kleines oder etwas Großes sein. Vielleicht fühlen Sie sich glücklicher oder ruhiger oder Sie merken, dass die Arbeit müheloser abläuft. Selbst wenn diese Veränderungen Ihnen im Vergleich zu Ihrer Vision ziemlich klein vorkommen, sind sie doch ein Zeichen dafür, dass das Leben Sie liebt und für Sie sorgt. Je mehr Sie täglich auf solche Zeichen achten, desto weniger werden Sie zweifeln und desto mehr glauben. Und je stärker Ihr Glaube ist, desto leichter wird es Ihnen gelingen, das Leben zu erschaffen, das Sie sich wünschen.

- **Notieren Sie Ihre Fortschritte** in Ihr Tagebuch und feiern Sie sie! Notieren Sie die kleinen Wunder, die sich nun in Ihrem Leben immer öfter ereignen werden. So können Sie sich immer wieder anschauen, wie weit Sie schon gekommen sind. Feiern Sie die Wunder, die Sie erleben. Manchmal werden Sie sogar vergessen, wie Sie früher waren – Ihr Tagebuch wird Ihnen zeigen, wie sehr Ihr Glaube an Ihre Fähigkeit, sich ein liebenswertes Leben zu erschaffen, Sie verändert hat!

2. Affirmationen

Hier folgen einige Affirmationen, die Ihnen helfen werden, sich selbst und Ihren Körper mehr zu lieben. Wählen Sie zunächst eine davon aus. Wenn Sie sich dafür bereit fühlen, können Sie mehrere verwenden. Schauen Sie in einen Spiegel, während Sie die Affirmationen sprechen. Tun Sie das mehrmals am Tag, wann immer Ihnen danach ist.

Kritik und Mitgefühl

Wir werden mit Louises Affirmationen zum Thema Mitgefühl beginnen statt zu Vorurteilen und Kritik, weil wir festgestellt haben, dass jene, die andere verurteilen und kritisieren, oft auch mit sich selbst besonders hart ins Gericht gehen. Zu lernen, nicht zu verurteilen ist ein großartiger Weg, mitfühlender zu werden.

Das, was Sie bei sich selbst oder einem anderen Menschen für kritikwürdig halten, ist in Wirklichkeit oft Ausdruck von Individualität. Jeder Mensch ist einzigartig und besonders, so wie es keine zwei Schneeflocken gibt, die sich gleichen. Es ist uns bestimmt, uns voneinander zu unterscheiden. Wenn Sie das akzeptieren, müssen Sie sich nicht mit anderen vergleichen, und es gibt keine Konkurrenz.

AFFIRMIEREN SIE:

Ich bin bereit, mich von allen Minderwertigkeitsgefühlen zu befreien.

Ich betrachte mich selbst und andere mitfühlend und verständnisvoll.

Die Menschen in meinem Leben sind Spiegel für mich. Das gibt mir Gelegenheit, mich zu verändern und weiterzuentwickeln.

Ich habe Mitgefühl für die Kindheit meiner Eltern. Heute weiß ich, dass ich sie mir selbst gewählt habe, weil sie perfekt für das waren, was ich lernen wollte. Ich vergebe ihnen. Sie sind frei, und ich bin frei.

Es gibt keine Konkurrenz, keine Vergleiche, denn jeder Mensch ist anders, und so soll es sein.

Ich akzeptiere meine Einzigartigkeit,
und ich akzeptiere die Einzigartigkeit anderer.

Ich bin von liebevollen Menschen umgeben, und es fällt mir leicht,
anderen meine Liebe zu schenken.

Ich verdiene im Leben nur das Beste,
und liebevoll öffne ich mich jetzt dafür.

Ich strahle Akzeptanz aus, und ich werde von anderen sehr geliebt.

Mein Herz ist von Liebe erfüllt – ich liebe mich,
ich liebe meine Mitmenschen, und sie lieben mich.

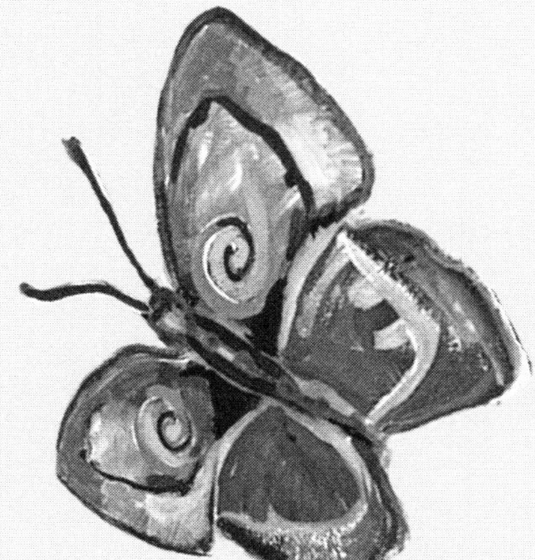

Den Körper lieben

Das Unterbewusstsein hat keinen Sinn für Humor und kann wahr nicht von falsch unterscheiden. Es akzeptiert alles, was Sie sagen und denken, als Tatsache, und aus diesem Material baut es Ihre Wirklichkeit. Vertrauen Sie darauf, dass Sie mit diesen Affirmationen Samen in den fruchtbaren Boden Ihres Unterbewusstseins säen. Diese Affirmationen werden Ihnen helfen, sich eines Körpers zu erfreuen, den Sie wirklich lieben:

AFFIRMIEREN SIE:

Mein Körper, ich liebe dich sehr!
Ich liebe jeden Zentimeter von dir.

Ich habe einen glücklichen, schlanken Körper.

Es ist mir eine Freude, dich durch meine Liebe
vollkommen gesund werden zu lassen.

Ich liebe die Schönheit meines Körpers.

Je mehr ich meinen Körper liebe, desto gesünder fühle ich mich.

Mein Körper ist ein so guter Freund! Wir führen zusammen ein herrliches Leben.

Ich liebe und wertschätze meinen Körper so, wie er ist.

Ich freue mich, dass ich mir genau diesen Körper ausgesucht habe,
denn für mich ist er perfekt.

Ich erschaffe mir Sicherheit. Ich liebe und wertschätze mich.

Ich kann gefahrlos ich selbst sein. So, wie ich bin, bin ich wunderbar.
Ich wähle Freude und Selbstakzeptanz.

Gesundheit und Ernährung

Bezüglich Gesundheit und Ernährung haben wir alle unsere Denkmuster und Gewohnheiten. Wenn Sie wissen, dass Sie gesunde Ernährungsgewohnheiten entwickeln können, und darauf vertrauen, dass Heilung möglich ist, werden Sie zur rechten Zeit die richtigen Informationen und Hilfen erhalten. Wenn Sie etwas für zu schwer, für zu zeitaufwendig oder für unmöglich halten, wird sich das in Ihrem Leben widerspiegeln. Wenn Sie diesen Glauben ändern und bejahen, dass es doch möglich und realisierbar ist, wird das Wie Ihnen enthüllt werden.

AFFIRMIEREN SIE:

Hallo, Körper, danke dafür, dass du so gesund bist!

Leicht und mühelos entwickle und erhalte ich mir eine gute Gesundheit.

Ich bin geheilt und wohlauf.
Ich verdiene es, geheilt zu werden.

Mein Körper weiß, wie er sich heilen kann.

Von Tag zu Tag fühle ich mich immer gesünder.

Ich liebe es, mich nahrhaft und gesund zu ernähren.

Mein Körper liebt es, dass ich für jede Mahlzeit die perfekten Nahrungsmittel auswähle.

Gesunde Mahlzeiten zu planen ist eine Freude.

Ich verdiene es, gut für meine Gesundheit zu sorgen.

Indem ich mich gesund ernähre, bereite ich Körper und Geist optimal auf den nächsten Tag vor.

Wenn es Ihnen schwerfällt, an Ihre Affirmationen zu glauben

Viele Leute fragen, wie Affirmationen denn funktionieren können, wenn sie nicht wirklich daran glauben. Zunächst einmal sollten Sie geduldig und liebevoll mit sich sein. Schließlich sind Sie dabei, sich von einer Jahre währenden negativen Konditionierung zu befreien. Manchmal braucht es Zeit und Übung, bis die positiven Samen, die Sie säen, auf fruchtbaren Boden fallen.

Ein guter erster Schritt ist es, einfach zu sagen: *Ich bin offen dafür, mich selbst zu lieben und zu akzeptieren.* Wenn Sie damit beginnen, werden Sie merken, dass mit etwas Geduld und beharrlicher Spiegelarbeit aus dieser inneren Offenheit und Bereitschaft echter Glaube wird.

Ein anderer großartiger Weg zu sehen, wie Ihre Gedanken Ihr Leben verändern können, besteht darin, die ganze Erfahrung zu entpersönlichen. Louise schlägt vor, zunächst daran zu glauben, dass Sie beim Autofahren eine grüne Welle erleben oder mühelos einen Parkplatz finden. Da das nichts mit Ihnen persönlich zu tun hat, müssen Sie dafür nicht so viele alte Konditionierungen überwinden.

Üben Sie 30 Tage lang, sich darauf zu konzentrieren, dass Sie auf der Fahrt zur Arbeit oder zum Einkaufen grüne Ampeln bekommen. Oder konzentrieren Sie sich auf den Glauben, dass Sie einen guten Parkplatz finden. Wenn Sie erleben, dass das Leben Ihnen zu diesen Dingen verhilft, wird Ihr Glaube wachsen. Sie erhalten so den Beweis, dass positives Denken funktioniert. Das stärkt Ihr Vertrauen in die Möglichkeit, durch Affirmationen und Spiegelarbeit Ihr Leben und Ihre Gesundheit positiv beeinflussen zu können.

Im nächsten Kapitel werden wir Ihnen nützliches Wissen über Ihren Körper vermitteln. Es wird Sie in die Lage versetzen, sich ein starkes Fundament für eine gute Gesundheit zu erschaffen.

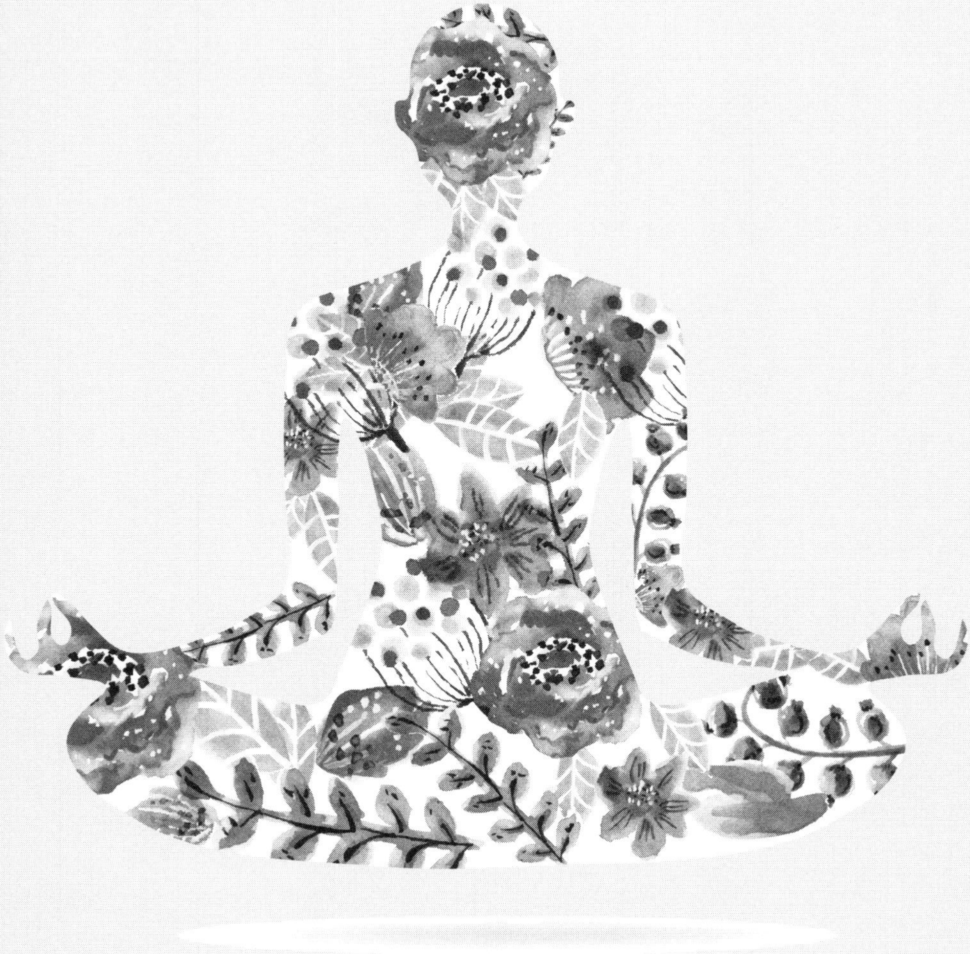

3. KAPITEL

Schritt drei: Wie Ihr Körper wirklich funktioniert – das Fundament der Gesundheit

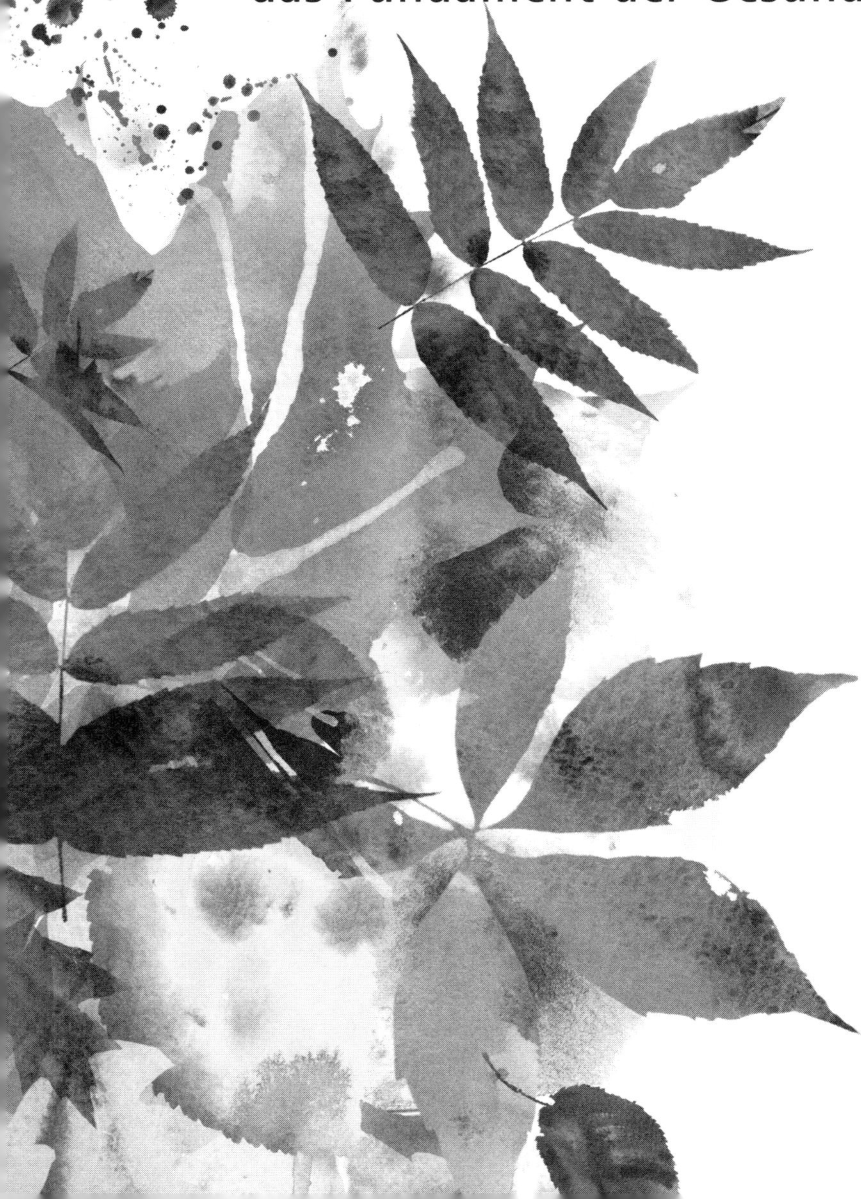

»Ich verdaue Leben und assimiliere alle neuen Erfahrungen friedlich und freudig.«

– Louise

Wenn wir Sie fragen, *warum* Sie essen, was antworten Sie darauf?

Intellektuell betrachtet ist offensichtlich, dass Menschen essen, um ihren Hunger zu stillen und den Körper mit Nährstoffen zu versorgen. Manche werden sogar antworten, dass sie essen, um gesund zu sein. Aber vermutlich ist Ihnen nicht klar, dass die Kriterien, nach denen wir unsere Nahrung auswählen, komplizierter sind, als Sie denken. Jeden Tag treffen wir über 200 Entscheidungen bezüglich unserer Ernährung. Dabei spielen Emotionen ebenso eine Rolle wie Gewohnheiten, die Umwelt, die Menschen, mit denen wir unsere Zeit verbringen, und die Lebensmittelchemie (die Nahrungsmittelzusätze, die Sie dazu bringen, mehr zu essen).[1]

Das mag sehr komplex erscheinen, aber wir werden es möglichst einfach halten. Denn es gibt nur eine Emotion, eine Gewohnheit und eine Umwelt, die Sie kultivieren müssen: *Selbstliebe*. Wenn Sie Selbstliebe praktizieren, schaffen Sie sich damit die beste Grundlage für eine gesunde Ernährung. In diesem Kapitel werden wir Ihnen zeigen, wie Ihr Körper funktioniert, was Sie in die Lage versetzt, Ihrem Körper liebevoll das zu geben, was ihn am besten nährt.

Warum wir uns verirren und wie wir wieder auf einen gesunden Weg zurückfinden

Experten und Laien sind sich einig, dass eine gesunde Ernährung enorm zu unserem Wohlbefinden beiträgt. Warum ernähren sich dann nicht mehr Menschen gesund?

Werfen wir einen Blick in jene Zeit zurück, als die Menschen vor der industriellen Revolution auf dem Land und vom Land lebten. Unsere Vorfahren damals aßen Lebensmittel, die unmittelbar aus der Natur stammten. Unsere Landwirtschaft betreibenden Ahnen lebten in enger Verbundenheit mit der Natur und aßen, was sie selbst anbauten. Sie lernten, frische Lebensmittel zu kochen und zuzubereiten, denn etwas anderes war für sie gar nicht verfügbar.

In ihrem Buch *Kulturgeschichte des Essens* beschreibt Reay Tannahill, wie die industrielle Revolution »das Antlitz der Erde veränderte«. Im 19. Jahrhundert gab es in Europa ein dramatisches Bevölkerungswachstum (von 180 Millionen auf 390 Millionen). Die

Menschen zogen in die großen Städte, und die Ernährungskrise begann.[2] Während dieser Zeit war die Gesellschaft darauf konzentriert, Maschinen zu bauen. Die Menschen arbeiteten in Fabriken statt in der Landwirtschaft. Da sie weniger Zeit und weniger Zugang zu landwirtschaftlich nutzbarem Land hatten, entstand eine Nahrungsmittelknappheit. Daraufhin wurden Maschinen eingesetzt, um Nahrungsmittel industriell herzustellen. Konservendosen, Tiefkühlkost und neue Transporttechniken ermöglichten es, Nahrungsmittel über weite Strecken in Großstädte und von Land zu Land zu liefern.

Um diese Produkte zu strecken und Kosten zu senken, fing man an, herumzutricksen und die Verbraucher zu täuschen. Örtliche Lebensmittelhändler mischten Ziegelstaub ins Kakaopulver. Schwarzem Pfeffer wurde alles Mögliche zugesetzt, um den Profit zu steigern – von Senfschalen bis zu zusammengefegtem Staub vom Ladenboden. Man mischte Eschenblätter unter den Tee. Und noch 1969 wurde einem italienischen Hersteller der Prozess gemacht, weil er einen »Parmesankäse« aus den Plastikresten von Regenschirmgriffen hergestellt hatte![3] Tannahill nennt das die Phase der »Lebensmittelpanscherei«. Zwar gab es damals viele Beschwerden, und die Regierungen versuchten, strengere Regeln durchzusetzen, aber die Lösung der Versorgungskrise für eine rasch wachsende Bevölkerung stellte das drängendere Problem dar.

Die britische Regierung hatte geglaubt, bei der Ernährung der Armen eine gute Arbeit geleistet zu haben, doch dann stellte sich heraus, dass 41 Prozent der Männer, die 1917 und 1918 für den Kriegsdienst gemustert wurden, wegen ihres schlechten Gesundheitszustandes untauglich waren.[4] Zur selben Zeit entdeckte die noch in den Kinderschuhen steckende Ernährungswissenschaft die Bedeutung von Vitaminen und Mineralstoffen. Die sich daraus ergebende Herausforderung, eine wachsende Bevölkerung nicht einfach nur zu ernähren, sondern auch gesund zu erhalten, sorgt bis heute für Konfliktstoff.

Da überrascht es nicht, dass Verwirrung darüber herrscht, was wir essen sollen und was unser Körper wirklich benötigt. Einst stand den Menschen nur natürliche Nahrung zur Verfügung. Heute gibt es diese Option für uns weiterhin, aber wir haben außerdem das, was der Sozialwissenschaftler Claude Fischler »UFOs« nennt, wobei in diesem Fall damit keine fliegenden Untertassen gemeint sind, sondern »unidentified food objects«, also unidentifizierte Nahrungsobjekte.[5] Wir wissen nicht mehr, was in unseren Lebensmitteln enthalten ist.

Fischlers Sicht der Dinge fasst Ashley Brown treffend in einem Artikel zusammen: »Im Westen hat das Essen seine spirituelle Dimension verloren. ... Wenn wir ohne nachzudenken nach Essen greifen, ohne Ritual, verliert es seine Bedeutung. ... Wenn Essen industriell designt und produziert wird, verschwindet es in einer Blackbox. Wir sind, was wir essen, und wenn wir nicht mehr wissen, was wir essen ...«[6]

Wir glauben, dass die Abkehr vom natürlich gewachsenen und erzeugten Essen bewirkt, dass die Menschen nicht mehr für die Gesundheit essen, sondern aus Nützlichkeit und wegen des Gaumenkitzels. Und wer heute gesundheitsbewusst essen möchte, wird die vielen widersprüchlichen Botschaften zum Thema Ernährung vermutlich ziemlich verwirrend finden.

Aber jetzt kommt die gute Nachricht: In den nächsten zwei Kapiteln werden wir Ihnen zwei einfache, aber sehr wichtige Konzepte vorstellen, die es Ihnen ermöglichen, die für Ihre Gesundheit richtigen Entscheidungen zu treffen. In diesem Kapitel werden wir Ihnen zeigen, wie Ihr Verdauungssystem funktioniert. Sie werden sehen, wie wunderbar Ihr Körper dafür geschaffen ist, Gesundheit und Wohlbefinden aufrechtzuerhalten. Und dann werden wir Ihnen im 4. Kapitel beibringen, wie man dem eigenen Körper zuhört. Das versetzt Sie in die Lage, Ihrer inneren Führung zu folgen, wenn Sie sich verwirrt fühlen und nicht wissen, wie Sie sich entscheiden sollen.

Nun bitten wir Sie, sich einen Moment Zeit zu nehmen und eine Hand auf Ihre Brust zu legen, die andere auf Ihren Bauch. Atmen Sie dreimal tief durch. Sagen Sie sich, wie sehr Sie sich lieben, und stellen Sie sich dann die Frage, ob Sie glauben, völliges Wohlbefinden zu verdienen. Sagen Sie zu sich: *Ich bin bereit, mich von allen inneren Mustern zu lösen, die meinen jetzigen Zustand hervorgerufen haben. Ich verdiene Heilung. Ich nehme mir jetzt die Zeit zu lernen, wie ich gut für mich sorgen kann. Ich liebe dich, Körper.*

Die meisten von uns haben nicht gelernt, liebevoll für sich selbst zu sorgen. Unsere Ernährung ist geprägt von der Werbung, unserer Familie, unseren Freunden. Wir aßen, was leicht verfügbar war. Höchstwahrscheinlich hat uns nie jemand erklärt, wie unser Körper funktioniert und was er wirklich benötigt, um ruhig und im Gleichgewicht zu sein.

Werden Sie sich bewusst, aus welchen Lebensmitteln Ihre tägliche Nahrung besteht und wie Ihre Einstellung dazu ist. Wenn Sie sich auf Gedanken konzentrieren, die bewirken, dass Sie sich schlecht fühlen, und wenn Sie Dinge essen, die nicht wirklich nahrhaft für Ihren Körper sind, gehen Sie lieblos mit sich um und erschaffen sich Leid und Unwohlsein. Aber Sie verdienen es, sich Liebe zu schenken und Leid und Elend hinter sich zu lassen. Nur so werden Sie Gesundheit und Glück erreichen.

Viele wissenschaftliche Studien belegen, dass liebevolle Handlungen, etwa Stressabbau, Körpertraining und genügend Schlaf, sich positiv auf die Verdauung auswirken. Auch eine gesunde Ernährung ist gut für die Verdauung – und weniger bekannt ist, dass sie sich außerdem positiv auf das Gehirn auswirkt, was bedeutet, dass Sie weniger unter

Stimmungsschwankungen leiden, Ihr Gedächtnis besser funktioniert und Sie über mehr Willenskraft verfügen. (Später in diesem Kapitel werden wir ausführlich auf die Verbindung zwischen Bauch und Gehirn eingehen.)

Zunächst zeigen wir Ihnen kurz und anschaulich, wie Ihr Verdauungssystem funktioniert. Und im Anschluss daran werden Sie sehen, auf welch verblüffende Weise Gehirn und Verdauungssystem miteinander kommunizieren.

Verdauung: Wie Ihr Körper Sie auf wunderbare Weise ernährt

Das Verdauungssystem ist das einzige System des Körpers, das ohne Hilfe des Gehirns funktioniert. Es verfügt über ein eigenes Nervensystem, das oft als »zweites Gehirn« bezeichnet wird.[7] Dass Sie die Funktionsweise Ihres Verdauungssystems verstehen, ist äußerst wichtig, denn es versorgt Ihren Körper mit allen Nährstoffen, die er für gutes Aussehen und Wohlbefinden benötigt.

Das Verdauungssystem, auch als Gastrointestinaltrakt (GIT) oder Magen-Darm-Trakt bezeichnet, ist im Wesentlichen ein etwa 7,60 bis 10,60 Meter langer Muskelschlauch, der vom Mund bis zum Anus reicht.[8] Seine Aufgabe besteht darin, die Nahrung, die Sie essen, aufzuspalten in die einzelnen Bausteine für Energie, Heilung, Wachstum, gute Laune und alle Körperfunktionen. Doch zwischen einem Drittel und der Hälfte aller Erwachsenen leiden an Verdauungsbeschwerden, und auch bei Kindern nehmen diese Beschwerden epidemisch zu.[9]

Symptome einer gestörten Verdauung

Einige der zahlreichen Symptome werden Ihnen bekannt sein, doch bei anderen wird es Sie überraschen, dass sie ebenfalls darauf zurückzuführen sind:[10]

- Arthritis
- Autoimmunerkrankungen
- Bakterien- und Pilzinfektionen
- Bauchschmerzen
- Blähungen
- Colitis ulcerosa
- Durchfälle
- Dysbiose (eine Störung der Darmflora, die sich durch Verdauungsbeschwerden, Müdigkeit und Stimmungsschwankungen äußert)
- Erschöpfung
- Flatulenz

- Gleichgewichts- und Gehstörungen
- Hautprobleme
- Kopfschmerzen oder Migräne
- Magenverstimmung
- Morbus Crohn
- Nahrungsmittelallergien oder -überempfindlichkeiten
- Pathologisch durchlässige Darmwand
- Prämenstruelles Syndrom (PMS)
- Reizdarmsyndrom (RDS)
- Rückenschmerzen
- Schlafstörungen
- Sodbrennen und Reflux
- Stimmungsschwankungen und Gemütsstörungen (Depression, Reizbarkeit und dergleichen)
- Unfruchtbarkeit
- Vergesslichkeit und Lernschwäche
- Verstopfung

Änderung der Lebensweise heilt Verdauungsbeschwerden

Je liebevoller Sie in Ihrem Leben Entscheidungen treffen, desto besser funktioniert Ihre Verdauung! Neben den Genen sind unsere Lebensgewohnheiten der entscheidende Faktor für eine gesunde Verdauung. Wie wir durch die weiter vorne im Buch erwähnte Forschungsarbeit Bruce Liptons wissen, sind die Gene lediglich eine Blaupause. Wenn wir positive Veränderungen in unseren Glaubenssätzen und unserer Umweltwahrnehmung durchführen, können wir damit unsere Gene verändern! Und die Wissenschaft der Epigenetik hat darüber hinaus inzwischen nachgewiesen, dass wir durch eine bessere Ernährung negative genetische Programme »abschalten« können.[11]

Folgende Faktoren können massiv zu Verdauungsbeschwerden beitragen[12]:

- Alkoholmissbrauch
- Chronischer Stress
- Genetische Prädispositionen
- Magensäuremangel
- Rauchen
- Umweltgifte
- Bewegungsmangel
- Flüssigkeitsmangel
- Infektionen
- Medikamente
- Schlechte Ernährung

Wir sind überzeugt: Wenn Sie liebevolle Gedanken wählen und im Hinblick auf Ihre Lebensweise liebevolle Entscheidungen treffen, ermöglichen Sie sich damit eine optimale Gesundheit.

Das Gehirn: Wo alles beginnt

Viele Menschen werden Ihnen sagen, dass die Verdauung im Mund beginnt, aber in Wirklichkeit beginnt sie schon, bevor Sie überhaupt etwas essen. Verdauung beginnt eigentlich im Gehirn: Wenn Sie an Essen denken, Essen sehen oder riechen, sendet Ihr Gehirn Signale an den Verdauungstrakt, die bewirken, dass Ihnen das Wasser im Mund zusammenläuft, Ihr Magen sich zusammenzieht und Ihre Bauchspeicheldrüse Enzyme freisetzt.[13] Ihr Körper wird so auf die Verdauung vorbereitet.

Außerdem ist Ihr Gehirn sehr stark an der Auswahl des Essens beteiligt. Wenn Sie sich für »echtes« Essen entscheiden, das von der Natur hervorgebracht wurde, geben Sie Ihrem Körper etwas, das er versteht. (Weiter hinten in diesem Kapitel werden wir uns näher mit der Auswahl der richtigen Lebensmittel und der Willenskraft beschäftigen. Und im 5. Kapitel werden wir Ihnen viele köstliche Lebensmittel vorstellen, die Ihren Körper mit Nährstoffen versorgen und Ihre Willenskraft stärken. Im zweiten Teil dieses Buches finden Sie dann Speisepläne und Rezepte, die Ihnen die Wahl leicht machen.)

Das Gehirn spielt für die Verdauung eine sehr wichtige Rolle. Der Körper glaubt, was das Gehirn denkt. Wenn Sie visualisieren, dass Ihre Mahlzeit gut verdaut wird und Ihren Körper gut nährt, programmieren Sie Ihren Körper damit auf eine bessere Gesundheit. Am Ende dieses Kapitels finden Sie Affirmationen und Meditationen, die Sie dabei unterstützen. Betrachten wir nun anhand der Illustration auf der nächsten Seite die einzelnen Teile des Verdauungssystems.

Der Mund

Wenn Sie beschlossen haben, etwas zu essen, wandert es zunächst in Ihren Mund. Wenn Sie das Essen gründlich kauen, bis es schon im Mund breiförmig wird, erleichtern Sie Ihrem Magen die Arbeit, denn dann kann er seine Aufgabe optimal erledigen. Wenn Sie das Essen hinunterschlingen oder nicht gut genug kauen, belasten Sie Ihren Magen, weil er mit zu großen Essensbrocken fertig werden muss. Falls Sie unter Magenbeschwerden, Blähungen, Völlegefühl, Aufstoßen oder Sodbrennen leiden, sollten Sie sich fragen, ob Sie gründlich genug kauen.

Experten sagen, dass wir einen Bissen 15- bis 40-mal kauen sollen, aber entscheidend ist, so gründlich zu kauen, dass die Nahrung mühelos heruntergeschluckt werden kann.

Das Verdauungssystem

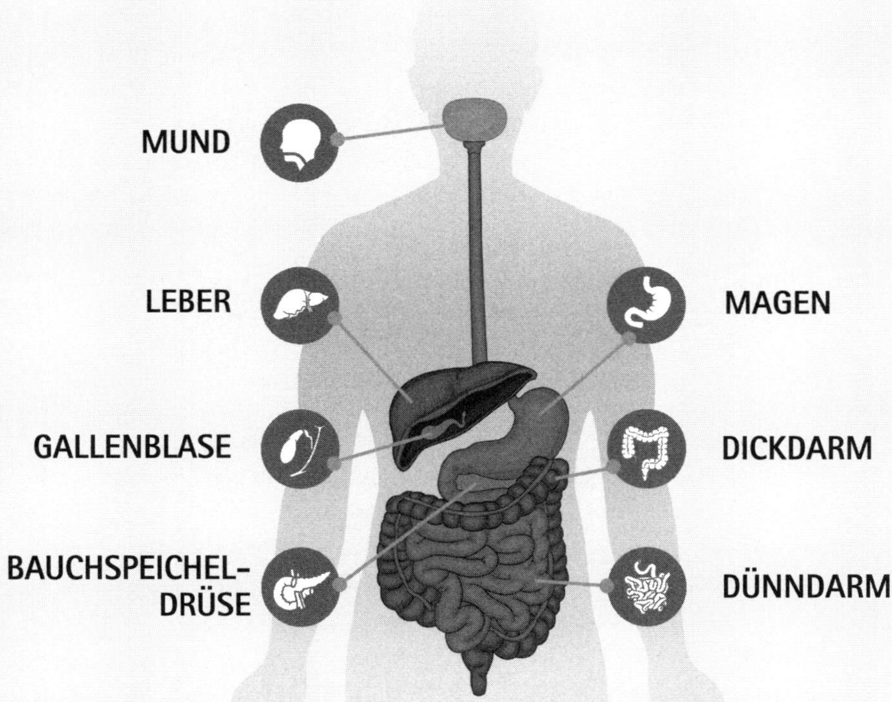

MUND | Wenn Sie kauen, wird im Mund Speichel produziert, der Amylase enthält. Dieses Enzym hilft beim Aufschließen von Kohlenhydraten. Langes Kauen fördert eine gute Verdauung.

LEBER | Die Leber filtert fast das gesamte Blut, erzeugt Galle, um Fette zu zerlegen, spaltet Hormone auf, verarbeitet alle Nährstoffe, einschließlich der Vitamine und Mineralien, und neutralisiert Gifte.

MAGEN | Im Magen werden Salzsäure (um die Nahrung aufzuspalten), der Intrinsic-Faktor (er startet die Verarbeitung von Vitamin B_{12}) und die Verdauungsenzyme Pepsin und Lipase produziert.

GALLENBLASE | Von der Gallenblase wird Gallenflüssigkeit gespeichert und ausgeschieden, die bei der Fettverdauung hilft.

BAUCHSPEICHELDRÜSE | Die Bauchspeicheldrüse reguliert den Blutzuckerspiegel und produziert Enzyme, die Kohlenhydrate, Proteine und Fette aufspalten.

DICKDARM | Die guten Bakterien im Dickdarm halten die schlechten Bakterien unter Kontrolle und helfen bei der Peristaltik. Dem Chymus (Speisebrei) werden Nährstoffe entzogen, und der verbleibende Rest (Fäzes) wird im Mastdarm gespeichert.

DÜNNDARM | Der Dünndarm ist verantwortlich für Verdauung und Absorption der Nahrung. Die Darmzotten, mikroskopisch kleine fingerartige Gebilde, produzieren Enzyme, um die Nahrung aufzuschließen und Nährstoffe zu absorbieren.

Wenn Sie bewusst essen, werden Sie mit der Zeit lernen, wie viel Sie für eine optimale Verdauung kauen müssen.

Der beim Kauen im Mund freigesetzte Speichel enthält Amylase, ein Enzym, das beim Aufschließen der Kohlenhydrate hilft. Der Speichel reinigt außerdem Ihre Mundhöhle und die Zähne und signalisiert Ihren Ohrspeicheldrüsen, Hormone auszuschütten, von denen die Thymusdrüse veranlasst wird, das Immunsystem zu aktivieren.[14]

Beachten Sie auch, dass die Gesundheit von Zähnen und Zahnfleisch für eine gesunde Verdauung wichtig ist. Wenn Ihre Zähne gesund sind, steht Ihnen mehr Kaufläche zur Verfügung, sodass Sie besser kauen können. Und wenn Sie sich gesund ernähren, werden auch Ihre Zähne gesünder sein.[15]

Gesundheitswarnung: Quecksilberfüllungen und ganzheitliche Zahnmedizin

Wir raten Ihnen, sich von einem holistischen, also ganzheitlich orientierten Zahnarzt behandeln zu lassen, der um die Wechselwirkungen zwischen der Zahngesundheit und dem allgemeinen Gesundheitszustand weiß. Diese Zahnärztinnen oder -ärzte helfen Ihnen, Zahnfleisch und Zähne auf gesunde Weise zu behandeln und zu pflegen – und wenn Sie Füllungen, Kronen oder andere Maßnahmen benötigen, werden sie Ihnen bei der Auswahl besonders gut verträglicher Materialien behilflich sein.

Wenn Sie quecksilberhaltige Füllungen in Ihren Zähnen haben, was heute auf viele Menschen zutrifft, und unter gesundheitlichen Beschwerden leiden, kann ein holistischer Zahnarzt Sie beraten, denn eine Entfernung dieser Füllungen ist oft empfehlenswert. Konventionelle Zahnärzte wussten lange Zeit nicht, dass Quecksilberfüllungen die Gesundheit schädigen können. Die Debatte darüber dauert jetzt schon Jahre an, aber neuere Studien belegen, was holistische Zahnärzte und andere Naturheilkundige schon seit Langem sagen: Die Quecksilber-Zahnfüllungen schwangerer Frauen können das Ungeborene schädigen.[16] Außerdem sind sie mitverantwortlich für Autoimmunkrankheiten, chronische Müdigkeit und andere Beschwerden.[17] Daraufhin wurde im Oktober 2013 im Rahmen der internationalen Quecksilber-Konvention der schrittweise Verzicht auf quecksilberhaltige Zahnfüllungen und andere Produkte bis zum Jahr 2020 vereinbart.[18]

Hier sind ein paar Hinweise, wie Sie einen guten holistischen Zahnarzt finden können:

- **Bitten Sie naturheilkundlich orientierte Freunde, Verwandte oder Fachleute** um eine Empfehlung.
- **Suchen Sie im Internet** nach holistischen Zahnärzten und informieren Sie sich in den entsprechenden Foren und sozialen Medien über die Qualitäten der Zahnärzte in Ihrer Gegend.
- **Verabreden Sie einen Termin mit dem Zahnarzt** und schauen Sie, ob er oder sie ein offenes Ohr für Ihre Wünsche und Sorgen hat. Werden alle Ihre Fragen bereitwillig beantwortet? Hat dieser Zahnarzt eine ganzheitliche Vorstellung von Gesundheit (statt sich nur für Ihren Mund zu interessieren)?
- **Informieren Sie sich über die Behandlungsmethoden** dieses Arztes und seinen Ruf. Wirklich holistische Zahnärzte verwenden keine Amalgamfüllungen, denn diese enthalten Quecksilber. Außerdem raten sie nicht zu fluorhaltigen Zahncremes und überkronen Zähne nur, wenn es gar nicht anders geht. Sie ziehen Implantate Wurzelbehandlungen vor. Um die Strahlenbelastung möglichst gering zu halten, verwenden holistische Zahnärzte digitales Röntgen oder die Kariesdiagnose mit Färbemitteln. Wenn Zahnchirurgie erforderlich ist, empfehlen sie unterstützende naturheilkundliche Maßnahmen wie etwa Vitamin-C-Therapie, Lymphmassage und eine Reinigungsdiät. Auch verordnen sie oft natürliche oder homöopathische Schmerzmittel.
- **Und vor allem sollten Sie Ihrer inneren Führung folgen.** Sie sollten bei dem Zahnarzt und seinen Methoden ein gutes Gefühl haben. Heather suchte einen neuen holistischen Zahnarzt auf, der ihr einen sehr invasiven chirurgischen Eingriff empfahl, um ihre Bissstellung zu korrigieren. Damit wollte er erreichen, dass sie besser kauen konnte und sich dadurch auch ihre Verdauung verbesserte, doch das Ganze fühlte sich für sie nicht richtig an. Ein anderer Spezialist sagte ihr, ihre Verdauung sei durch die positiven Änderungen in ihrer Ernährung und Lebensweise bereits besser geworden. Daher sei ihre Zahnstellung wohl kaum die Grundursache ihrer Verdauungsprobleme. Er empfahl ihr, den Eingriff nicht vornehmen zu lassen und auf die Selbstheilungskraft ihres Körpers zu vertrauen. Heather informierte sich gründlich über die Vor- und Nachteile invasiver Zahnchirurgie und

beschloss dann, ihrer inneren Führung zu folgen. Sie ließ sich von dem Zahnarzt behandeln, der auf eine natürliche, nicht invasive Maßnahmen setzte.

Vielleicht hätten Sie sich anders entschieden als Heather. Es geht nicht um die Entscheidung an sich, sondern darum, dass Sie auf Ihre innere Weisheit hören. In jedem Fall sollten Sie sich umfassend informieren und stets eine zweite oder auch dritte Meinung einholen, wenn es um Ihre Gesundheit geht. Aber vertrauen Sie immer auch auf das, was Ihre innere Stimme Ihnen rät.

Durch die Speiseröhre in den Magen

Wenn Sie Ihre Nahrung herunterschlucken, wanderte Sie durch Ihre Speiseröhre, die wie ein dünner Schlauch ist. Wenn ein Bissen zu groß oder zu trocken ist, kann er unterwegs stecken bleiben. Am unteren Ende der Speiseröhre befindet sich eine Klappe, der *Ösophagussphinkter*, der die Speiseröhre vor Magensäure schützt und sich während der Peristaltik öffnet, einer wellenartigen Bewegung, mit der die Nahrung in den Magen befördert wird.[19]

Verbreitete Störungen, die in dieser Phase der Verdauung auftreten können, sind Schluckbeschwerden sowie Säurereflux, also Sodbrennen. Diese Symptome können zahlreiche Ursachen haben, unter anderem einen Zwerchfellbruch, bei dem ein Organ, typischerweise der Magen, durch die Öffnung des Zwerchfells nach oben dringt.[20] (Im 6. Kapitel wird erläutert, was Sie bei Säurereflux tun können. Und ab Seite 127 stellen wir Ihnen einige Übungen vor, mit denen Sie Ihre gesamte Verdauung stärken können.)

Nächste Station ist Ihr Magen, der auf der linken Seite des Oberbauchs, unter dem Herzen liegt. Im Magen wird Salzsäure produziert. Sie hilft, die Nahrung zu einen suppenartigen (*Chymus* genannten) Brei zu verarbeiten, und tötet in der Nahrung enthaltene Bakterien ab. Außerdem bilden sich im Magen der sogenannte Intrinsic-Faktor (er startet die Verarbeitung von Vitamin B_{12}) und die Verdauungsenzyme Pepsin (um Protein in Aminosäuren aufzuspalten) und Lipase (für die Fettverdauung). Um sich selbst vor der Magensäure zu schützen, bildet der Magen eine Schutzschicht aus Schleim.

Magenprobleme lassen sich häufig auf einen Magensäuremangel zurückführen. Überraschend ist dabei, dass Magengeschwüre die Folge von zu wenig Magensäure sein können und nicht nur bei einer Überproduktion von Magensäure entstehen. (Im 6. Kapitel stellen wir Ihnen einen Magensäuretest vor und geben Tipps zur Förderung der Verdauung.) Wenn der Körper zu wenig Magensäure und zu wenig Intrinsic-Faktor produziert, kann das viele Gründe haben. Neben dem Alter spielt hier oft eine schlechte Ernährung eine Rolle. Bei einem Mangel an Intrinsic-Faktor kann der Körper nicht verdauen und verarbeiten. Das führt zu Symptomen wie Depression, Vergesslichkeit, Demenz, Energiemangel, Kribbeln in den Gliedmaßen und Nervenerkrankungen. (Siehe Kasten »Vitamin B_{12}: Der Schlüssel«.)

Vitamin B_{12}: Der »Schlüssel«

Grundsätzlich sind alle Nährstoffe wichtig, aber einige spielen eine besondere Rolle, weil sie im Körper die Funktion sehr vieler Systeme unterstützen. Zu diesen zählt Vitamin B_{12} (auch Cobalamin genannt). Es nimmt eine Schlüsselrolle ein, weil die Wissenschaft herausgefunden hat, dass es für eine lange Liste von Organsystemen unverzichtbar ist. Und auch wenn kein Vitamin-B_{12}-Mangel vorliegt, lassen sich bestimmte Gesundheitsprobleme wirkungsvoll mit zusätzlichen Gaben dieses Vitamins behandeln.[21]

Manche Mediziner bezeichnen den Vitamin-B_{12}-Mangel als eine stumme Epidemie, weil bereits eine Versorgung im unteren Normbereich Beschwerden verursachen kann. Eine Studie der Tufts University mit Teilnehmern im Alter von 26 bis 83 Jahren ergab, dass bei fast 40 Prozent die Vitamin-B_{12}-Versorgung im »unteren Normbereich« lag. Bei 16 Prozent lag ein leichter Mangel an diesem Vitamin vor, und bei 9 Prozent ein schwerer Mangel.[22]

Vitamin-B_{12}-Mangel kann in jedem Alter auftreten, ist aber bei alten Menschen, Veganern und Vegetariern besonders verbreitet. Man schätzt, dass über 80 Prozent der langjährigen Veganer und über 50 Prozent der langjährigen Vegetarier, die keine zusätzlichen Vitamin-B_{12}-Gaben erhalten, einen Mangel aufweisen.[23]

Bei Menschen mit Essstörungen, Anämie, Autoimmunkrankheiten oder Unfruchtbarkeit sowie bei Diabetikern oder Alkoholikern besteht ein erhöhtes Risiko für Vitamin-B_{12}-Mangel. Das gilt auch für Personen, die an Reizdarm, Morbus Crohn oder Magensäuremangel leiden oder die regelmäßig Antazida einnehmen.[24]

Zu den Symptomen eines Vitamin-B_{12}-Mangels zählen:[25]

- Missempfindungen (Zittern, Kribbeln, Muskelkrämpfe)
- Chronische Müdigkeit
- Tiefe Venenthrombose
- Durchfall oder Verstopfung
- Verdauungsbeschwerden (schlechte Verdauung, Völlegefühl, Blähungen)
- Allgemeine Schwäche (schwache Arme oder Beine, Gehstörungen)
- Herzanfälle, koronare Herzkrankheit oder Herzinsuffizienz
- Inkontinenz
- Unfruchtbarkeit
- Appetitmangel, Gewichtsverlust oder Anorexie
- Vergesslichkeit oder Demenz
- Emotionale Störungen (Depressionen, Reizbarkeit, Apathie, Paranoia)
- Osteoporose
- Herzklopfen
- Lähmungen
- Frühzeitig ergrauende Haare
- Lungenembolie
- Kurzatmigkeit
- Schlaganfälle oder transitorische ischämische Attacken (TIA)
- Tinnitus
- Sehstörungen oder Schädigung des Sehnervs
- Weißfleckenkrankheit

Wenn Sie den Eindruck haben, dass bei Ihnen ein Vitamin-B_{12}-Mangel vorliegt, sollten Sie mit Ihrem Arzt oder Heilpraktiker darüber sprechen. Ärzte erkennen die Notwendigkeit eines B_{12}-Tests oft nicht, sodass Sie möglicherweise einen Arzt für Naturheilkunde oder einen Heilpraktiker konsultieren müssen. Wenn Sie sich testen lassen möchten, empfiehlt sich der Methylmalonsäure-(MMA-)Test. Dabei ist zu beachten, dass bei Menschen mit bestimmten Genmutationen, die die Methylierung beeinträchtigen (eine zentrale Körperfunktion, die bewirkt, dass alle Körperprozesse reibungslos ablaufen), der Test einen falschen normalen B_{12}-Wert oder einen falschen erhöhten B_{12}-Wert ergeben kann. Wenn Sie also bei sich einen Vitamin-B_{12}-Mangel vermuten, ist es ratsam, den Test durch einen Naturheilkundigen durchführen zu lassen, der in der Lage ist, die Resultate mit Ihren Symptomen abzugleichen und im Bedarfsfall die entsprechenden Dosierungsempfehlungen für Vitamin B_{12} zu geben.

Wenn bei Ihnen eine Vitamin-B_{12}-Ergänzung notwendig ist, raten wir zu aktivem B_{12}: Methylcobalamin und Adenosylcobalamin (auch Dibencozide genannt). Diese Formen weisen eine besonders gute Bioverfügbarkeit auf. Diese gibt es zur sublingualen Einnahme oder in Spritzenform (wobei Adenosylcobalamin derzeit nicht mehr zur Injektion erhältlich ist, was sich aber in Zukunft wieder ändern kann).

Da die Dosierung individuell verschieden ist (manche Menschen sollten mit niedrigen, seltenen Gaben beginnen, während andere eine höhere Dosis benötigen), empfehlen wir, dass Sie sich fachkundig beraten lassen, welche Vitamin-B_{12}-Form in welcher Dosierung für Sie die Richtige ist.

Der Dünndarm: die Körperfabrik

Vom Magen aus wird die bereits teilverdaute Nahrung in den Dünndarm weiterbefördert, wo sie zunächst in den Zwölffingerdarm (Duodenum) gelangt, die ersten 30 Zentimeter des insgesamt ungefähr sechs Meter langen Dünndarms. Den Dünndarm, verantwortlich für Verdauung und Absorption der Nahrung, kann man mit einer Fabrik vergleichen. Die Darmzotten, mikroskopisch kleine fingerartige Gebilde, sind wie Fabrikarbeiter. Sie produzieren Enzyme, um die Nahrung weiter aufzuschließen, absorbieren Nährstoffe und blockieren unerwünschte Nahrungsbestandteile.[26]

Die Dünndarmwände lassen wie Torwächter, Wasser und benötigte Nährstoffe durch, während sie schädlichen Substanzen den Weg versperren. Eine ungesunde Ernährung, Medikamente und ein übermäßiges Bakterien- oder Pilzwachstum können die Darmschleimhaut schädigen, was zur sogenannten pathologisch durchlässigen Darmwand führt. Eine pathologisch durchlässige Darmwand kann vielfältige Symptome auslösen, unter anderem Nahrungsmittelunverträglichkeiten, Allergien, Kopfschmerzen oder Migräne, Arthritis, Ekzeme, Nesselausschlag und chronische Müdigkeit.[27]

Bauchspeicheldrüse, Leber und Gallenblase: Die drei wichtigsten Helfer des Dünndarms

Im Dünndarm finden 90 Prozent der Verdauungsarbeit statt, und dabei spielen drei Organe eine überaus wichtige Rolle:

- **Die Bauchspeicheldrüse** befindet sich im hinteren Bauchraum, teilweise hinter dem Magen und ist verbunden mit dem Zwölffingerdarm. Sie scheidet Hydrogencarbonat aus, um vor dem Eintritt der Nahrung in den Darm die Magensäure zu neutralisieren. Außerdem versorgt sie den Zwölffingerdarm mit den Enzymen Protease (spaltet Proteine auf), Amylase (spaltet Kohlenhydrate auf) und Lipase (spaltet Fette auf). Wenn Ihre Bauchspeicheldrüse zu wenig Enzyme produziert, können Mangelzustände auftreten, zum Beispiel Vitamin-B_{12}-Mangel. Durch die Produktion der Hormone Glucagon und Insulin reguliert die Bauchspeicheldrüse den Blutzuckerspiegel. Wenn dieses System aus dem Gleichgewicht gerät, kann Diabetes entstehen.

  Störungen an der Bauchspeicheldrüse können sich in folgenden Symptomen äußern: in den Rücken ausstrahlende Schmerzen, Übelkeit, Erbrechen, schneller Puls, Appetitlosigkeit, Blähungen, übel riechender oder fettiger Stuhl (der ölig wirkt und oft auf dem Wasser schwimmt).[28, 29]

- **Die Leber** wiegt 1,5 bis 3 Kilogramm und sitzt im rechten Oberbauch, unterhalb des Zwerchfells. Sie ist die größte Drüse und das am schwersten arbeitende Organ in unserem Körper. Um unsere Gesundheit aufrechtzuerhalten, führt sie über 500 Funktionen aus.

  Die Leber – sie ist Ahleas Lieblingsorgan – spielt folgende Rollen: Sie filtert fast das gesamte Blut, erzeugt Galle, um Fette aufzuspalten, spaltet Hormone auf, verarbeitet alle Nährstoffe einschließlich der Vitamine und Mineralstoffe und neutralisiert Toxine. Dieses Arbeitspferd liebt uns so sehr, dass es 13 000 Chemikalien und 2 000 Enzymsysteme erzeugt. Und es kann 70 Prozent seiner Funktionsfähigkeit verlieren, ohne Krankheitssymptome zu zeigen.[30]

  Die Leber neutralisiert alle Toxine, so gut sie kann. Was sie nicht neutralisieren kann, wird im unteren Leberlappen und in anderen Körpergeweben gespeichert. Deshalb empfehlen wir eine regelmäßige Leberreinigung. (Im 6. Kapitel geben wir Ihnen Tipps, wie Sie Ihrer Leber Gutes tun können.)

  Anzeichen für Leberprobleme können sich folgendermaßen bemerkbar machen: Sucht nach Substanzen wie Nikotin, Alkohol oder nach Lebensmitteln, auf die Sie allergisch reagieren; Hautveränderungen (gelbliche Verfärbung, Juckreiz oder Entzündungen); dunkel verfärbter Urin; blasser, blutiger oder teerfarbiger Stuhl; Müdigkeit; Schwäche; Bauchschmerzen (Krämpfe, Blähungen und Druckgefühl).[31]

An der Unterseite der Leber befindet sich **die Gallenblase**, ein kleines, birnenförmiges Organ, das Gallenflüssigkeit speichert und ausscheidet, die bei der Fettverdauung hilft. Die häufigsten Symptome, die anzeigen, dass Ihre Gallenblase Liebe braucht, sind: Gallensteine, Schmerzen nach dem Essen (vor allem nach dem Verzehr von industriell behandelten Fetten oder Gebratenem), milde Bauchschmerzen, die in den rechten oberen Rücken oder die Schulter ausstrahlen, ein hartnäckiger bitterer Geschmack im Mund, ständig laufende Nase, schmerzende Füße, Afterjucken, sich schälende Haut auf den Handflächen.[32]

Der Dickdarm: der Fänger

Der Dickdarm ist 90 bis 150 Zentimeter lang und verläuft auf der rechten Seite Ihres Unterbauchs aufwärts, über die Vorderseite und auf der linken Seite abwärts. Wasser, Fasern und Bakterien werden aus dem Dünndarm in den Dickdarm befördert. 80 Prozent des Wassers werden dort dem Darminhalt entzogen und wieder dem Blutkreislauf zugeführt, außerdem wird im Dickdarm Stuhl produziert.

Im Dickdarm gibt es eine Flora aus guten Bakterien, die die schlechten Bakterien unter Kontrolle halten und bei der Peristaltik helfen, jener Bewegung, mit der das teilverdaute Essen, der Chymus, durch den Darm befördert wird. Dem Chymus werden Nährstoffe entzogen, und der verbleibende Rest (Fäzes) wird im Mastdarm gespeichert. Wenn sich im Mastdarm genug Fäzes angesammelt hat, entspannen sich Ihre Schließmuskeln und Sie haben Stuhlgang (siehe Kasten: Alles über den Stuhl).

Probleme mit der Darmgesundheit können entstehen, wenn der Chymus sich zu schnell durch den Dickdarm bewegt, was Durchfall auslöst, oder wenn der Stuhl zu lange im Dickdarm festsitzt, was Verstopfung auslöst. Durchfall und Verstopfung können tatsächlich zwei Seiten derselben Medaille sein, denn bei chronischer Verstopfung bilden sich Kotklumpen im Dickdarm, sodass nur noch wässriger Stuhl hindurchgelangt, was sich dann als Durchfall bemerkbar macht. Andere Dickdarmprobleme sind: übermäßiges Bakterienwachstum, Divertikulitis, Reizdarmsyndrom, Morbus Crohn, Colitis ulcerosa, entzündliche Darmerkankung, Hämorrhoiden und Parasiten.[33]

Alles über den Stuhl

Etwa 80 Prozent der Menschen leiden im Lauf ihres Lebens irgendwann einmal unter Verstopfung.[34] Was manche Leute oder Ärzte in puncto Stuhlgang für »normal« halten, variiert von dreimal täglich bis zu dreimal wöchentlich.

Es ist nun einmal so, dass das, was hereingeht, auch wieder herauskommen muss. Falls Sie schon Verstopfung hatten, wie haben Sie sich dabei gefühlt? Es gibt Menschen, bei denen eine Verstopfung keine Beschwerden verursacht, aber verbreitet sind Symptome wie: Blähungen, Bauchschmerzen oder -krämpfe, übel riechende Darmwinde, Reizbarkeit, Müdigkeit oder Lethargie, die Unfähigkeit, Darmwinde gehen zu lassen, Blutungen aus dem After, Appetitverlust oder Erbrechen.[35]

Die Realität sieht nun einmal so aus, dass Sie in Ihrem Körper leben, und Sie wissen, wenn Sie sich nicht wohlfühlen oder etwas mit Ihnen nicht in Ordnung ist. (Wir möchten Sie ermutigen, auf Ihr Gefühl zu vertrauen, und im 4. Kapitel werden Sie mehr darüber erfahren, wie das geht.)

Als Orientierungshilfe hier die Merkmale eines gesunden Stuhls:[36,37,38]

- Braune Farbe
- Gut geformt – wie eine Banane mit einer Spitze am Ende
- Konsistenz wie Zahnpasta und gut durchfeuchtet
- Gleitet leicht heraus, ohne Anstrengung oder unangenehme Empfindungen

Zeichen für eine gestörte Verdauung:

- Stuhl ist bleistiftdünn, lose wie Erbsensuppe, hart, klumpig oder kugelförmig
- Weicher, übel riechender Stuhl, der in der Kloschlüssel haften bleibt
- Weißlicher Schleim im Stuhl
- Stuhl, der mühsam herausgepresst werden muss
- Ein Gefühl unvollständiger Entleerung
- Blasse, gelbe, grüne, schwarze oder rote Färbung
- Das Gefühl, mit den Händen auf den Bauch drücken zu müssen, um den Stuhl herauszubekommen

- Das Gefühl einer Blockade im Darm
- Das Gefühl, den Stuhl mit den Fingern herausziehen zu müssen
- Unverdaute Nahrung im Stuhl

Hinweis: In der Grafik auf Seite 105 entspricht der gesunde Stuhl Typ 4.

Die Bristol-Stuhlformen-Skala wurde als Kriterium zur Beurteilung der Magen-Darm-Gesundheit entwickelt. Anhand dieser Skala können Sie beurteilen, wie schnell der Stuhl sich durch Ihren Darm bewegt und somit, ob Sie zu Verstopfung oder Durchfall neigen. Die beiden ersten Stuhlformen zeigen Verstopfung an. Die Formen 3 und 4 weisen auf eine normale Verweildauer des Stuhls im Darm hin, während die Formen 5 bis 7 auf eine Neigung zu Durchfall hindeuten. Diese Skala ist kein definitiver Beweis für eine gesunde Verdauung, kann aber wertvolles Feedback bezüglich Ihrer Ernährung und Lebensweise liefern.[39, 40]

Ihr Stuhl ist nur ein Zeichen für die relative Gesundheit Ihres Verdauungssystems. Sie können Ihren Stuhlgang und Ihre Verdauung verbessern, indem Sie grundsätzlich etwas für Ihre Gesundheit tun: indem Sie sich ballaststoffreicher ernähren, viel Wasser trinken, für genug Schlaf und Bewegung sorgen und Stress abbauen. Sicher werden Sie uns zustimmen, dass das sehr liebevolle und gute Maßnahmen sind, vor allem wenn Sie sie mit positivem Denken und Spiegelarbeit kombinieren! Wie Sie gesehen haben, gibt es auch noch andere Aspekte, durch die Störungen im Magen-Darm-Trakt entstehen können. Die Übungen am Ende dieses Kapitels zusammen mit den anderen Übungen in diesem Buch geben Ihnen viele Möglichkeiten, Ihre Verdauung zu verbessern, einschließlich der Gesundheit Ihres Stuhls.

Die metaphysische Bedeutung unseres Stuhlgangs

Louise sagte dazu:
Wie es um unsere Verdauung bestellt ist, zeigt an, welche Einstellung wir zum Leben haben. Unser Leben dreht sich darum, dass wir Leben in uns aufnehmen, assimilieren, was gut für uns ist, und ausscheiden und loslassen, was wir nicht länger benötigen.

Wenn in meinem Körper Nahrungsaufnahme, Assimilation und Ausscheidung in göttlicher Ordnung funktionieren, fühle ich mich großartig. Guter Stuhlgang ist ein herrliches Gefühl! Dann betätigen wir die Wasserspülung, und das Ganze verschwindet auf Nimmerwiedersehen. So ist der Lauf der Natur. Ich kenne niemanden, der hinunter in die Kanalisation steigen und seine Ausscheidungen zurückholen möchte.

Würden wir doch alle unsere Lebenserfahrungen so behandeln: aufnehmen, assimilieren, ausscheiden – und wegspülen! Stattdessen wühlen wir im Müll unserer Vergangenheit, versuchen alte Situationen zurückzuholen, um sie wiederzukäuen – und uns noch mehr Sorgen zu machen –, obwohl sie in unserem Leben eigentlich gar nicht mehr existieren.

Wenn ich mich dabei ertappe, sage ich zu mir: »Louise, betätige die Klospülung!« Und ich konzentriere mich wieder auf das Jetzt. Denn auf das Jetzt kommt es an.

Bristol-Stuhlformen-Skala

Wie sieht gesunder Stuhl aus?

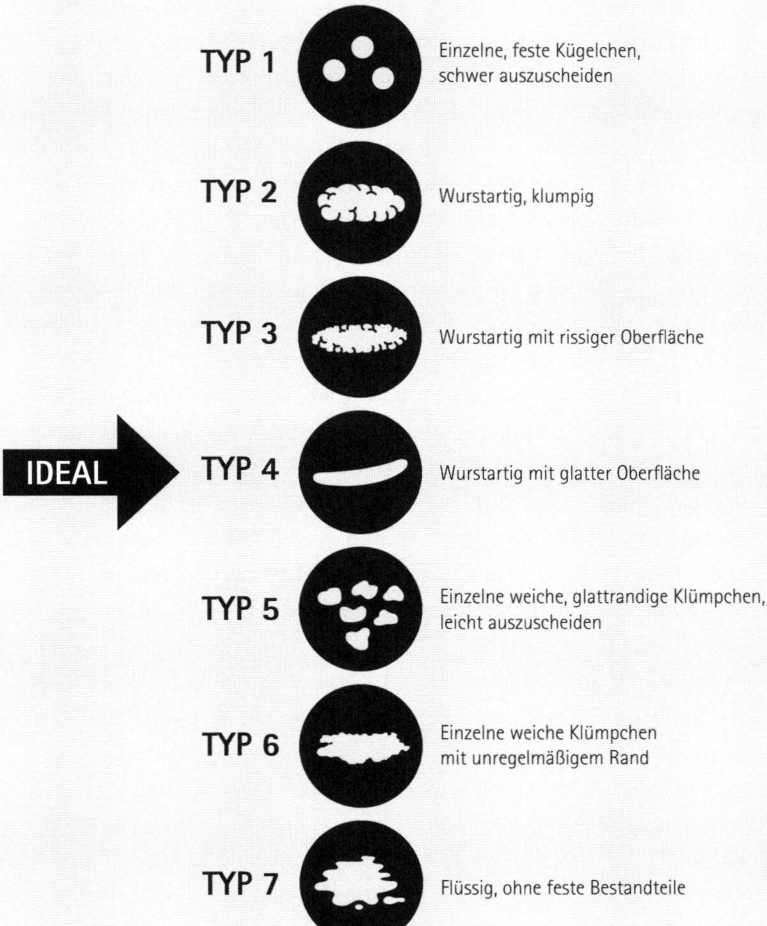

Die liebevolle Armee Ihres Körpers

Ist es nicht interessant, dass sich 70 Prozent Ihres Immunsystems im Verdauungstrakt befinden? Wenn man bedenkt, wie viele Toxine Magen und Darm passieren, macht das Sinn. Ihr wunderbarer Körper wurde dafür geschaffen, Sie gesund und stark zu erhalten!

Ihr darmassoziiertes lymphatisches Gewebe (kurz GALT) ist wie eine liebevolle Armee, die Ihren Körper beschützt. Wenn Ahlea Klienten behandelt, deren Immunsystem geschwächt ist, kann sie tatsächlich hören, dass deren GALT sich wie eine Schar »schlecht ausgerüsteter, einsamer Soldaten« fühlt. Durch eine gesunde Ernährung und Lebensweise können Sie Ihrem GALT und Ihren sämtlichen Verdauungsorganen die Arbeit wesentlich erleichtern. Bedenken Sie, wie viel Energie Ihnen für andere Aktivitäten zur Verfügung stünde, wenn Ihr Verdauungssystem nicht mehr so schwer arbeiten müsste!

Von den Verdauungsorganen bis zu den 100 Billionen Bakterien in Ihrem Darm wurde Ihr Körper dafür geschaffen, in vollkommener Harmonie zu funktionieren. Doch unsere moderne Lebensweise ist immer stressiger geworden. Wir sind mehr Toxinen ausgesetzt, bekommen weniger Schlaf und ernähren uns von Fast Food und anderen industriell erzeugten Nahrungsmitteln.

Es ist nicht falsch, in der modernen Welt zu leben. Es ist nur falsch, wenn wir uns vom Tempo, von den Annehmlichkeiten und den Ängsten der modernen Welt dazu verleiten lassen, die Bedürfnisse unseres Körpers zu missachten. Nehmen wir an, Sie würden sich gerne eine Pause gönnen, haben aber das Gefühl, die Zähne zusammenbeißen und weiterarbeiten zu müssen. Dann müssen Sie das Verlangen Ihres Körpers nach Ruhe ignorieren.

Doch wir leben nun einmal in menschlichen Körpern, die Bedürfnisse haben, und wir leben in einer Welt, die oft von uns verlangt, diese Bedürfnisse zu ignorieren, um unser Pensum bewältigen zu können. Nach einer Weile fürchten wir, es hätte ernste finanzielle, berufliche oder zwischenmenschliche Konsequenzen, wenn wir auf unseren Körper hören würden. Viel zu oft orientieren wir unser Leben an der Angst vor dem, was geschehen könnte.

Die meisten von uns haben nicht gelernt, auf ihren Körper und ihre innere Weisheit zu hören, und deshalb vertrauen wir diesen inneren Botschaften nicht. Wir werden darauf später näher eingehen, doch an dieser Stelle möchten wir einen wichtigen Punkt ansprechen: Wenn Sie aufhören, auf Ihren Körper oder Ihre innere Stimme zu hören, gehen Sie aus der Harmonie in die Disharmonie. Wenn Sie überhaupt nicht wissen, worum Ihr Körper Sie bittet, ist es viel schwieriger, liebevolle Entscheidungen für sich selbst zu treffen. Was das Essen angeht, ist es dann einfacher, den offensichtlichen Signalen zu folgen, zum Beispiel dem Heißhunger auf Süßes oder dem Bedürfnis, schnell etwas zu essen (Fast Food). Oder wir essen unbewusst und nebenbei, während wir andere Dinge erledigen.

Solche Verhaltensweisen führen zu einer nährstoffarmen Ernährung. Wir essen zu viel und zu schnell und geraten in einen Teufelskreis suchthaften Heißhungers. Was dabei im Körper passiert, ist noch schlimmer: Ihre Organe wissen nicht, was sie mit den Chemikalien aus den industriell hergestellten Lebensmitteln anfangen sollen. Im Körper können durch die Fehlernährung Mangelzustände entstehen. Dann kann Ihr Körper nur zu Ihnen durchdringen, indem er sich über andere Symptome mitteilt, etwa Müdigkeit, Gelenkschmerzen, Reizbarkeit, Depressionen und Gewichtszunahme.

Wenn wir tiefer in Ihr Verdauungssystem hineinschauen, sehen wir, dass die Bakterien in Ihrem Darm – eigentlich ein Gesundheitsteam, das zusammenarbeitet, damit Sie alles Erforderliche für eine gute Gesundheit bekommen – sich im Krieg gegen die »lebensmittelähnlichen« Chemikalien befinden, von denen sie nicht wissen, wie sie mit ihnen umgehen sollen. Die guten Bakterien sterben ab, sodass die Bösewichter in Ihrem Darm die Oberhand gewinnen. Es entsteht ein disbiotischer, also unharmonischer Zustand. Diese bösen Bakterien lieben Zucker, weil er ihnen hilft, größer und stärker zu werden. Sie lieben chaotische Zustände. Da können sie sich richtig austoben. Wenn diese Bakterien anfangen, in Ihrem Darm Party zu feiern, werden Sie das Gefühl haben, dass Ihr Essverhalten außer Kontrolle gerät, als hätten Sie keine Willenskraft und wüssten nicht, welche Nahrungsmittel gut für Sie sind.

Kennen Sie es nicht, dass Sie Ihr Büro aufräumen und hinterher das Gefühl haben, besser arbeiten zu können? Oder dass Sie Ihr Zuhause entrümpeln und sich hinterher glücklicher fühlen? Wenn Sie sich verwirrt fühlen und nicht recht wissen, was Sie im Leben erreichen möchten, oder wenn es Ihnen schwerfällt, sich gesunde Lebensgewohnheiten zuzulegen, ist es ein guter Anfang, die Ernährung umzustellen. Gesunde Lebensmittel reinigen Ihr Verdauungssystem und bewirken, dass Ihre guten Darmbakterien wieder gedeihen können.

Seien Sie gut zu sich:

Trinken Sie keine schädlichen Soft- und Energy-Drinks!

Obwohl Statistiken belegen, dass die meisten Menschen wissen, wie ungesund diese Getränke sind, zeigen die Verkaufszahlen, wie viel trotzdem davon getrunken wird.

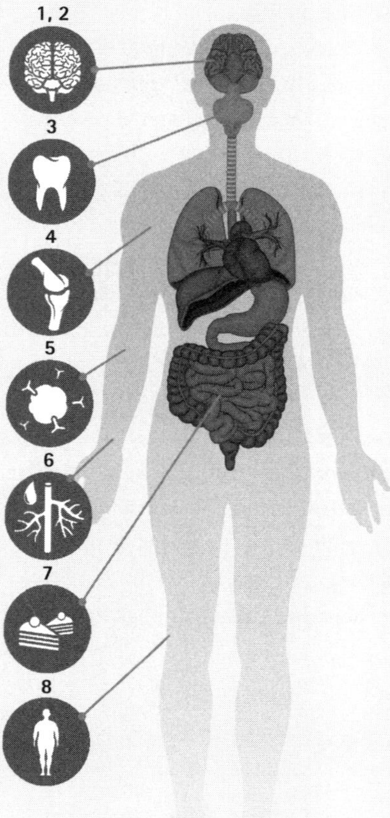

1. GEHIRN & GEISTIGE GESUNDHEIT | In einer Studie mit Jugendlichen konnte nachgewiesen werden, dass ein Zusammenhang zwischen dem Konsum von Energy-Drinks und einer Beeinträchtigung der geistigen Gesundheit, Depressionen und Drogenmissbrauch besteht.

2. GEFÜHLE & GEDÄCHTNIS | Künstliche Süßstoffe fördern Panikattacken, Ängstlichkeit und Reizbarkeit. Der Konsum von Energy-Drinks kann Schlafstörungen verursachen.

3. ZÄHNE | Der hohe Säure- und Zuckergehalt in Softdrinks und Energy-Drinks fördert Zahnfäule.

4. KNOCHEN | Die Phosphorsäure in den Drinks ist möglicherweise eine Ursache für zu geringe Knochendichte.

5. ZELLSCHÄDEN | Softdrinks enthalten die Konservierungsmittel Natriumbenzoat oder Kaliumbenzoat, die Zellschäden verursachen und zu Asthma und Allergien beitragen.

6. BLUTZUCKER | Der rasche Anstieg und das anschließende starke Absinken des Blutzuckerspiegels lösen Stimmungsschwankungen und übermäßigen Appetit aus und beeinträchtigen die Willenskraft.

7. HEISSHUNGER | Die in Softdrinks enthaltenen künstlichen Süßstoffe können bewirken, dass gesundes Essen nicht schmeckt, während Heißhunger auf Junkfood gefördert wird.

8. GEWICHTSZUNAHME | »Bei ansonsten gleicher Ernährung nimmt eine Person, die täglich eine Dose Cola trinkt, aufgrund der darin enthaltenen Kalorien zusätzliche sechseinhalb Kilo pro Jahr zu«, sagt Dr. Christopher Ochner, Assistenzprofessor für Kinderheilkunde und Medizin für Jugendliche an der Icahn School of Medicine. Forscher der Yale University fanden heraus, dass Menschen an den Tagen mehr aßen, an denen sie mehr Softdrinks tranken. Studien belegen die schädlichen Folgen des regelmäßigen Konsums von Softdrinks:
um **34 %** höheres Risiko für ein metabolisches Syndrom
um **26 %** höheres Risiko für Diabetes Typ 2
um **75 %** höheres Risiko für eine Gichterkrankung bei Frauen

Ersetzen Sie Soft- und Energy-Drinks durch gesunde Alternativen. Im **6. Kapitel** finden Sie Vorschläge, wie Sie sich auf natürliche Weise einen »Energie-Kick« verschaffen können, und im **Rezeptteil** stellen wir gesunde Softdrink-Alternativen vor.

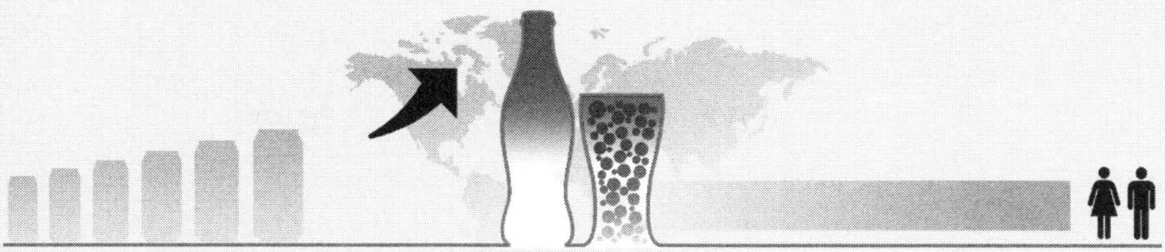

Die Verkaufszahlen für Energy-Drinks steigen: Allein in den USA schätzt man den Umsatz im Jahr 2013 auf **20 Milliarden Dollar.** Fast 50 % der Amerikaner trinken im Durchschnitt 2,6 Gläser Softdrinks täglich. Obwohl der Konsum leicht rückläufig ist, weil Softdrinks als Dickmacher gelten, wird erwartet, dass die Verkaufszahlen bis zum Ende des Jahrzehnts um 17 % ansteigen werden.

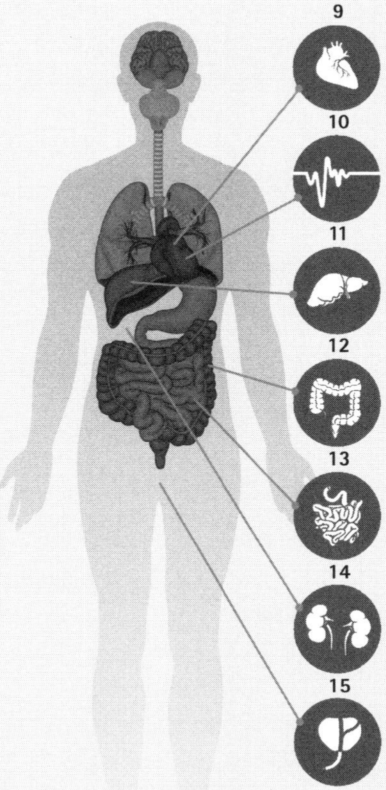

9. HERZ | Die Dehydrierung durch den Konsum von Soft- und Energy-Drinks und das darin zum Teil enthaltene Koffein erhöhen die Pulsfrequenz und den Blutdruck. Energy-Drinks sind nicht herzgesund. Ihr Konsum wird assoziiert mit: Herzklopfen, schnellem Puls, hohem Blutdruck, Muskelkrämpfen und sogar Todesfällen. Diätlimonaden tragen offenbar zu einem erhöhten Cholesterinspiegel bei.

10. SCHLAGANFÄLLE | Der Konsum von Softdrinks erhöht das Schlaganfallrisiko.

11. LEBER | Forschungen ergaben, dass ein hoher Konsum von Softdrinks das Risiko erhöht, an einer nicht alkoholbedingten Fettleber zu erkranken.

12. VERDAUUNGSSYTEM | Viele Softdrinks enthalten Kohlensäure und Fruktose-Glukose-Sirup, die Blähungen, Aufstoßen und Bauchschmerzen auslösen können.

13. DARM | Die künstlichen Süßstoffe in Diätcola können die gesunde Darmflora beeinträchtigen.

14. NIEREN | Eine Harvard-Studie ergab, dass der Konsum von Diätlimonaden sich nachteilig auf die Nierenfunktion auswirkt, vor allem, wenn täglich mehr als zwei Gläser dieser Getränke konsumiert werden.

15. FORTPFLANZUNG | BPA (Bisphenol A) stört die Drüsenfunktion und ist für Fortpflanzungsprobleme verantwortlich. Es kann sich aus Getränkedosen und -flaschen herauslösen und so in die Getränke gelangen.

QUELLEN National Institutes of Health: „Gas in the Digestive Tract." National Digestive Diseases Information Clearinghouse. Web. 24. 4. 2014 / Bray, George A, Nielsen, Samara Joy, Popkin, Barry M.: „Consumption of high-fructose corn syrup in beverages may play a role in the epidemic of obesity." The American Journal of Clinical Nutrition. (2004): vol. 79 no. 4. 537–543. Web. 24. 4. 2014 / Rudavsky, Shari: „Study: Diet soda doesn't help you lose weight." USA Today, 10. 7. 2013. Web. 24. 4. 2014 / University of Waterloo: „Energy drinks linked to teen health risks." ScienceDaily, 6. 3. 2014. Web. 24. 4. 2014 / Ellis, Marie: „Energy drinks alter heart function, study shows." Medical News Today. MediLexicon, Intl., 2. 12. 2013. Web. 24. 4. 2014 / Bernstein, et al.: „Soda consumption and the risk of stroke in men and women." The American Journal of Clinical Nutrition. (2012). Web. 24. 4. 2014 / Saad, Lydia: „Nearly Half of Americans Drink Soda Daily." Gallup Wellbeing. Gallup, 23. 7. 2012. Web. 24. 4. 2014 / Team, Trefis: „The Coke And Bull Story: Why Soda Sales For The Company Could Improve." Forbes. 24. 2. 2014. Web. 24. 4. 2014 / Oaklander, Mandy: „7 Side Effects of Drinking Diet Soda." Yahoo Shine. Prevention Magazine, 17. 9. 2012. Web. 24. 4. 2014 / Harvard School of Public Health: „Soft Drinks and Disease." Harvard School of Public Health. Web. 24. 4. 2014 / Shaw, Gina: „Soda and Osteoporosis: Is There a Connection?" Osteoporosis Health Center. WebMD. 2007. Web. 24. 4. 2014 / Abid, Ali, et al.: „Soft drink consumption is associated with fatty liver disease independent of metabolic syndrome." Journal of Hepatology 51 (2009) 918–924. PDF.

Gesunde Verdauung: Vollgestopft mit Essen und doch hungrig

Ein gesunder Verdauungsprozess besteht aus drei wichtigen Schritten:

- Die im Essen enthaltenen Nährstoffe müssen aufgeschlossen und verfügbar gemacht werden.
- Die Nährstoffe müssen vom Körper aufgenommen und assimiliert werden.
- Abfallprodukte müssen ausgeschieden werden.

Wenn Sie sich überwiegend von industriell hergestellten Nahrungsmitteln ernähren, wird Ihr Körper Probleme mit allen drei Schritten des Verdauungsprozesses bekommen. Es entsteht ein Mangel an den Nährstoffen, die der Körper braucht, um stark, vital und glücklich zu sein. Die Muskeln verlieren ihren Tonus. Dann brauchen Sie Koffein oder Energy-Drinks, um den Tag überhaupt noch bewältigen zu können, und Sie erleben Heißhungerattacken und Stimmungsschwankungen. Langfristig kann dieser Prozess zu Schmerzen, Schlafstörungen, ständigem Stress, Nervosität und Gewichtszunahme führen.

Wussten Sie, dass zu viel Essen und Gier zum Beispiel auf Süßes Signale dafür sind, dass Ihr Körper in Wirklichkeit Hunger leidet? Nun sehen Sie also, dass Gewichtszunahme durchaus etwas mit Nährstoffmangel zu tun haben kann. Allerdings bedeutet die Tatsache, dass ein Mensch kein Übergewicht hat, längst noch nicht, dass seine Verdauung intakt ist.

Nehmen wir an, Sie ernähren sich gesund, haben aber immer noch Probleme mit den Schritten zwei und drei der Verdauung – das deutet auf eine Schädigung Ihres Verdauungssystems hin. Damit, dass Sie sich bereits gesund ernähren, geben Sie sich auf schöne Weise Selbstliebe. Nun sollten Sie sich verstärkt auf die Aufnahme und Assimilation der Nährstoffe und die Ausscheidung von Toxinen und Abfallprodukten konzentrieren. Lesen Sie die Fallgeschichten in diesem Kapitel, dann sehen Sie, wie andere Betroffene sich von Verdauungsproblemen befreit haben. Das wird Sie ermutigen, Ihre neuen gesunden Gewohnheiten beizubehalten!

Zu den Symptomen, die darauf hindeuten, dass Sie mit dem zweiten und dritten Schritt des Verdauungsprozesses Probleme haben (und bei Ihnen möglicherweise eine Dysbiose oder Resorptionsstörung vorliegt) gehören:

- Bauchschmerzen und -krämpfe
- Blähungen bis hin zu dem schmerzhaften Gefühl, dass das Gas nicht entweichen kann
- Durchfall
- Erschöpfung

- Essstörungen
- Gelenkschmerzen
- Gemütsstörungen (zum Beispiel Depressionen, Angst, Apathie oder Reizbarkeit)
- Geschwüre
- Hautprobleme (zum Beispiel Akne, Ekzeme, Schuppenflechte oder Ausschläge)
- Parasitenbefall, übermäßiges Pilz- oder Bakterienwachstum (Candida, Dünndarmfehlbesiedlung [DDFB], *Clostridium difficile* und dergleichen)
- Reizdarmsyndrom
- Ständiger Heißhunger (vor allem auf Zucker und Kohlenhydrate)
- Sich zugleich hungrig und satt zu fühlen
- Stuhlveränderungen (siehe den Abschnitt »Alles über den Stuhl« und insbesondere die Bristol-Stuhlformen-Skala in diesem Kapitel)
- Verstopfung
- Zu niedriger Blutzuckerspiegel (Hypoglykämie)

Wo auch immer Sie sich zurzeit auf Ihrer Reise zur gesunden Verdauung befinden mögen, im 5. und 6. Kapitel haben wir eine Lösung für Sie. Schauen Sie sich jetzt zunächst einmal den Abschnitt »Seien Sie gut zu sich« in diesem Kapitel an, damit Sie sehen, was Softdrinks in Ihrem Körper anrichten können. Softdrinks, die sogenannten »Erfrischungsgetränke«, stecken voller Chemikalien, mit denen Ihr Verdauungssystem nichts anfangen kann. Wenn Sie auf sich achten, werden Sie deutlich wahrnehmen, was mit Ihrem Körper geschieht, wenn Sie die schädlichen Chemikalien aus Fast Food und Softdrinks konsumieren.

Methylierung: ein biochemischer Prozess von zentraler Bedeutung für Ihre Gesundheit

Wie Sie sehen, ist eine gesunde Verdauung sehr wichtig, um Körper und Geist gesund und stark zu erhalten. Eine weniger bekannte Körperfunktion von entscheidender Wichtigkeit ist die Methylierung. Laut Dr. Mark Hyman handelt es sich bei der Methylierung um einen biochemischen Prozess, der in jeder Sekunde milliardenfach abläuft, sich auf nahezu alle Systeme des menschlichen Körpers auswirkt und für die Gesundheit und ein langes Leben unentbehrlich ist.[41]

Bruce Liptons Forschungsarbeit auf dem Gebiet der Epigenetik haben wir bereits erwähnt. Sie beweist, dass Umwelt und Wahrnehmung unsere Gene verändern können. Manche Ärzte sprechen von der Epigenetik als »der zweiten Chance, die es dem Körper ermöglicht, Veränderungen an seinen Genen vorzunehmen«. Diese zweite Chance wird durch die Methylierung ermöglicht.[42]

Bei der Methylierung handelt es sich um eine Reihe von Vorgängen, die Hand in Hand arbeiten, um Ihrem Körper zu geben, was er für eine optimale Gesundheit benötigt. Das wird offensichtlich, wenn man berücksichtigt, dass die Methylierung für die folgenden wichtigen Vorgänge verantwortlich ist: Genexpression, Energiehaushalt, Stimmungen, Stresschemikalien im Gehirn, Verdauung, Entgiftung, Nervenfunktion, Mobilisierung von Fett und Cholesterin, Hormonsteuerung und -produktion, allergische Reaktionen, Zellfunktion, Homocystein-Regulierung und die Produktion und Reparatur von Proteinen (einschließlich Kollagen und Elastin).[43]

Laut Dr. Hyman und anderen Experten können Probleme mit der Methylierung zu zahlreichen und scheinbar unzusammenhängenden Erkrankungen beitragen, darunter Geburtsdefekte (zum Beispiel Spina bifida und Down-Syndrom), Fehlgeburten, Diabetes, Osteoporose, Darmdysbiose, Fibromyalgie, Krebs, Depressionen und andere Gemütsleiden sowie Suchtkrankheiten.[44,45]

Zu den häufig genannten Störungen der Methylierung zählt die *Methylentetrahydrofolat-Reduktase* (MTHFR). Sie soll schätzungsweise bei 40 Prozent der Bevölkerung vorliegen. Aber es gibt auch noch andere Defekte, die bei Methylierungsstörungen eine Rolle spielen.[46] Wenn Sie selbst oder Menschen, die Ihnen nahestehen, an chronischen Gesundheitsbeschwerden, einer Autoimmunkrankheit, Suchterkrankungen oder Autismus leiden oder wenn sich bei den Beschwerden trotz vieler Bemühungen keine Besserung einstellt, empfehlen wir einen Test auf Methylierungsdefekte. Auch für Frauen, die ein Kind empfangen möchten, könnte ein solcher Test empfehlenswert sein. Hierzu konsultieren Sie am besten einen Arzt, der mit MTHFR und verwandten Methylierungsstörungen vertraut ist. (Eine weltweite Liste von MTHFR-Experten finden Sie auf der Webseite von Dr. Ben Lynch, MTHFR.net.)

Denken Sie daran, dass Ihre Gene einfach nur Blaupausen sind – sie bestimmen nicht, ob Sie für eine gute Gesundheit sorgen können oder nicht!

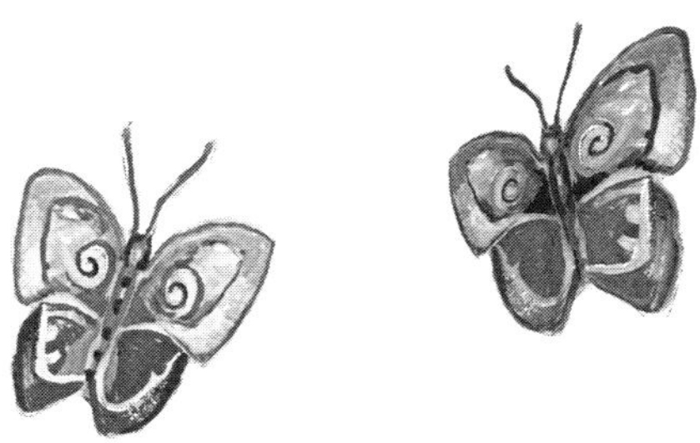

Gesunde Ernährung, positives Denken und die Lebensweise können die Methylierung günstig beeinflussen

Methylierung ist ein interessantes und ziemlich neues heißes Thema bei Medizinern und Naturheilexperten. Hierbei geht es vor allem um Gendefekte und wie die Expression solcher defekten Gene, also Krankheitssymptome, vermieden werden können. Für die meisten Menschen mit Methylierungsproblemen lautet die klare Empfehlung: Heilung des Darms. Durch eine gesunde Ernährung lässt sich die Methylierung besonders wirkungsvoll unterstützen. Und viele Menschen mit einer gestörten Methylierung haben gleichzeitig eine gestörte Verdauung.

Da werden Sie auch die weiteren Ratschläge zur Verbesserung der Methylierung nicht überraschen: für ausreichend Schlaf sorgen, Stress abbauen, sich mehr bewegen ... also all die Grundelemente eines gesunden Lebens, die ungeachtet aller neuen Moden seit Jahren empfohlen werden!

Es gibt zwar auch Empfehlungen für bestimmte Vitamine und Mineralstoffe als Nahrungsergänzung, aber es sind nur sehr wenige verschreibungspflichtige Medikamente verfügbar. Wir finden das erfreulich, denn es zeigt, dass die Konzentration auf die Optimierung der Methylierung die Mainstream-Mediziner dafür sensibilisieren könnte, bewährte Änderungen der Ernährung und des Lebensstils zu empfehlen, statt auf Medikamente zu setzen. Es würde uns zwar nicht überraschen, wenn die Pharmafirmen schon bald Medikamente auf den Markt bringen, die der Verbesserung der Methylierung dienen sollen, aber es ist dennoch eine erfreuliche Entwicklung, dass immer mehr Wissenschaftler und Mediziner ihren Patienten vermitteln, wie sie durch eine gesündere Ernährung und Lebensweise ihre Gesundheit dramatisch verbessern können. Noch befassen sich erst wenige Mediziner mit der Behandlung von Patienten, bei denen Störungen der Methylierung festgestellt wurden, aber ihre Zahl wächst. Diese Ärzte äußern sich begeistert darüber, wie eindrucksvoll der Zustand ihrer Patienten sich durch Maßnahmen wie natürliche Nahrungsergänzungsmittel, gesunde Ernährung, Stressabbau und andere Änderungen der Lebensweise bessert.

Und inzwischen sprechen immer mehr Forscher über Bruce Liptons Arbeit und stehen der Verbesserung der Methylierung aufgeschlossen gegenüber.[47]

Was sich außer den Genen noch auf die Methylierung auswirkt

Wir alle sollten uns über die Methylierung informieren, denn es gibt außer Gendefekten noch andere Faktoren, die sie negativ beeinflussen können. Hierzu zählen unter anderem:[48]

- Alkoholmissbrauch
- Krebs, Nierenleiden und Schilddrüsenunterfunktion
- Medikamente (Antibabypille, Säurehemmer; Arzneien gegen zu hohen Blutdruck, Medikamente zur Behandlung von Krebs, Arthritis und Autoimmunkrankheiten)
- Rauchen
- Schwangerschaft
- Stress (chronischer Stress kann sich sogar negativ auf die Gene zukünftiger Generationen auswirken)[49]
- Toxine (aus der Nahrung, dem Trinkwasser und der Umwelt)
- Ungesunde Ernährung
- Verdauungsprobleme (Magensäuremangel, Störungen der Resorption von wichtigen Nährstoffen)

Die Methylierung ist ein weiterer guter Grund, Ihre Gesundheit zu Ihrer größten Liebesgeschichte zu machen! Die Wissenschaft findet immer neue Beweise dafür, dass gesunde Ernährung und gesunde Gedanken der Schlüssel zu mehr Wohlbefinden sind.

Warum jetzt? Industriell produzierte Nahrungsmittel wirken sich negativ auf die Methylierung aus

Nun wissen Sie, dass eine ungesunde Ernährung sich schädlich auf die Methylierung auswirken kann. Und es gibt da noch ein interessantes Puzzlestück: Seit 1998 ist es in den USA gesetzlich vorgeschrieben, Mehl und anderen industriell erzeugten Getreideprodukten Folsäure (synthetisches Folat oder Vitamin B_9) beizumischen. Die Regierung entschloss sich zu diesem Schritt, weil Folsäuremangel bei Schwangeren dazu führt, dass Kinder mit Neuralrohrdefekten geboren werden, etwa Spina bifida.[50] Seitdem ist zwar die Zahl der Neuralrohrdefekte gesunken, aber dafür tauchten andere Methylierungsstörungen auf. Da damals niemand etwas über MTHFR wusste, wurde dieser Zusammenhang zunächst nicht erkannt. Doch jene über 40 Prozent der Bevölkerung, bei denen MTHFR vorliegt, können Folsäure höchstwahrscheinlich nicht verstoffwechseln.

Bei einer kürzlich durchgeführten Studie mit Frauen, die Folsäure (synthetisches Folat) einnahmen und mit Folsäure künstlich angereicherte Produkte (Mehl und andere Getreideprodukte) verzehrten, wurde bei 78 Prozent der Teilnehmerinnen unverstoffwechselte Folsäure nachgewiesen.[51]

Unverstoffwechselte Folsäure kann folgende Symptome verursachen:[52]

- Immunschwäche
- Anämie, Vergesslichkeit und kognitive Störungen durch Vitamin-B_{12}-Mangel, der durch einen zu hohen Folsäurespiegel maskiert wird
- Gehäuftes Auftreten bestimmter Krebserkrankungen
- Neuralrohrdefekte (Ja, die Getreideprodukten künstlich zugesetzte Folsäure kann bei Kindern, die den MTHFR-Gendefekt aufweisen, das Auftreten von Neuralrohrdefekten sogar fördern. Das ist problematisch für Schwangere, die nicht wissen, dass bei ihnen MTHFR vorliegt, und denen in der Schwangerschaft Folsäure verordnet wird.)

Die US-Gesundheitsbehörde (FDA) hat Grenzwerte veröffentlicht, wie viel Folsäure täglich konsumiert werden darf, aber es ist unwahrscheinlich, dass Laien wissen, wie hoch dieser Grenzwert ist, oder sich bewusst sind, wie viel Folsäure sie täglich mit der Nahrung aufnehmen. Wer außerdem Vitamin-B-Komplexpräparate, Multivitaminmittel oder andere Folsäure enthaltende Nahrungsergänzungsmittel zu sich nimmt, verschärft das Problem zusätzlich, wenn bei ihm MTHFR vorliegt.

Wir empfehlen, auf zusätzliche Folsäuregaben und künstlich mit Folsäure angereicherte Produkte zu verzichten und stattdessen den Folsäurebedarf über grünes Gemüse (Römersalat, Petersilie, Blattkohl, Spinat und Rübstiel), Spargel, Linsen, Blumenkohl und Rote Bete zu decken.[53] Bei Schwangeren und Menschen mit Darmproblemen kann es notwendig sein, zusätzlich Folat zu verabreichen. In diesem Fall ist es besser, statt Folsäure Methylfolat einzunehmen, weil Menschen mit MTHFR Methylfolat verstoffwechseln können. Wählen Sie Methylfolat-Präparate wie L-5-MTHF (meiden Sie racemische R-Formen), Quatrefolic (Glukosamin-Form), Metafolin (Kalzium-Form), L-Methylfolat und 6(S)-5-Methylfolat.[54]

Es ist unbedingt wichtig, sich vor der Einnahme von Methylfolat mit einem fachkundigen Arzt oder Heilpraktiker zu beraten. Wenn Ihr Körper wieder zu methylieren beginnt, kann es zu Symptomen kommen, die eine Anpassung der Dosierung erforderlich machen, was auch immer in Absprache mit dem behandelnden Arzt oder Heilpraktiker erfolgen sollte.

Gesunde Ernährung, positives Denken und die Lebensweise können die Verdauung günstig beeinflussen

In ihrem legendären Bestseller *Gesundheit für Körper und Seele* stellt Louise zum Thema Magenbeschwerden und Verdauung eine wichtige Frage: »Was oder wer schlägt Ihnen auf den Magen? Was können Sie nur schwer verdauen?« Seit Jahrzehnten lehrt Louise, dass ein Zusammenhang zwischen Ihrer Verdauung und der Art und Weise besteht, wie Sie das Leben insgesamt verdauen.

Denken Sie einen Moment nach. Gefällt Ihnen Ihr Leben? Vertrauen Sie dem Leben? Solange Sie sich vor dem Leben fürchten, verdauen Sie es nicht. Wenn Sie merken, dass Sie sich wegen der Zukunft sorgen oder über die Vergangenheit nachgrübeln, wenn Sie dauernd lange To-do-Listen abarbeiten, ohne sich Entspannung zu gönnen, wenn Sie das Gefühl haben, einsam und ohne Hilfe zu sein oder wenn Sie Ihre Zeit mit Arbeit ausfüllen – selbst mit Arbeit, die Sie gern tun –, ohne sich Zeit für Erholung und Freude zu nehmen, dann sind Sie höchstwahrscheinlich ein Menschen, der das Leben nicht gut verdaut.

Nachdem Heather und Louise zum ersten Mal gemeinsam in einem Biosupermarkt eingekauft hatten, schoben sie ihre Einkaufswagen zum Aufzug. Es waren nicht viele Tüten in den Wagen, daher fragte Heather: »Möchtest du deinen Einkaufswagen hierlassen, und wir tragen die Tüten zum Auto?« Louis schaute sie an und antwortete lächelnd: »Nein, wir nehmen die Wagen mit nach draußen. Ich leide nicht gern.« In diesem Moment wurde Heather klar, wie sehr sie es sich angewöhnt hatte, Lasten zu »schultern« – das ging über Einkaufstüten weit hinaus und betraf ihren Umgang mit dem Leben insgesamt. Dank Louises einfacher, aber tiefschürfender Bemerkung erkannte Heather, dass sie durchaus den einfacheren Weg wählen konnte, statt unnötig viel Stärke und Energie aufzuwenden – also zu leiden.

Wo können Sie sich das Leben erleichtern? Wo entscheiden Sie sich dafür, schwere Taschen zu schleppen, statt den Einkaufswagen zu nehmen und leicht durchs Leben zu gleiten?

Atmen Sie mehrmals tief in Ihren Körper ein und fragen Sie sich: *Fühle ich mich sicher? Gebe ich mir, was ich wirklich brauche? Sage ich, um es anderen recht zu machen, Ja, wenn ich eigentlich Nein sagen möchte? Gibt es Situationen, in denen ich mich selbst verleugne?* Beschäftigen Sie sich ein paar Minuten mit diesen Fragen und schreiben Sie auf, was Ihnen dabei in den Sinn kommt.

Erinnern Sie sich an die Visionsübung im 2. Kapitel? Sie ist ein gutes Hilfsmittel, um sich auf die Erschaffung eines ausgewogenen Lebensstils zu konzentrieren. Diese Ausgewogenheit entsteht, wenn Sie mehr von dem in Ihr Leben holen, was Sie sich wirklich wünschen, und sich von dem lösen, was Sie nicht wollen. Am Ende dieses Kapitels finden Sie zu diesem Thema weitere Informationen, und wir legen es Ihnen sehr ans Herz, Spiegelarbeit zu praktizieren, denn so lernen Sie, sich selbst zu lieben und darauf zu vertrauen, dass das Leben immer gut für Sie sorgt. Schon allein dieser Schritt wird sich sehr positiv auf Ihre Gesundheit auswirken.

Die Geist-Körper-Verbindung: gesunde Verdauung und Ihr Gehirn

Hatten Sie schon einmal eine Sache »aus dem Bauch heraus« entschieden? Oder hatten Sie ein Kribbeln im Bauch? Wenn ja, dann haben Sie die Verbindung zwischen Bauch und Gehirn in Aktion erlebt. Früher glaubten manche Experten, Verstand und Bauch seien voneinander getrennt, aber neue Forschungen zeigen, dass die Magen-Darm-Gesundheit einen großen Einfluss auf Stimmungslage, Gedächtnisleistung und Gehirnfunktionen hat.

Dafür gibt es einen guten Grund. Beginnen wir kurz nach der Empfängnis, wenn das Baby sich im Embryonalstadium befindet. In dieser Phase der Entwicklung teilt sich ein Klumpen embryonales Gewebe. Aus dem einen Teil bildet sich das Gehirn (genauer gesagt, das zentrale Nervensystem, das aus Gehirn und Rückenmark besteht) und aus dem anderen der Magen-Darm-Trakt (und dessen enterisches Nervensystem).[55] Verbunden sind Gehirn und Magen-Darm-Trakt durch den Vagusnerv – er ist wie ein Telefonkabel, in dem Botschaften hin und her fließen. Über ihn kommunizieren auch die Darmbakterien mit Ihrem Gehirn.

Michael Gershon, Professor für Pathologie und Zellbiologie an der Columbia University, hat bahnbrechende Forschungen über die Funktionsweise des »Bauchgehirns«, also des enterischen Nervensystems (ENS), durchgeführt. Hier sind die wesentlichen Fakten:[56, 57]

- Das enterische Nervensystem durchzieht den gesamten Verdauungstrakt vom Mund bis zum Anus.
- Es nutzt über 30 Neurotransmitter, die es zu einem großen Teil selbst produziert und die mit denen des Gehirns *identisch* sind. (Serotonin ist einer davon.)
- Etwa 70 bis 80 Prozent des Immunsystems befinden sich im Magen-Darm-Trakt. Das ist sehr sinnvoll, denn Ihr Verdauungssystem hat eine Menge zu tun! Es gewinnt aus dem, was Sie aus der Umwelt aufnehmen, also Nahrung, Wasser und Bakterien, Nährstoffe, die der Körper braucht, um zu wachsen und zu gedeihen. Das ist die wirkliche Bedeutung des alten Sprichworts: »Du bist, was du isst.«

- Etwa 90 Prozent des körpereigenen Serotonins sind im Darm konzentriert. Serotonin hilft, Gefühlshaushalt, Schlaf und Lernvermögen zu regulieren und kann beeinflussen, wie glücklich Sie sind und wie es um Ihr Selbstwertgefühl bestellt ist. Außerdem ist es wichtig für die Produktion von Verdauungsenzymen.
- Das Verdauungssystem sendet Signale an das Gehirn, die sich unmittelbar auf die Gefühle und das Stresslevel auswirken und sogar auf Lernfähigkeit, Gedächtnis und Entscheidungsfähigkeit. Umgekehrt beeinflussen die Emotionen des Gehirns den Verdauungstrakt. Wut, Angst, Traurigkeit, Freude und andere Emotionen können Symptome in Magen und Darm auslösen.

Inzwischen belegen immer mehr wissenschaftliche Studien, dass unsere Ernährung sich auf unsere Gefühle auswirkt. Außerdem zeigt sich, dass die Darmgesundheit eine große Bedeutung für Krankheiten wie Osteoporose, Autismus, Depressionen und Autoimmunerkrankungen hat.

Nachfolgend drei Studien, die für die Verbindung zwischen Gehirn und Darm sehr aufschlussreich sind:

Was Sie essen, kann unmittelbar Ihre Stimmung beeinflussen. Belgische Wissenschaftler fanden heraus, dass der Verzehr von Fett unsere Stimmung hebt und uns glücklicher macht.[58] Deshalb trösten sich Menschen gerne mit Essen, wenn sie traurig oder gestresst sind.

Chronischer Stress kann Heißhungerattacken auf bestimmte Lebensmittel auslösen. Mit Mäusen durchgeführte Studien belegen, dass diese Tiere bei chronischem sozialem Stress fett- und kalorienreiche Nahrung bevorzugen und stärker zunehmen als weniger gestresste Vergleichsmäuse.[59] Zudem entdeckten Forscher, dass der Bauch dem Gehirn sagt, was gegessen werden soll, und nicht umgekehrt. Unter Stress produziert der Verdauungstrakt Ghrelin, ein Hormon, das im Gehirn Hungergefühle stimuliert. Ghrelin bewirkt, dass das Gehirn Essen aufregender findet, vor allem wenn es fett- und kalorienreich ist.

Ihre Ernährung beeinflusst Ihre Darmflora, und die Darmbakterien beeinflussen Ihr Gehirn. Neurowissenschaftler haben herausgefunden, dass die guten Bakterien im Darm, die sie als »Darm-Mikrobiom« bezeichnen, als zusätzliche DNA agieren. Diese Bakterien können Ihre Genfunktion verändern. Mit anderen Worten: Wenn Sie durch gesunde Ernährung eine gesunde Darmflora fördern, wirken die Darmbakterien sich positiv auf Ihre ganze Gesundheit aus, und zwar ungeachtet möglicher genetischer Prädispositionen.[60]

Eine weitere wichtige neurowissenschaftliche Entdeckung ist, dass Ihre Darmbakterien unaufhörlich mit Ihrem Gehirn kommunizieren. Das Darm-Mikrobiom beeinflusst vom Säuglingsalter bis zum Erwachsenen, wie das Gehirn verdrahtet wird, was sich unmittelbar auf Gefühlsleben, Lernvermögen, Gedächtnis und den Umgang mit Stress auswirkt. Ist das Darm-Mikrobiom gesund, sendet es glückliche Signale ans Gehirn. Wenn nicht, schickt es nervöse, ängstliche Signale. Wegen dieser Signale erforschen Neurowissenschaftler derzeit, wie man über die Beeinflussung der Darmflora stressbezogene Erkrankungen wie Depressionen, Reizdarmsyndrom und chronisch entzündliche Darmerkrankungen (CED) behandeln kann.[61]

Mit anderen Worten: Es ist von großer Bedeutung, was Sie essen, was Sie verdauen und absorbieren. Ihr Darm ist verantwortlich dafür, wie Sie sich fühlen, wie Sie sich verhalten, worauf Sie sich konzentrieren, ob Sie gut schlafen oder nicht und wie es insgesamt um Ihre Gesundheit und Lebensfreude bestellt ist. Wenn Sie gut für Ihren Darm sorgen, hat das eine tiefe Wirkung auf Ihr gesamtes Geist-Körper-System.

Ziele erreichen: Wie Ihre Darmgesundheit sich auf Ihre Willenskraft auswirkt

Seit vielen Jahren lehrt Louise, dass es von zentraler Bedeutung ist, wie Sie denken und was Sie essen. Immer schon wusste sie intuitiv um die Verbundenheit von Geist und Darm, denn sie hat es selbst erfahren, als sie ihre Ernährung änderte. Wenn Leute zu ihr kommen und sagen: »Es fällt mir schwer, meinen Affirmationen treu zu bleiben, was soll ich tun?«, erwidert sie: »Was hast du zum Frühstück gegessen?« (Dass sie damit für überraschte Gesichter sorgt, können Sie sich sicher vorstellen!)

Als Nächstes führt sie mit ihnen ein sehr interessantes Gespräch darüber, wie segensreich sich eine Änderung ihrer Ernährungsgewohnheiten auswirken kann. Gesundes Essen sorgt nämlich nicht nur für Konzentrationsvermögen und Glücksgefühle, es stärkt auch unsere Willenskraft.

Wenn Sie ein Ziel erreichen möchten, spielt Ihr Darm dabei eine wichtigere Rolle, als Sie denken.

Mit der Willenskraft befassen sich die Sozialwissenschaften besonders häufig, weil Experten glauben, dass sie, zusammen mit der Intelligenz, der wichtigste Faktor für Lebenserfolg ist. Willenskraft wird als Selbstkontrolle oder die Fähigkeit definiert, Versuchungen zu widerstehen, die Sie vom Erreichen Ihres Ziels abhalten könnten.

Bei einer im Jahr 2011 veröffentlichten Studie über die Stressbelastung der US-Bevölkerung gaben 27 Prozent der Befragten an, dass ihr Mangel an Willenskraft der Hauptgrund dafür ist, dass sie ihr Leben nicht positiv verändern.[62] Bei einer anderen Studie wurden über eine Million Teilnehmer gefragt, was sie für ihre persönlichen Tugenden hielten. Dabei wurde die Willenskraft an letzter Stelle genannt.[63]

In seinem Buch *Die Macht der Disziplin: Wie wir unseren Willen trainieren können* geht der Psychologe Roy F. Baumeister der Frage nach, wie sich die Willenskraft stärken lässt. Er fand heraus, dass die Willenskraft keine Eigenschaft ist, die nur wenige Glückliche besitzen. Jeder Mensch hat sie, aber man muss sie nähren und wie einen Muskel trainieren.

Nähren im ganz physischen Sinne muss man sie, weil sie – überraschenderweise – vom Blutzuckerspiegel abhängig ist. Ist Ihr Blutzuckerspiegel niedrig, haben Sie wenig Willenskraft. Ist er stabil, haben Sie mehr Willenskraft. Welche Auswirkungen hat das wohl auf Menschen, die Diät machen und sich Essen vorenthalten, obwohl sie Hungersignale von ihrem Körper empfangen? Wenn wir hungrig sind, fällt der Blutzuckerspiegel. Wenn Sie dann etwas essen, steigt der Blutzuckerspiegel wieder auf den Normalwert, und höchstwahrscheinlich ist Ihre Willenskraft dann größer.[64] Baumeister betont, dass es aber auch darauf ankommt, was Sie essen. Wenn Sie stark zuckerhaltige Speisen essen, die Ihren Blutzucker kurzfristig in die Höhe treiben, erreichen Sie keine stabile Willenskraft. Mit dem Blutzuckerspiegel sackt nach dem kurzen Höhenflug auch Ihre Willenskraft wieder in den Keller.

Bedenken Sie aber, dass Sie, wenn bei Ihnen eine Resorptionsstörung oder eine Darm-Dysbiose vorliegt, auch bei gesunder und regelmäßiger Ernährung unter starken Blutzuckerschwankungen leiden können. Wenn Sie Ihre Verdauung heilen, werden Sie in aller Regel feststellen, dass Ihre Willenskraft zunimmt.

Natürlich ist bei der Willenskraft der Blutzuckerspiegel nicht der einzige Faktor. Baumeister betont, dass die Willenskraft wie ein Muskel aufgebaut werden muss. Die Herausforderung besteht darin, dass Sie diesen »Muskel« auch dafür nutzen, Entscheidungen zu treffen. Wenn Sie also viel hin und her überlegen, ob Sie einer Versuchung nachgeben sollen oder nicht, werden Sie diesen Muskel ermüden und Ihre Willenskraft schwächen.

Deutsche Forscher haben herausgefunden, dass Menschen im Schnitt vier Stunden täglich damit verbringen, Versuchungen zu widerstehen, um ihre Ziele zu erreichen. Die

Versuchung, der sie am häufigsten widerstehen mussten, war die, zu essen. Darauf folgten die Versuchung, einzuschlafen, der Drang, sich eine unterhaltsame Pause zu gönnen, und der Wunsch, im Internet zu surfen.[65] Zu widerstehen gelang den Teilnehmern der Studie nur bei der Hälfte der Versuchungen, mit denen sie konfrontiert waren. Daher, das haben Baumeister und seine Kollegen herausgefunden, strukturieren erfolgreiche Menschen ihr Leben so, dass sie nicht zu vielen Versuchungen ausgesetzt sind – zum Beispiel, indem sie nur gesundes Essen zu Hause aufbewahren. Wenn kein Junkfood greifbar ist, gibt es eine Versuchung weniger zu überwinden, und man kann seinen Willenskraft-Muskel für Wichtigeres nutzen.

Essen und Körpergewicht: Wie wir in den Schlankheitsmodus kommen

Im 2. Kapitel sagten wir, dass das Gewicht nicht der wichtigste Gesundheitsindikator ist. Doch wir wissen, dass viele Menschen ein gesundes Gewicht anstreben. In diesem Kapitel haben Sie gesehen, dass es zu Übergewicht führen kann, wenn dem Körper gesunde, vollwertige Nahrung vorenthalten wird, weil das Heißhungerattacken auslösen kann und Sie zu viel essen. Und wenn Sie nichts essen, obwohl Sie hungrig sind, untergraben Sie damit Ihre Willenskraft und setzen einen Teufelskreis in Gang.

Wie wird man also auf natürliche Weise schlank? Der erste Schritt besteht darin, dass Sie sich selbst und Ihren Körper so lieben und akzeptieren, wie Sie sind. Ein weiterer wichtiger Schritt ist es, Ihrem Körper die Nahrungsmittel zu geben, die er braucht, um gut zu funktionieren. Mit anderen Worten: Sie sollten auf Ihren Körper hören und gesunde, vollwertige Lebensmittel auswählen, die seine Bedürfnisse erfüllen.

Wenn Sie Kalorien zählen und Regeln befolgen, hören Sie auf andere Leute, nicht auf Ihren Körper. Sie berücksichtigen dann nicht die besonderen Bedürfnisse Ihres Körpers, der vielleicht an einem Tag mehr Essen benötigt und an einem anderen weniger. Kalorien zu zählen und Essen abzuwiegen kann außerdem einen Teufelskreis der Selbstverurteilung in Gang setzen, wenn Sie mehr essen, als Sie essen »sollten«.

Um ihre Bulimie zu überwinden, musste Heather lernen, ihrem Körper und ihrem Appetit zu vertrauen. Vor ihrer Heilung zählte sie peinlich genau Kalorien und folgte allen Regeln, um fit und dünn zu bleiben. Diese Regeln bewirkten, dass sie sich wie in einem Gefängnis fühlte und ständig kontrollierte, ob sie alles richtig machte. Als sie anfing, auf ihren Körper zu hören, machte ihre Heilung schnell Fortschritte. Anfangs litt sie unter Resorptionsstörungen und anderen Verdauungsproblemen, weswegen ihr Körper sehr hungrig war. Ihr Blutzuckerspiegel schwankte stark, was bewirkte, dass sie viel mehr aß als früher. Ihr Appetit war so groß, dass sie sich deshalb Sorgen machte. Da sie aber stets gesunde Lebensmittel zu sich nahm, beschloss sie, einfach ihrem Körper zu vertrauen und zu beobachten, was geschah. Sie wusste, wenn sie nicht lernte, ihrem Körper zu vertrauen, würde sie nie herausfinden, welches Potenzial in ihm steckte. Affirmationen und Spiegelarbeit halfen ihr, sich dem Prozess anzuvertrauen.

Es dauerte etwa zwei Jahre, bis Heathers Appetit sich wieder normalisiert hatte. Nachdem sie über ein Jahrzehnt an Bulimie gelitten hatte, musste ihr Darm heilen, ihr Blutzuckerspiegel sich stabilisieren, und die Hormone, die Appetit und Sättigungsgefühl steuern, mussten wieder ins Gleichgewicht kommen. Während dieser Zeit nahm sie etwas zu. Doch weil sie sich gut über den Heilungsprozess informiert hatte, wusste sie, dass das im Zuge der Heilung des Stoffwechsels völlig normal ist.

In ihrem Buch *The Schwarzbein Principle II* schreibt die Ärztin Diana Schwarzbein, dass Sie, wenn Sie Ihren Stoffwechsel geschädigt haben, während der Heilung höchstwahrscheinlich zunehmen werden. Wenn Sie sich gesund ernähren, erholt sich Ihr Stoffwechsel, und dann werden Sie Ihr persönliches Wohlfühlgewicht viel leichter erreichen.[66] Als Heather sich nicht mehr an Kalorien und Vorschriften gebunden fühlte, gab sie sich die Freiheit, sich von ihrem Körper und ihrem natürlichen Appetit führen zu lassen.

Nach einer Schwangerschaft fühlen sich viele Frauen dem Druck ausgesetzt, sofort wieder abnehmen zu müssen. Diese Art zu denken kann den Stoffwechsel schädigen. Von der Empfängnis bis zur Geburt macht der Körper einer Schwangeren viele Veränderungen durch, die sich auf alle Organsysteme auswirken. Nach der Geburt bekommen die frisch gebackenen Mütter oft weniger Schlaf und konzentrieren sich ganz darauf, rund um die Uhr für dieses kostbare kleine Wesen da zu sein.

In der traditionellen chinesischen Medizin spielt für eine gute Verdauung und ein gesundes Körpergewicht das *Qi* die zentrale Rolle. Qi bedeutet Energie. Der Qi-Bedarf ist von Mensch zu Mensch verschieden. Für viele Frauen kann es sinnvoll sein, nach einer Schwangerschaft nur langsam Gewicht zu verlieren: So können sie mehr Qi speichern, was auf lange Sicht gesünder ist.

Da Ahlea das wusste, konzentrierte sie sich nach der Geburt ihres Kindes darauf, sich gesund zu ernähren und Energie aufzubauen. Statt dem Druck nachzugeben, den die Gesellschaft mit ihren Schlankheitsidealen auf Frauen ausübt, machte sie einfach ihre Affirmationen und konzentrierte sich darauf, gesund zu bleiben und sich darüber zu freuen, wie wunderbar ihr Körper Milch produzierte, um das Baby zu stillen. Sie nahm langsamer, aber völlig natürlich ab. Das ermöglichte es ihr, ihrem Körper Wertschätzung entgegenzubringen, statt sich in ihm unwohl zu fühlen.

Der Schlüssel hierbei ist, dass wir einen zugleich geheimnisvollen und wunderbaren Körper haben. Wenn Sie ihn lieben, gute Entscheidungen zu seinem Wohl treffen und ihm die Zeit geben, die er braucht, reagiert er darauf, indem er nach und nach eine dauerhaft gute Gesundheit und das für Sie optimale Gewicht entwickelt. Wenn Sie beginnen, Sport zu treiben, wird Ihr Körper zunächst eine gewisse Zeit lang Muskeln aufbauen, bevor er das überschüssige Fett abbaut. Während dieser Zeit wird es Ihnen so vorkommen, als ob Sie noch dicker werden. Wenn Sie dann Angst bekommen, könnten Sie zu drastischen Maßnahmen greifen oder ganz mit dem Training aufhören. Wenn Sie aber vertrauen, werden Sie feststellen, dass Ihr Körper nach einiger Zeit zu einem neuen Gleichgewicht findet und schlanker sein wird als zuvor.

Denken Sie daran: *Machen Sie Ihren Körper niemals zur Zielscheibe von Selbsthass!* Sehen Sie ihn immer im Licht der Liebe. Louise lehrt, dass Übergewicht Ausdruck eines starken Schutzbedürfnisses ist – ein übergewichtiger Mensch sucht Schutz vor Verletzungen, Beleidigungen, Kritik, Gewalt, Sexualität, sexuellen Avancen und dem Leben insgesamt. Louise hat an sich selbst beobachtet, dass sie immer dann ein paar Pfund zunahm, wenn sie sich unsicher und unwohl fühlte. Wenn die Bedrohung und das Unbehagen verschwanden, verlor sie die Pfunde rasch wieder. Sie erkannte, dass es Zeit- und Energieverschwendung ist, gegen das Fett anzukämpfen. Im Lauf der Jahrzehnte hat sie unzählige Menschen an den jeweils aktuellen Modediäten scheitern sehen.

Die Übungen am Ende dieses Kapitels zeigen Ihnen einen besseren Weg: Sich selbst zu lieben, sich sicher und geborgen zu fühlen, dem eigenen Körper und dem Leben insgesamt vertrauen – das versetzt Sie in die Lage, gute, gesunde Entscheidungen für Ihren Körper zu treffen.

Erfahrungen unserer Klienten

Ahleas Gabe, die Botschaften des Körpers und der Organe ihrer Klienten wahrnehmen zu können, ermöglicht es ihr, zu sehen, zu hören und zu fühlen, was im Körper ihrer Klienten vor sich geht, wenn sie, was Essen, Gedanken und Lebensweise angeht, keine liebevollen Entscheidungen treffen. Hier die Muster, die Ahlea am häufigsten beobachtet:

- Die Leber wird ins Zwerchfell eingezogen und trocknet aus, während sie sich abmüht, ihre Aufgabe zu erfüllen. Wenn die Leber zu trocken ist, erzeugt sie Trockenheit im Zwölffingerdarm, was den Verdauungsprozess zusätzlich belastet.
- Die Schließmuskeln (jene Muskelringe, die Durchgänge im Magen-Darm-Trakt öffnen und verschließen, etwa am Mageneingang und am Anus) neigen dazu, Dinge zurück-

zuhalten, und verlieren ihre natürliche Fähigkeit, das zu verdauende Material leicht und mühelos durch den Körper fließen zu lassen. (Beispielsweise kann ein Säurereflux entstehen, wenn der untere *Ösophagussphinkter nicht richtig arbeitet.*)

- Der Kot wird hart, trocken und staut sich im Dickdarm an, was zu Verstopfung und bakterieller Überwucherung beiträgt.

Wenn Ahlea mit ihren Klienten arbeitet und ihnen zeigt, wie man liebevolle Entscheidungen trifft, reagiert der Körper. Nach ungefähr zehn Sitzungen beginnen die Organe ihrer Klienten zu heilen. Der Körper ist ein Wunder, und Ahlea erlebt immer wieder, wie schön die Organe reagieren, wenn man ihnen zuhört und sie liebevoll behandelt.

An den folgenden Beispielen werden Sie sehen, wie gut das Verdauungssystem auf gesundes Essen, liebevolle Gedanken und positive Veränderungen des Lebensstils anspricht.

Carter: Depressionen, Stimmungsschwankungen und chronische Müdigkeit

Carter, ein Mann über siebzig, kam mit Depressionen, Stimmungsschwankungen und chronischer Müdigkeit zu Ahlea. Davon abgesehen war sein Gesundheitszustand relativ gut, aber er wollte sich gerne besser fühlen und gesund alt werden. Carter ernährte sich ziemlich gesund, daher hörte Ahlea, was seine Organe ihr mitteilen wollten und wonach sein Körper verlangte. Sie empfahl ihm, seine Ernährung um bestimmte Kräuter zu ergänzen und ein Bewegungstraining zu beginnen, um seinen Körper energetisch und strukturell zu kräftigen.

Carter griff diese Vorschläge begeistert auf und machte rasch große Fortschritte. Er fühlte sich glücklicher und vitaler, seine Körperkraft und sein Muskeltonus verbesserten sich. Die Leute sagten ihm, dass er viel besser aussähe als früher. Doch es gab immer noch einige schwierige Stimmungsschwankungen, die er gerne ausbalancieren wollte.

Ahlea beriet sich mit Heather, und sie gelangten zu dem Schluss, Carters Methylierung testen zu lassen, denn nicht nur für einen ausgeglichenen Gefühlshaushalt, sondern auch für Langlebigkeit ist das ein wichtiger Faktor. Durch einen genetischen Test stellte sich heraus, dass bei Carter MTHFR vorlag. Durch eine Umstellung seiner Ernährung und die zusätzliche Einnahme bestimmter Vitamine, Mineralien und Kräuter gelang es Carter, gefühlsmäßig ausgeglichener zu werden. Seine Familie und seine Freunde bemerkten schon bald eine deutliche Veränderung und waren erstaunt über seine Fortschritte.

Carter ist ein gutes Beispiel dafür, wie mit gesunder Ernährung, einem verbesserten Lebensstil und Nahrungsergänzungsmitteln eine genetische Störung positiv beeinflusst werden kann, die sich vorher durch lästige Symptome bemerkbar machte.

Becky: bipolare Persönlichkeitsstörung

Becky, eine Frau Anfang fünfzig, suchte Heather auf, nachdem bei ihr eine bipolare Störung diagnostiziert worden war. Diese Erkrankung äußert sich in extremen Stimmungsschwankungen, wobei Phasen der Überaktivität sich mit Zeiten starker Erschöpfung und Depression abwechseln.

Becky, die sich vegan ernährte, musste wegen ihrer bipolaren Störung drei Medikamente einnehmen. Sie gab zu, ein Workaholic zu sein. Dafür, sich Essen zu kochen, hatte sie kaum Zeit, weswegen sie sich hauptsächlich von Brot und Junkfood ernährte. Zusätzlich zu ihren psychischen Symptomen litt sie unter Blähungen, Verstopfung, schrecklichen prämenstruellen Beschwerden, Heißhungerattacken und Energiemangel. Becky glaubte, mit ihrem Gehirn stimme etwas nicht. Sie fürchtete, ihre bipolaren Symptome seien unheilbar, und war dementsprechend mutlos.

Heather erzählte Becky von den Forschungen Dr. Natasha Campbell-McBrides, die nachweisen konnte, dass Menschen, bei denen bipolare Störungen, Depressionen, ADHS, Schizophrenie oder Zwangsneurosen vorliegen, allesamt unter Verdauungsstörungen leiden. Auch informierte sie Becky über neue Forschungsergebnisse, wonach eine Verbindung zwischen bipolaren Störungen, Mineralstoffmangel und Methylierung besteht. Das schenkte Becky neuen Mut, und sie nahm in ihrem Leben einige Veränderungen vor.

Der erste Schritt, zu dem Heather ihr riet, bestand in Veränderungen ihrer Lebensweise: weniger Arbeit, mehr Schlaf, Affirmationen und insgesamt ein liebevollerer Umgang mit sich selbst. Das verlieh Becky die Energie, ihr Essverhalten zu ändern. Heather half ihr, ihre Ernährung umzustellen, und empfahl ihr geeignete Nahrungsergänzungsmittel, um die Methylierung zu verbessern, damit Beckys Verdauung und Nervensystem heilen konnten.

Ganz wichtig war, dass Becky ihren Blutzuckerspiegel stabilisierte und als Nahrungsergänzung Vitamin B_{12} und Zink einnahm, weil es ihrer veganen Kost an diesen Nährstoffen mangelte. Nach einiger Zeit war Becky bereit, ihre Kost um etwas tierisches Eiweiß zu ergänzen. Sie wurde emotional stabiler, und ihr Gesundheitszustand verbesserte sich zusehends.

Nach drei Monaten fühlte Becky sich besser. Sie nahm sich mehr Zeit für sich selbst und arbeitete weniger. Da sie immer noch Medikamente einnahm, besprach sie alle Veränderungen, die sie vornahm, mit ihrem Arzt. Glücklicherweise war dieser Arzt darüber informiert, dass Beckys psychische Erkrankung mit genetischen Mutationen in Zusammenhang stehen konnte, und unterstützte die von Heather vorgeschlagenen Maßnahmen. Innerhalb eines Jahres veränderte Becky ihre Ernährung grundlegend. Ihr Zustand besserte sich so, dass die Medikamente abgesetzt werden konnten. Sie behandelte ihren Körper liebevoll und fürsorglich und hielt sich genau an Heathers Ratschläge zur Verbesserung der Methylierung.

Da Becky viel auf Reisen ist, fällt es ihr nicht immer leicht, ihren Ernährungsplan einzuhalten und an die Einnahme ihrer Nahrungsergänzungsmittel zu denken – aber sie ist sanft und geduldig mit sich und bereit, aus Fehlern zu lernen.

Cara: Cushing-Syndrom und Bulimie

Cara, eine Frau Mitte dreißig, suchte Ahlea auf, weil sie am Cushing-Syndrom und an Bulimie erkrankt war.

Beim Cushing-Syndrom kommt es zu einer Überproduktion des Stresshormons Cortisol. Das führt zu starken Schmerzen und Symptomen wie Akne, Bauchfettsucht, Neigung zu blauen Flecken, Muskelschwäche und Knochenschwund.[67]

Cara litt an Schmerzen im ganzen Körper, einschließlich ihrer Gelenke und des Verdauungssystems. Joghurt und Diätlimonaden waren das Einzige, was sie halbwegs vertragen konnte. Als Ahlea Caras Körper zuhörte, bemerkte sie die Angst in Caras Organen. Sie erkannte außerdem, dass Caras Körper starke Bitterkeit gegen ihren Ehemann empfand.

Ahlea erkannte, dass diese Frau ein Gefühl der Sicherheit entwickeln musste, um das Leben besser verdauen zu können. Daher verordnete sie ihr passende Affirmationen und Spiegelarbeit. Außerdem entwickelten sie gemeinsam einen Ernährungsplan, um Caras Körper besser mit Nährstoffen zu versorgen. Cara war einverstanden, als ersten Schritt auf Diätlimonade zu verzichten und stattdessen täglich Wasser mit frisch gepresstem Zitronensaft und hochwertige Gemüsesäfte zu trinken.

Nach einiger Zeit kehrten Caras Stärke und Energie zurück, und die Schmerzen verschwanden. Als sie sich kräftiger fühlte, konnte sie sich den Grollgefühlen stellen, die sie gegenüber ihrem Mann hegte. Ahlea beriet sie, wie sie ihre Bedürfnisse gegenüber ihrem Mann besser zum Ausdruck bringen konnte.

Während wir dieses Buch schreiben, macht Cara weiterhin wunderbare Fortschritte und fühlt sich besser als je zuvor. Ihre Gesundheitsreise mit Ahlea geht weiter. Dazu wird, als nächster Schritt ihrer Genesung, auch ein Methylierungsplan gehören.

Mindy: Gewichtsverlust und Heilung des Stoffwechsels

Mindy, eine Managerin Mitte fünfzig, suchte Ahlea auf, weil sie abnehmen und sich vitaler fühlen wollte. Sie war sehr ehrgeizig und arbeitete hart als Geschäftsführerin eines großen Unternehmens. Sie war es gewohnt, aktiv zu handeln und Dinge energisch voranzutreiben.

Als Ahlea in Mindys Körper hineinhorchte, zeigte sich, dass ihre Organe und ihr ganzes Körpergewebe förmlich nach Ruhe und Erholung schrien. Mindys Stoffwechsel war durch Überarbeitung und zu viel Verantwortung geschädigt. Erholung kam in ihrem Leben einfach zu kurz. Ahlea erkannte, dass Mindys Körper von der ganzen Aktivität überanstrengt war. Sie würde ihr also raten müssen, sich auszuruhen, wusste aber, dass Mindy Aktivität bevorzugte. Ihre Klientin glaubte an harte Arbeit und daran, dass sie ihr Wunschgewicht am besten durch ein rigoroses Sportprogramm erreichen würde.

Ahlea fragte Mindy, ob sie bereit sei anzuerkennen, dass ihr Körper dringend Ruhe brauchte. Mindy war sich da nicht sicher, willigte aber ein, Ahleas Bitte zu folgen: sich während der ganzen Sitzung hinzulegen und auszuruhen.

Ahlea bat Mindy, sich auf eine Yogamatte zu legen, und führte etwas Energiearbeit an Mindys Organen durch. Mindy blieb skeptisch, war aber einverstanden, zu weiteren Ruhesitzungen zu kommen. Nach einem Monat hatte Mindy über vier Kilogramm abgenommen, sah erholter und jünger aus. Sie war so begeistert von diesen körperlichen Veränderungen, dass sie sich nun auch offen für Ahleas andere Vorschläge zeigte.

Mindy fing an, freundlicher zu ihrem Körper zu sein. Sie erkannte, dass Ruhe, Entspannung und fröhliche Freizeitaktivitäten wichtige Elemente eines ausgewogenen, gesunden Lebens sind.

Übungen, durch die Sie Ihren Körper besser kennenlernen und den Grundstein für eine gute Gesundheit legen

1. Das Leben besser verdauen

Gute Verdauung beginnt damit, wie Sie generell das Leben »verdauen«. Wenn Sie ängstlich sind oder dem Leben nicht vertrauen, neigen Sie dazu, sich auf Dinge zu konzentrieren, die Sie in diesem Glauben bestärken. Aber das sind nur Gedanken, und Gedanken lassen sich ändern!

Wir haben einige Tipps für Sie zusammengestellt, wie Sie sich selbst mehr Liebe schenken und lernen können, sich sicher und geborgen zu fühlen. Wählen Sie etwas aus dieser Liste, das sich für Sie gut anfühlt, und praktizieren Sie es täglich.

- **Praktizieren Sie beharrlich Spiegelarbeit und Affirmationen** (siehe nächster Abschnitt).

- **Küssen Sie Ihre Hand und sagen Sie: »Ich liebe dich.«**

- **Umarmen Sie sich selbst.**

- **Sagen Sie Ihrem Körper, wie sehr Sie ihn lieben,** wenn Sie in den Spiegel schauen, zwischendurch im Alltag, beim Sport und immer dann, wenn Sie an ihn denken. Sagen Sie Ihrem Körper, wie dankbar Sie sind, dass er für Sie da ist und dass er Sie auf starken Beinen von Ort zu Ort trägt. Wählen Sie etwas aus, wofür Sie an Ihrem Körper dankbar sind, und sagen Sie Ihrem Körper, wie sehr Sie ihn lieben.

- **Essen Sie bewusst und betreiben Sie dabei kein Multitasking.** Wenn Sie sich zu einer Mahlzeit hinsetzen, schalten Sie den Fernseher aus und beschäftigen Sie sich nicht mit Smartphone oder Computer. Sorgen Sie dafür, dass Sie in Ruhe essen können und konzentrieren Sie sich ganz auf die sinnliche Erfahrung des Essens. Bringen Sie dabei dem Essen und Ihrem Körper Liebe entgegen. Genießen Sie das Essen! Wenn Sie gestresst sind, nehmen Sie sich vorher die Zeit, tief durchzuatmen und sich zu entspannen, damit Ihr Körper zur Ruhe kommt und die Mahlzeit gut verdauen kann.

- **Umgeben Sie sich mit Dingen, die in Ihnen Liebe wecken.** Schreiben Sie Affirmationen auf kleine Zettel, die Sie auf Computer, Kühlschrank, Badezimmerspiegel oder ins Auto kleben. Stellen Sie dort, wo Sie daran erinnert werden möchten, gut zu sich selbst zu sein, hübsche Andenken auf, die in Ihnen liebevolle Erinnerungen wecken.

- **Konsumieren Sie keine Medienangebote, die negatives Denken verstärken.** Schalten Sie die Nachrichten aus, lesen Sie keine Frauenzeitschriften, die Körpergewicht und perfektes Aussehen in den Mittelpunkt stellen, und schauen Sie sich nur Filme und Fernsehsendungen an, die inspirieren und ermutigen.

- **Verbringen Sie mehr Zeit mit Freunden,** die Sie darin unterstützen, liebevolle Veränderungen in Ihrem Leben vorzunehmen, und verbringen Sie weniger Zeit mit Freunden, die Ihre neuen gesunden Gewohnheiten nicht unterstützen.

- **Üben Sie, dem Leben zu vertrauen.** Wenn sich Ängste bemerkbar machen, affirmieren Sie: Alles ist gut. Alles entfaltet sich zu meinem höchsten Wohl. Aus dieser Situation entsteht nur Gutes. Ich bin immer sicher und geborgen.

- **Machen Sie sich bewusst,** dass Sie nur für sich selbst verantwortlich sind. Manche Menschen übernehmen die Verantwortung für den Stress, die Krankheiten und Gefühle ihrer Ehepartner, Kinder, sonstigen Verwandten, Freunde, Kunden, Kollegen und aller anderen, die ihnen wichtig sind. Wenn Sie sich vom Stress und der Aufregung anderer anstecken lassen, hat das negative Auswirkungen auf Ihr eigenes Stresslevel und Ihre Gesundheit. Sie nehmen den Stress der anderen auf sich. Schenken Sie ihnen Liebe, statt sich ihren Stress und ihre Probleme aufzubürden. Senden Sie ihnen eine liebevolle Affirmation, zum Beispiel: *Liebevoll löse ich mich von dieser Energie. Die anderen sind frei, und ich bin frei. In meinem Herzen ist jetzt alles gut.* Lassen Sie den energetischen Stress hinter sich und vertrauen Sie darauf, dass die Energie der Liebe die größte Heilkraft ist.

- **Bitten Sie das Leben, Ihnen zu helfen.** Wenn Sie sich gestresst oder wütend fühlen, schauen Sie, wo Sie etwas erzwingen wollen. Lernen Sie, zuzulassen, statt Dinge erzwingen zu wollen. Bitten Sie das Leben um Hilfe und lassen Sie dann zu, dass die Dinge sich harmonisch fügen.

- **Führen Sie ein Dankbarkeitstagebuch.** Das, worauf Sie sich konzentrieren, vermehrt sich und wächst. Notieren Sie deshalb all die wunderbaren Dinge, die Sie während des Tages erleben und für die Sie dankbar sind. Denken Sie daran, dass man auch für kleine Dinge dankbar sein kann, etwa für das wohlige Schnurren der Katze, einen schwanzwedelnden Hund, ein lächelndes Kind, frisch duftende Bettwäsche, eine köstliche Mahlzeit, ein gutes Buch und dergleichen mehr. Wenn Sie das täglich tun, haben Sie bald ein Notizbuch voller Beweise, dass das Leben Sie liebt. Das wird Ihnen helfen, Zweifel zu besiegen. Außerdem hilft es Ihnen, positive Ziele zu entwickeln, und Dankbarkeit ist eine sehr heilsame Emotion, die wohltuend für Ihren Körper ist.

- **Lassen Sie Liebe Ihre geistige Nahrung sein, nicht Elend.** Fragen Sie sich während des Tages immer wieder, welche geistige Nahrung Sie aufnehmen. Wenn Sie bemerken, dass Sie sich auf Elend konzentrieren, richten Sie Ihre Aufmerksamkeit auf Liebe. Nehmen Sie liebevolle Gedanken und gesundes, nahrhaftes Essen in sich auf.

Gehen Sie vom Leiden in die Einfachheit. Fragen Sie sich, statt den harten Weg zu wählen, wie Sie sich das Leben leichter machen können. Machen Sie ein Spiel daraus, sich alles möglichst einfach und angenehm zu gestalten. Denken Sie daran: Leiden ist nicht notwendig!

2. Affirmationen

Machen Sie regelmäßig Ihre Spiegelarbeit? Damit bereiten Sie den Boden für viele Ihrer Gesundheitsziele. Hier sind zwei Affirmationsbehandlungen für die Arbeit vor dem Spiegel. Sie können sie auch als Meditationen verwenden.

BEHANDLUNG: »ICH AKZEPTIERE MEINE KÖRPERLICHE VOLLKOMMENHEIT«

Ich bin blühend gesund, glücklich, geheilt und vollkommen von Kopf bis Fuß. Jeder Teil meines Körpers befindet sich in einem Zustand der Vollkommenheit. Voller Freude breite ich die Arme aus und empfange das Leben. Meine Nerven, Muskeln und Knochen bringen Wohlgefühl und Leichtigkeit zum Ausdruck. Mein Geist und Körper sind flexibel und beweglich. Ich bin frei, in jede Richtung zu gehen, für die ich mich entscheide. Es ist eine Freude, in meinem Körper zu leben. Mein inneres Kind ist geliebt, geborgen und glücklich. Ich vergebe allen und alles. In meinem Körper und meiner Welt sehe ich nur Vollkommenheit. Das Leben liebt mich, und ich liebe das Leben. Und so ist es!

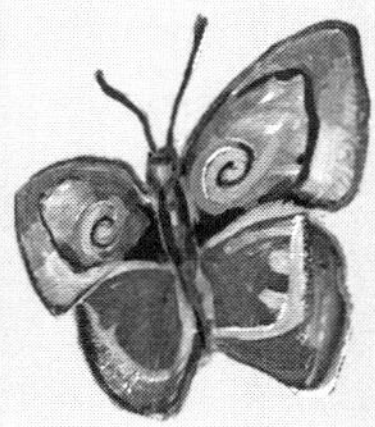

BEHANDLUNG UND MEDITATION: »GESUNDER KÖRPER, GESUNDER GEIST, GESUNDE VERDAUUNG«

Schließen Sie die Augen, atmen Sie tief durch und lassen Sie Ihren Geist ruhig und friedlich werden. Atmen Sie erneut tief durch und stimmen Sie sich auf Ihren Körper ein. Atmen Sie Liebe in Ihren Körper und fühlen Sie, dass Liebe Sie umhüllt.
Stellen Sie sich vor, dass Sie sich selbst liebevoll in die Augen schauen. Stellen Sie sich nun vor, dass Sie ein Gespräch mit sich selbst führen. Lösen Sie sich von aller Anspannung und sagen Sie:

Ich bin bereit loszulassen. Ich löse mich von aller Anspannung. Ich löse mich von aller Angst. Ich löse mich von aller Wut. Ich löse mich von allen Schuldgefühlen. Ich löse mich von aller Traurigkeit und allen alten Einschränkungen. Ich lasse los und bin im Frieden. Ich bin im Frieden mit mir selbst und dem Lauf des Lebens. Ich bin sicher und geborgen.

Sprechen Sie nun mit Ihrem Körper:

In meinem Körper zu leben ist wunderbar für mich. Ich freue mich, diesen Körper ausgewählt zu haben, denn er ist in diesem Leben perfekt für mich. Er hat die perfekte Größe, Form und Farbe. Er leistet mir gute Dienste. Ich staune über das Wunder meines Körpers. Ich wähle heilende Gedanken, die meinen Körper gesund erhalten und bewirken, dass ich mich noch besser fühle.

Ich achte auf die Nahrungsbedürfnisse meines Körpers und versorge ihn mit köstlicher, gesunder Nahrung. Ich trinke sauberes, klares Wasser und lasse es durch meinen Körper fließen, sodass es alle Unreinheiten wegspült.

Ich verdiene Heilung, und meine gesunden Zellen werden jeden Tag stärker. Ich bin geborgen. Mein Körper versteht es, sich selbst zu heilen, und ich vertraue darauf, dass das Leben meine Heilung in jeder Weise unterstützt. Wenn ich Hilfe brauche, hole ich die dafür richtigen Menschen in mein Leben. Jede Hand, die meinen Körper berührt, ist eine heilende Hand. Das gilt auch für meine eigenen Hände. Jeden Tag werde ich in jeder Hinsicht gesünder und gesünder.

Ich liebe und wertschätze meinen schönen Körper!

Meine Verdauung beginnt im Mund. Ich liebe meinen Mund. Ich nähre mich mit neuen Ideen. Ich bereite mir gesundes, bekömmliches Essen zu. Ich bin offen für neue Kochrezepte und Lebensmittel, die meinem Körper guttun. Mir schmecken das Leben und gesundes Essen! Ich esse langsam, genieße jeden Bissen und kaue gut, sodass das Essen für mich leicht verdaulich ist. Das tue ich aus Liebe zu meinem Körper. Ich liebe und wertschätze meinen wunderbaren Mund!

Ich liebe meinen Magen. Voller Freude verdaue ich meine Lebenserfahrungen und das gesunde, köstliche Essen, das ich verzehre. Das Leben ist einverstanden mit mir, und ich wähle Essen, mit dem mein Körper einverstanden ist. Es fällt mir leicht, das Essen zu verdauen und alle gesunden Nährstoffe aufzunehmen. Ich wähle Gedanken und Speisen, die mein Sein verherrlichen. Ich vertraue darauf, dass das Leben mir stets gibt, was ich brauche. So, wie ich bin, bin ich gut genug, und ich verdiene es, mir die Zeit zu nehmen, mein Essen in Ruhe zu verdauen. Ich assimiliere diesen Gedanken und mache ihn zu meiner Wahrheit. Ich liebe und wertschätze meinen wunderbaren Magen!

Ich liebe meine Leber. Ich löse mich von allem, was ich nicht mehr benötige. Freudig löse ich mich von Ärger, Kritik und Verachtung. Meine Leber versteht es, meinen Körper zu reinigen und zu heilen. Alles in meinem Leben vollzieht sich in göttlicher Ordnung. Alles, was geschieht, dient meinem höchsten Wohl und meiner größten Freude. Überall in meinem Leben finde ich Liebe. Ich liebe und wertschätze meine wunderbare Leber!

Ich liebe meinen Darm. Ich bin ein offener Kanal für Gutes, das mich frei durchströmt – großzügig und freudig. Ich gewöhne mir an, Speisen zu wählen, die mein Körper gut verdauen und verarbeiten kann, und die bewirken, dass ich vital, gesund, wohlgenährt und stark bin. Bereitwillig löse ich mich von allen Gedanken und Dingen, die mein Leben belasten und verstopfen. Alles in meinem Leben ist normal, harmonisch und vollkommen. Ich lebe ausschließlich im allgegenwärtigen Jetzt. Ich wähle Gedanken, die mich für den Fluss des Lebens öffnen. Aufnahme, Assimilation und Ausscheidung funktionieren bei mir perfekt. Ich liebe und wertschätze meinen wunderbaren Darm!

Stellen Sie sich nun vor, dass Sie sich an einen gedeckten Tisch setzen. Das kann jede tägliche Mahlzeit sein.

Ich bin so dankbar für dieses wunderbare Essen. Ich wähle das beste Essen für meinen Körper und segne es liebevoll. Ich wähle Speisen aus, die nahrhaft und köstlich sind. Gesunde Mahlzeiten zu planen ist eine Freude für mich, und es fällt mir leicht, jedes Essen köstlich zuzubereiten. Mein Körper liebt das perfekte Essen, das ich für ihn auswähle. Mahlzeiten sind Zeiten des Glücks, und mit jedem Bissen wird mein Körper gesünder und stärker.

Ich bin eins mit dem Leben, und das Leben liebt und unterstützt mich. Daher beanspruche ich für mich jederzeit perfekte, blühende Gesundheit. Mein Körper versteht es, sich gesund zu erhalten, und ich arbeite mit ihm zusammen, indem ich gesunde Speisen und Getränke zu mir nehme und meinem Körper ein Bewegungstraining gönne, das mir wirklich Spaß macht.

Liebevoll achte ich auf die Gedanken, die ich bezüglich meiner Gesundheit denke. Ich öffne mich für meine innere Weisheit und weiß, dass das Leben mich mit allem versorgt, was ich brauche, um neue gesunde Gewohnheiten zu entwickeln. Ich lasse mich von meinem Körper führen, im Vertrauen, dass mir alles, was ich wissen muss, zur rechten Zeit und am rechten Ort enthüllt wird.

Die Welt, in der ich lebe, ist sicher. Sie ist reich an gesunden Möglichkeiten, für die ich mich entscheiden kann. So entwickle ich neue, gesunde Gewohnheiten. Ich entscheide mich dafür, dass alle Gedanken und alle Speisen, die ich esse, Ausdruck meiner Liebe sind.

Dies ist ein neuer Tag. Ich bin mein neues Selbst. Ich denke anders, spreche anders und handle anders. Meine neue Welt ist ein Spiegelbild meines neuen Denkens. Es ist eine Freude, Samen für optimale Gesundheit zu pflanzen.

In mir finde ich alle Zutaten für gute Gesundheit. Ich öffne mich jetzt für die Erfolgsformel für Wohlbefinden, lasse sie mich durchströmen und sich in meinem Leben manifestieren. Dabei vollzieht sich alles im für mich richtigen Tempo. Das Leben führt mich zu jedem neuen Schritt, wenn ich dafür bereit bin. Ich verändere mich so, wie es für mich richtig und angemessen ist. Schritt für Schritt gelange ich zu immer größerer Gesundheit, Energie und Freude. Alles ist gut in meiner Welt.

Ich bin nicht meine Eltern und ich werde nicht ihre Krankheiten erneut erschaffen. Ich bin mein eigenes, einzigartiges Selbst. Gesund, glücklich und vollkommen gehe ich durchs Leben. Das ist die Wahrheit meines Seins. Alles ist gut in meinem Körper.

Ich bin offen und empfangsbereit für die heilenden Energien des Universums. Ich weiß, dass jede Zelle in meinem Körper intelligent ist und sich selbst heilen kann. Mein Körper strebt immer nach perfekter Gesundheit. Ich löse mich jetzt liebevoll von allem, was einer guten Gesundheit im Weg steht.

Ich informiere mich über gesunde Ernährung und versorge meinen Körper mit nahrhaftem, vollwertigem, heilkräftigem Essen. Ich denke nur gesunde Gedanken. Ich lösche und eliminiere Hass, Neid, Wut, Angst, Selbstmitleid, Scham und Schuldgefühle aus meinem Denken. Ich liebe meinen Körper. Ich sende allen Organen, Knochen, Muskeln und anderen Körperteilen Liebe. Ich überschütte die Zellen meines Körpers mit Liebe. Hier und jetzt akzeptiere ich Heilung und gute Gesundheit.

Diese Affirmationsbehandlungen und Meditationen sind unglaublich hilfreich. Wenn Sie sie anwenden, werden Sie sich von Tag zu Tag immer mehr lieben und akzeptieren. Achten Sie bewusst auf Ihre Gedanken, auf die Entscheidungen, die Sie im Alltag treffen, und auf alle auftretenden körperlichen oder emotionalen Symptome, denn daran können Sie ablesen, wie es um Ihr allgemeines Wohlbefinden bestellt ist. Die Idee dabei ist, dass Sie liebevoll Anpassungen vornehmen, statt sich zu verurteilen und sich Vorwürfe zu machen.

Natürliche Geschöpfe, natürliches Essen

Inzwischen wissen Sie, dass es in Ihrem Körper zwei lebenswichtige Prozesse gibt, die auf vollwertige Nahrung angewiesen sind: Verdauung und Methylierung. Daher sagen wir immer wieder: Wenn etwas nicht natürlich gewachsen ist, essen Sie es nicht! Wir sind natürliche Geschöpfe, und deshalb brauchen wir natürliche Nahrung. Wir haben gesehen, warum die Geschichte unserer Lebensmittelproduktion nichts damit zu tun hat, unseren natürlichen Körper mit gesunder Nahrung zu versorgen, sondern dass es nur darum ging, die rasch wachsende Bevölkerung satt zu machen. Die meisten Menschen sind inzwischen daran gewöhnt, dass es beim Essen heute vor allem auf Schnelligkeit ankommt, damit wir möglichst rasch wieder unseren täglichen Aufgaben nachgehen können.

Wir laden Sie ein, jetzt in diesem Moment tief durchzuatmen. Legen Sie eine Hand auf Ihre Brust und die andere auf den Bauch. Atmen Sie dreimal tief durch. Erinnern Sie sich daran, dass Sie gute Gesundheit verdienen. Sie verdienen es, dass Sie sich die Zeit nehmen, wieder zu erlernen, was wir Menschen in den letzten Jahrhunderten vergessen haben. Das können Sie aber nicht an einem Tag schaffen. Im Moment genügt es, wenn Sie zu sich sagen, wie sehr Sie sich lieben und wie sehr Sie Ihren Körper lieben. Sagen Sie sich, dass Sie in kleinen Schritten vorgehen können, so wie es sich für Sie gut anfühlt, dass Sie immer sicher und geborgen sind und dass alles gut ist in Ihrer Welt.

Im nächsten Kapitel werden Sie lernen, wie Sie die Botschaften Ihres Körpers deuten können. So stärken Sie Ihre Intuition und sind liebevoll zu sich selbst – im Interesse Ihrer Gesundheit.

4. KAPITEL

Schritt vier: Auf den eigenen Körper hören – ein machtvolles, aber wenig bekanntes Gesundheitsgeheimnis

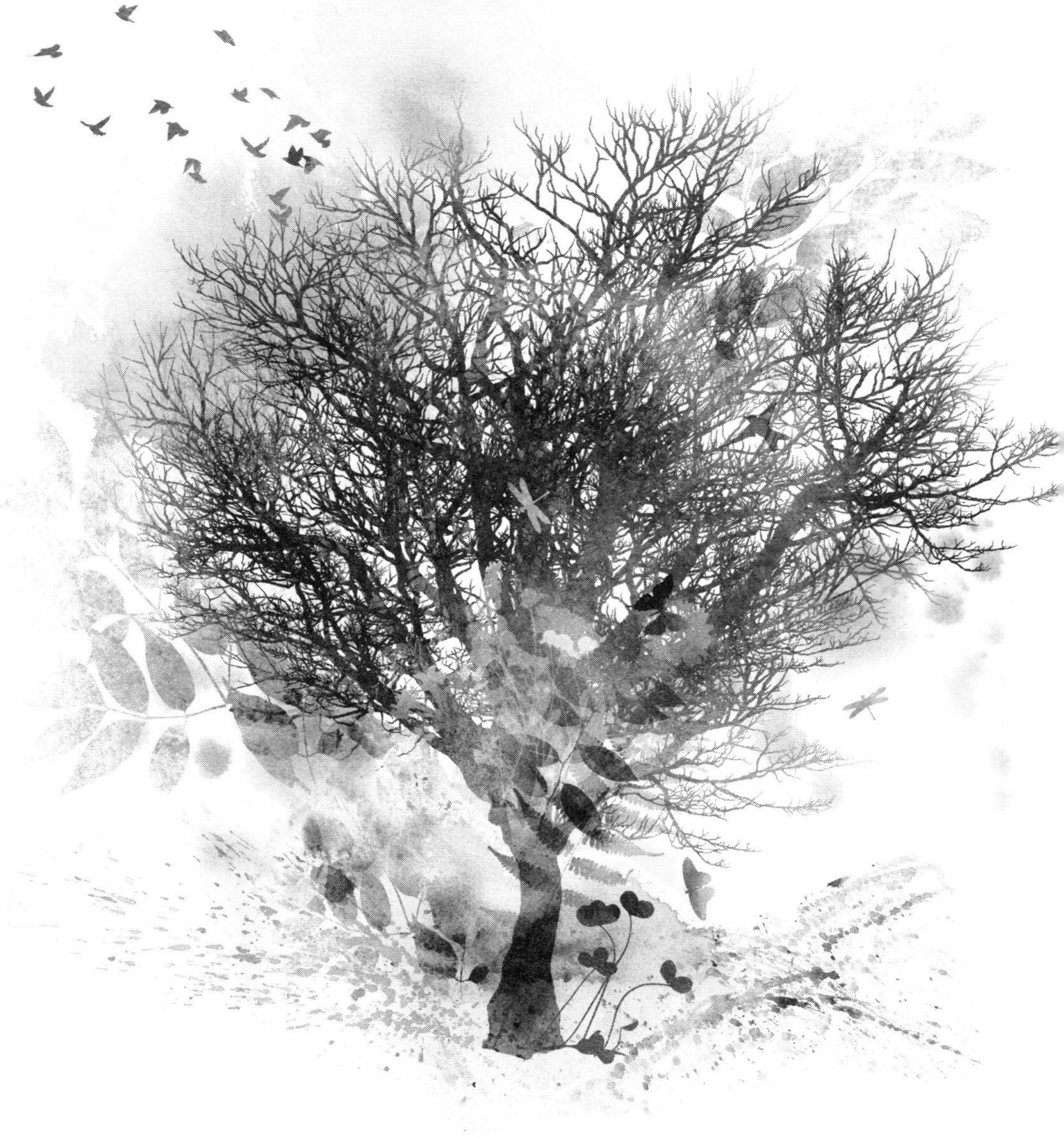

»Liebevoll höre ich auf die Botschaften meines Körpers.«

– Louise

Lange bevor es in Mode kam, von der Geist-Körper-Verbindung zu sprechen, veröffentlichte Louise ihr Buch *Heile deinen Körper*. Darin schrieb sie über den Zusammenhang zwischen der Entstehung von Krankheiten und bestimmten Denkmustern. In den nachfolgenden Jahren fanden sich immer mehr wissenschaftliche Beweise für die Verbindung zwischen Geist und Körper, doch viele Leute sind sich dessen immer noch nicht bewusst.

Vermutlich hat Ihnen nie jemand beigebracht, auf Ihren Körper, ja noch nicht einmal auf Ihre Gefühle zu hören. Wenn Sie sich an Ihre Kindheit erinnern, war es vermutlich sogar so, dass Ihnen gesagt wurde, es sei falsch, bestimmte Gefühle zu haben: »Sei nicht traurig.« Oder: »Das tut doch gar nicht weh.« Vielleicht hieß es, Sie wären »viel zu sensibel«. Wenn Sie auf die übliche Weise erzogen wurden, hat man Ihnen höchstwahrscheinlich vermittelt, dass konkrete Beweise, Wissenschaft und Vernunft wichtiger seien als Ihre Gefühle oder das, was Sie selbst zu wissen glaubten.

Träume, Instinkte, Intuition und außersinnliche Wahrnehmung (ASW) wurden als »Hokuspokus« oder »Träumerei« abgetan. Und wenn Sie einmal im Voraus wussten, was geschehen würde, war das »reiner Zufall«. Doch Studien belegen, dass über 50 Prozent der erwachsenen US-Amerikaner an ASW und mediale oder spirituelle Heilung glauben, obwohl es keine wissenschaftlichen Beweise für die Existenz solcher Phänomene gibt.[1]

Aus dem 3. Kapitel wissen wir, dass wir aus gutem Grund unserem »Bauchgefühl« trauen können – die Wissenschaft kennt diesen Grund erst seit den 1950er-Jahren. Und unser Körper gibt uns noch viele andere Hinweise, was gut oder nicht gut für uns ist. Wir müssen nur bereit sein, auf ihn zu hören. Gavin de Becker, Autor des Buches *Mut zur Angst*, erklärt Intuition so: Das Gehirn kann Informationen so schnell verarbeiten und daraus Schlüsse ziehen, dass wir gar nicht bewusst mitbekommen, wie und warum. Doch auch wenn wir bislang nicht wirklich erklären können, wie die Intuition, ASW oder innere Stimme funktionieren, besitzen wird doch alle diese Gabe.

De Becker weist darauf hin, dass das Wort Intuition vom lateinischen *tuere* stammt, was »schützen« oder »bewachen« bedeutet.[2] Das Leben liebt und beschützt uns ständig. Wenn wir auf unsere innere Führung hören, schenken wir dem Leben Vertrauen und sorgen liebevoll für unseren Körper.

Die leise Stimme im Inneren

Die Intuition arbeitet auf geheimnisvolle Weise. Ist es Ihnen nicht auch schon passiert, dass Sie etwas einfach »wussten«? Vielleicht denken Sie an eine Freundin, von der Sie schon länger nichts gehört haben, und im nächsten Moment ruft sie an. Oder Sie träumen etwas, das dann später tatsächlich eintrifft. Oder aus einem »Gefühl« heraus treffen Sie eine Entscheidung, die Ihnen später das Leben rettet. Das ist die Macht der Intuition.

Michael Lomonaco war Chefkoch des Restaurants *Windows on the World* hoch oben im Nordturm des World Trade Centers. Am 11. September 2001 hatte er eigentlich mittags einen Termin beim Optiker, um seine Brille reparieren zu lassen. Aber aus einem Gefühl heraus entschied er, den Optiker aufzusuchen, bevor er zur Arbeit ging.[3] So kam es, dass er sich in der Lobby des World Trade Centers befand, als das erste Flugzeug im Nordturm einschlug. Er konnte das Gebäude unverletzt verlassen. Wäre er direkt zur Arbeit gegangen, hätte er den Anschlag vermutlich nicht überlebt.

Obwohl viele Geschichten über die Intuition mit dramatischen Ereignissen zu tun haben, bei denen es um Leben oder Tod geht, spielt sie bei den kleinen Alltagsentscheidungen eine genauso wichtige Rolle. Die Talkmasterin Oprah Winfrey sagt von sich, dass sie alle ihre erfolgreichen Entscheidungen intuitiv getroffen hat. »Wenn du nicht weißt, was du tun sollst, tue nichts«, sagt sie. »Werde still, damit du die leise Stimme in dir hören kannst – dein inneres GPS, das dir die Richtung weist.«[4]

Auch Louise verlässt sich schon seit langer Zeit auf diese leise Stimme. Allerdings war das nicht immer so. Sie musste es erst trainieren. Anfangs benutzte sie ein Pendel (ein Gewicht, häufig ein Kristall, das an einer Schnur oder Kette hängt) als Hilfsmittel, um den Kontakt zu ihrem Unterbewusstsein herzustellen. (Wenn Sie mit einem Pendel arbeiten möchten, müssen Sie als Erstes herausfinden, wie es sich bewegt, wenn die Antwort Ja oder Nein lautet. Dann können Sie Ihre Frage stellen. Die Idee dabei ist, dass Ihr Unterbewusstsein die Bewegungen des Pendels beeinflusst. Wenn Sie im Umgang mit Ihrer Intuition unsicher sind, kann das Pendel Ihnen helfen, weil es die intuitiven Botschaften sichtbar macht.)

Anfangs benutzte Louise das Pendel für einfache Entscheidungen, zum Beispiel fragte sie, wenn sie auswärts aß, welches Gericht auf der Speisekarte besonders gesund für ihren Körper war. Mit der Zeit entdeckte sie, dass sie die intuitive Führung auch ohne Pendel empfangen konnte. Wie sie sagt, schienen die inneren Botschaften oft auf den ersten Blick falsch zu sein. Doch auf lange Sicht erwiesen sich diese scheinbar »falschen« Entscheidungen als genau richtig. So lernte sie schließlich, ihrer inneren Stimme völlig zu vertrauen, und sie vertraute dem Leben insgesamt, dass es sie stets zur rechten Zeit an den richtigen Ort führen würde.

Ahlea besaß immer schon die Gabe, in andere Menschen hineinhorchen und hineinsehen zu können. Zwar wurde sie manchmal bestraft, wenn sie sagte, was sie wusste (Dinge, die ihr niemand erzählt hatte und von denen die anderen dachten, dass sie sie unmöglich wissen konnte), aber sie glaubte trotzdem fest an ihre innere Führung. Das ist bei Kindern keineswegs typisch, woraus man schon früh schließen konnte, dass diese Gabe in Ahleas Leben eine wichtige Rolle spielen würde. Als Teenager arbeitete sie in der Röntgenabteilung eines Krankenhauses, wo sie durch den Vergleich mit Röntgenaufnahmen und die Beobachtung, wie die Fälle der Patienten sich entwickelten, die Bestätigung erhielt, dass ihre Fähigkeit, in den menschlichen Körper hineinzuschauen, wirklich funktionierte. Danach vertiefte sie ihr Verständnis dessen, was sie im Körper sehen konnte, indem sie sich in Anatomie und Physiologie ausbildete. Sie absolvierte einen Präparationskurs am Leichnam eines Verstorbenen, der seinen Körper der Wissenschaft gespendet hatte. Auf diese Weise entwickelte sie ein umfassendes Gespür für die Bedürfnisse des menschlichen Körpers und die Einflussfaktoren für eine gute Gesundheit.

Auch Heather hatte von Jugend an eine Verbindung zur Intuition. Sie war sich zwar halbwegs bewusst, dass sie ihre Intuition nutzte, um in ihrem Beruf erfolgreich zu sein, wo sie oft vorhersagen musste, welche Produkte und Produktionsverfahren in Zukunft für globale Unternehmen von Bedeutung sein würden. Doch sie hatte weitgehend verlernt, auf ihren eigenen Körper zu hören. Stattdessen war sie völlig darauf fixiert, ihre stressige Arbeit in einem Unternehmen mit hohem Arbeitstempo gut zu machen. Das hieß oft, ihren Körper zu ignorieren und sich ständig zu Höchstleistungen anzutreiben. Es kam vor, dass sie, wenn es darum ging, eine Firma aufzukaufen, ein »ungutes Gefühl« hatte, was sie ihrem Chef dann auch deutlich sagte – aber auch wenn sich ein Jahr später herausstellte, dass sie damit richtig gelegen hatte, gaben die meisten Manager nicht viel auf solche Gefühle.

Das alles änderte sich, als Heather mit einem Lebensberater und Business Coach arbeitete. Ihr Coach bat sie, ihre Gefühle zu beschreiben und herauszufinden, wo im Körper sie sie spürte. Fast einen Monat lang fühlte Heather nichts außer Schmerzen im Bauch. Sie stand damals noch am Anfang der Heilung ihrer Bulimie. Sie hatte den Eindruck, dass sie diesem »die Gefühle fühlen« nicht trauen konnte, weil sie immer nur diesen Bauchschmerz spürte.

Mit etwas Übung wurde sich Heather bewusst, dass sich hinter dem Schmerz Gefühle verbargen. Diese Gefühle anzuschauen machte ihr Angst, denn es ging darum, dass ihr

Job nicht der richtige für sie war. Auf diese Gefühle zu hören hätte große Veränderungen in ihrem Leben nach sich gezogen. Dazu zählte, nicht länger im Management eines Großunternehmens zu arbeiten, ihr Haus zu verkaufen und sich mit ihrem Mann irgendwo anders ein neues Leben aufzubauen. Erst viel später erkannte Heather, dass ihr »Bauchgefühl« ihr schon lange zu diesem Schritt riet. Ihre Bauchbeschwerden resultierten daraus, dass sie dieses Gefühl permanent ignorierte. Als sie aber einmal begriffen hatte, was ihre Intuition ihr ständig zu sagen versuchte, verschwanden die Beschwerden sofort. Sie sah nun, wie sie sich jahrelang buchstäblich selbst krankgemacht hatte, indem sie nicht auf ihre innere Stimme gehört hatte.

Heather musste lernen, dass unser Körper sich uns häufig durch Symptome mitteilt. Das gilt besonders, wenn wir andere Signale in unserem Leben ignorieren und stur einen Weg fortsetzen, der nicht der richtige für uns ist. Wie Sie im 2. Kapitel gelernt haben, entwickelt Ihr Körper oft dann Symptome, wenn Sie keine liebevollen Entscheidungen für sich treffen. Denken Sie immer daran: Ihr Körper weiß, wie er sich heilen kann und strebt immer nach Heilung – doch dafür benötigt er Ihre liebevolle Fürsorge und Unterstützung.

Manche Menschen sind energetisch so feinfühlig, dass sie die Symptome anderer im eigenen Körper spüren. Andere besitzen diese Feinfühligkeit im Hinblick auf Emotionen, sodass sie die Gefühle anderer Menschen sehr stark spüren. Wenn Sie unter dieser Art von Feinfühligkeit leiden, sollten Sie innehalten, tief durchatmen und sich fragen, ob das Symptom oder Gefühl, das Sie da spüren, wirklich Ihr eigenes ist oder zu einer anderen Person gehört. Wenn Letzteres zutrifft, fragen Sie das Symptom oder Gefühl, was es Ihnen mitteilen möchte. Haben Sie einmal erkannt, dass es nicht zu Ihnen gehört, löst es sich meist schnell auf.

Energetisch sensitive Menschen berichten häufig, dass sie in der Kindheit »kränklich« waren, bis sie erkannten, dass es sich bei ihren Symptomen und/oder Emotionen um intuitive Botschaften handelte, und dann lernten, mit ihrer sensitiven Begabung zu arbeiten. Eine effektive Methode ist es, sich zu sagen: »Danke, Körper, dass du mir diese Botschaft sendest. Sie gehört zu einer anderen Person. Liebevoll löse ich sie jetzt auf. Ich sende diesem anderen Menschen und mir selbst Liebe.«

Wenn Sie feststellen, dass es sich tatsächlich um Ihr eigenes Symptom handelt, macht es einen enormen Unterschied, wenn Sie diesem Symptom zuhören und ihm Liebe senden. Ahlea bittet ihre Klienten, die Hand auf den Körperteil zu legen, wo sich das Symptom zeigt, und dann einfach zuzuhören. Auch wenn Sie zu Anfang vielleicht noch nichts wahrnehmen, reagiert doch der Körper in jedem Fall positiv darauf, dass Sie ihm zuhören. Wenn Sie Ihrem Körper sagen, wie sehr Sie ihn lieben und dass Sie immer gut für ihn sorgen werden, hört er das und entspannt sich. Vermutlich wird dadurch das Symptom schon ein wenig nachlassen. Wenn Sie beispielsweise starke Schmerzen haben, wird der Schmerz schwächer werden. Manchmal verschwindet er sogar völlig.

Als Ahlea sechzehn war, empfing sie einmal die intuitive Botschaft, nach der Schule nicht zu ihrem Aushilfsjob zu gehen. Sie wusste nicht, was diese Botschaft zu bedeuten hatte, nahm sie aber ernst und blieb zu Hause. An diesem Nachmittag verfing ihr Pferd sich in einem Zaun und wäre gestorben, wenn Ahlea ihm nicht hätte zu Hilfe kommen können. Sie befreite das Pferd aus dem Zaun und massierte die Stelle, wo es sich den Nacken verletzt hatte. Sie spürte, dass das Gewebe sich dort verkrampft hatte, und sendete liebevolle Energie in den Körper des Pferdes. Sein Atem wurde ruhig und tief, und sie konnte spüren, wie das Muskelgewebe sich unter ihren Fingern entspannte.

Ahlea hat immer wieder beobachtet, dass die Gewebe und Organe in unserem Körper sich auf die gleiche Weise entspannen, wenn wir einfach ruhig und tief atmen, zuhören und liebevolle Energie dorthin senden. Wenn Ihnen ein körperliches Symptom zu schaffen macht, wenden Sie diese Technik sofort an und schauen Sie, was geschieht.

Hören Sie aufmerksam zu, was Ihr Körper und Ihr Leben wollen

Die Intuition, Ihre innere Stimme, ist da, um Ihnen zu helfen, in diesem Leben Ihr höchstes Wohl zu entfalten. Symptome sind nur ein Weg, wie Ihr Körper und das Leben zu Ihnen sprechen können. Es gibt noch viele andere Wege. Außerdem empfängt jeder Mensch diese Signale auf seine individuelle Weise.

Hier nun einige Wege, wie Ihre innere Führung Ihnen Botschaften übermitteln kann:

- **Gefühle**. Manche Menschen sprechen zum Beispiel vom »Bauchgefühl« oder sagen, dass sie eine »gute oder schlechte Schwingung« spüren. Manchmal lässt sich das Gefühl nicht genau benennen. Es kann vage sein. Etwas fühlt sich einfach »nicht richtig« an – oder wunderbar, erhebend, »richtig«.

- **Emotionen**. Sie ähneln Gefühlen, aber es gibt subtile Unterschiede. Vielleicht erleben Sie eine Emotion, die plötzlich da ist, wie aus heiterem Himmel. Vielleicht haben Sie an etwas oder jemanden gedacht, unmittelbar bevor die Emotion auftauchte. Oder Sie betreten einen Ort, und dort taucht die Emotion plötzlich auf. Wie körperliche Symptome fühlen sich auch Emotionen wie etwas Eigenes an, das aus Ihrem Inneren kommt. Schenken Sie ihnen unbedingt Beachtung, denn sie übermitteln Ihnen oft, ob etwas sich im Einklang mit Ihrem höchsten Wohl befindet oder nicht.

Vor Jahren fühlte sich Heather während eines Spaziergangs plötzlich deprimiert. Ihr erster Gedanke war: *Ich habe mich seit Jahren nicht deprimiert gefühlt, warum also jetzt?* Als sie aufmerksam in sich hineinhorchte, stellte sie fest, dass es sich gar nicht um ihre eigene Emotion handelte – sie stammte von einer Frau, an der sie gerade vorbeigegangen war. Die Frau saß auf einer Veranda und telefonierte. Heather hatte ein paar Eindrücke von dieser Frau und ihrem Leben aufgefangen und sendete ihr nun Liebe. Sofort verschwand die deprimierte Emotion. Daraufhin fragte sich Heather, wie viele von den depressiven Stimmungen, unter denen sie jahrelang gelitten hatte, wirklich ihre eigenen gewesen waren. Wenn wir nicht lernen, das eine vom anderen zu unterscheiden, kann es sein, dass wir uns mit Emotionen belasten, die gar nicht unsere eigenen sind.

@ **ASW**. Bei der außersinnlichen Wahrnehmung handelt es sich um eine Kategorie intuitiver Fähigkeiten. Dazu zählen Telepathie (die Fähigkeit, die Gedanken anderer Menschen zu lesen), Hellsichtigkeit (die Fähigkeit, sehen zu können, was an einem anderen Ort geschieht), Präkognition (die Fähigkeit, die Zukunft vorherzusagen), Retrokognition (die Fähigkeit, vergangene Ereignisse zu sehen), Psychometrie (die Fähigkeit, durch Berührung eines Gegenstandes Informationen zu empfangen) und Medialität (die Fähigkeit, geistige Wesen zu channeln).[5]

@ **Symptome**. Dabei kann es sich um jede Art von körperlicher Empfindung handeln, zum Beispiel Kribbeln, Frösteln, Müdigkeit, Energieempfindungen, Schmerzen, ein »komisches Gefühl in der Magengegend«, Leichtigkeit, Beschwingtheit und so weiter. Ein einfacher Weg, ein Gespür für Symptome zu entwickeln, besteht darin, dass Sie beobachten, wie Sie sich fühlen, wenn Sie sich in Gesellschaft unterschiedlicher Personen befinden. Fühlen Sie sich normal (das heißt so, wie Sie sich im Alltag meistens fühlen), energetisiert (oder inspiriert) oder empfinden Sie die Gesellschaft bestimmter Personen als anstrengend und ermüdend? Wenn Letzteres zutrifft, schauen Sie sich genauer an, was Sie gegenüber diesen Menschen empfinden – wahrscheinlich gelangen Sie zu dem Schluss, dass sie nicht der richtige Umgang für Sie sind. Manche spirituellen Lehrer bezeichnen solche Leute als »Energie-Vampire«. Wir würden eher sagen, dass sie einfach nicht im Einklang mit Ihren Lebensbedürfnissen stehen.

๑ **Gedanken**. Wenn Ihnen plötzlich ein Gedanke in den Sinn kommt, kann das eine Botschaft Ihrer Intuition sein. In der Anfangsphase ihrer Heilung von der Bulimie dachte Heather häufig an Essen, ohne körperlich hungrig zu sein. Sie hielt das für altes, gestörtes Essverhalten, als könnte sie »einfach nicht aufhören, an Essen zu denken«. Heather beobachtete diese Gedanken ungefähr eine Woche lang. Dabei erkannte sie, dass etwa 30 Minuten, nachdem sie an Essen hatte denken müssen, ihr Blutzuckerspiegel so drastisch absank, dass sie stark unterzuckert war. An diesem Punkt war ihr Körper so hungrig, dass sie sich völlig unersättlich fühlte. Wenn der Blutzuckerspiegel zu stark absinkt, reagieren viele Menschen darauf, indem sie sehr viel essen, weil das ein Weg ist, den Blutzucker wieder in ein angenehmes Gleichgewicht zu bringen.

Bei Heather lag es daran, dass ihr Verdauungssystem noch nicht genügend ausgeheilt war, um zur richtigen Zeit die richtigen Hungersignale auszusenden. Eine Schwellung in ihrem Dünndarm übermittelte ein Sättigungssignal, während ihr Magen ausgesprochen hungrig war. Ihr wurde klar, dass ihr Körper ihre Verdauungsprobleme dadurch zu kompensieren versuchte, dass er ein »Du musst essen!«-Signal schickte. Von nun an aß sie jedes Mal etwas, wenn sie an Essen denken musste. Das funktionierte wunderbar, und nach und nach heilten ihre Verdauungsorgane.

Sehen Sie? Ihr Körper liebt Sie! Wenn wir die Signale, die er uns schickt, für »falsch« oder »schlecht« halten, berauben wir uns der Chance, uns von unserem Körper zu einer besseren Gesundheit führen zu lassen.

๑ **Worte**. Louise besitzt eine unglaubliche Gabe, zu hören, welche Worte die Leute gebrauchen, und zu erkennen, wie darin ihre Gedanken und Glaubenssätze zum Ausdruck kommen. Sie beobachtet immer wieder, welche Beziehung zwischen dem, was die Menschen sagen, und dem, was sie erleben, besteht.

Aufmerksam zu beobachten, welche Worte Sie selbst und andere Menschen verwenden, ist eine weitere Möglichkeit, intuitiv zu erkennen, was für Sie funktioniert und was nicht. Ertappen Sie sich zum Beispiel dabei, dass Sie Dinge sagen wie: »Das ist alles so schwierig«, »Ich kann das nicht ertragen«, »Ab vierzig beginnt der körperliche Verfall« oder »Sie werden mich niemals akzeptieren«? Falls ja, sollten Sie Ihre Glaubenssätze unter die Lupe nehmen. Überlegen Sie, was Sie daran ändern können, damit mehr Selbstliebe möglich wird. Im 3. Kapitel haben Sie gelernt, dass die Unfähigkeit, das Leben zu verdauen, zu gesundheitlichen Problemen führen kann. Achten Sie also darauf, liebevolle Worte zu wählen – denn Ihr Körper hört immer mit. Sich selbst aufmerksam zuzuhören,

Affirmationen anzuwenden und regelmäßig Spiegelarbeit zu praktizieren wird Ihnen helfen, liebevollere Gedanken und Worte zu wählen.

- **Träume**. Manche Menschen empfangen intuitive Botschaften im Traum. Sigmund Freud, der Vater der Psychoanalyse, war der Ansicht, dass wir in Träumen unser Unterbewusstsein anzapfen. Manche Forscher glauben, dass er damit recht hatte. In einer Studie zeigte sich, dass Menschen, die unter vollständigem Gedächtnisverlust litten, sich in Träumen an ihre Vergangenheit erinnern konnten. Studien wie diese bringen Wissenschaftler zu der Auffassung, dass wir, wenn wir träumen, Zugang zu Gehirnregionen erhalten, die wir im Wachzustand nur selten gebrauchen.[6]

  Wenn Sie unsicher sind, welchen Weg Sie im Leben einschlagen sollen, bitten Sie vor dem Einschlafen um einen Traum, in dem Ihnen die nächsten Schritte enthüllt werden. Sehr hilfreich ist es auch, einen Traum gleich nach dem Erwachen aufzuschreiben. Fragen Sie sich, welche Bedeutung der Traum für Sie haben könnte. Es gibt viele Bücher zum Thema Traumdeutung, in denen Sie dazu wertvolle Anregungen finden. So können Sie nach und nach die Sprache Ihrer Träume erlernen.

- **Muster**. Manche Menschen erhalten intuitive Botschaften durch sich wiederholende Ereignisse: Vielleicht empfiehlt Ihnen jemand ein Buch, und dann erzählen ihnen noch zwei weitere Leute davon. Ein solches Muster kann ein Signal sein, dass dieses Buch für Sie wichtig ist. Oder Sie machen immer wieder die gleiche Erfahrung, aber in unterschiedlichen Situationen. Eine von Heathers Klientinnen schlüpfte ständig in die Rolle der Expertin und Helferin. Das war bei ihr ein wiederkehrendes Muster. Fast alle ihre Freundinnen und auch ihr Partner verließen sich auf ihre Stärke, ihr Wissen und ihre Hilfe, sodass sie selbst das Gefühl hatte, ständig zu kurz zu kommen. Als sie Heather aufsuchte, litt sie unter Nebennierenschwäche und der Empfindung, dass nie jemand für sie da war.

  Achten Sie also auf die Muster, die sich in Ihrem Leben zeigen, seien es Dinge, die andere Menschen zu Ihnen sagen, oder Situationen, in die Sie immer wieder geraten. Solche Signale können Ihnen dabei helfen, Ihr Leben aktiv in glückliche Bahnen zu lenken.

Wenn Sie Signale wie diese erhalten oder andere, die hier nicht erwähnt wurden (bedenken Sie, dass diese Signale sich bei jedem Menschen auf einzigartige und spezielle Weise zeigen können!), sollten Sie neugierig werden und ihnen auf den Grund gehen. Fragen Sie das Signal, worauf es Sie aufmerksam machen möchte. So entdecken Sie eine neue

Form der Kommunikation und erlernen eine Sprache, die Ihnen niemand beigebracht hat. Je mehr Sie zuhören, desto mehr werden Sie verstehen, was Ihr Körper und Ihr Leben Ihnen mitteilen.

Mit der Zeit werden Sie lernen, diesen Signalen zu vertrauen. Dadurch wird das Leben viel leichter. Überlegen Sie, wie es wäre, wenn Ihr Auto kein Armaturenbrett hätte – keinen Tacho, keine Tank- oder Temperaturanzeige. Woher wüssten Sie dann, wie schnell Sie fahren, wann Sie tanken müssen oder ob der Motor nicht zu heiß wird? Genauso besitzen Sie ein inneres Armaturenbrett, und Sie können lernen, dessen Anzeigen so leicht und mühelos abzulesen wie die Armaturen Ihres Autos! Das braucht ein wenig Übung, was vollkommen okay ist. Sie befinden sich auf einer wunderschönen Entdeckungsreise. Sie entdecken sich selbst und Ihren Körper. Lassen Sie zu, dass dieser Prozess sich in einem ihm gemäßen Tempo entfaltet. (Die Übungen ab Seite 155 geben Ihnen Anregungen, wie Sie die Sprache Ihres Körpers erlernen können.)

Wie man auf den eigenen Körper und die innere Stimme hört

Wir möchten betonen, wie wichtig der einfache Akt des Zuhörens ist – sich der Signale bewusst zu werden, die Sie durchs Leben führen. Sie müssen nicht sofort wissen, was Sie aufgrund der Signale unternehmen sollen. Vertrauen Sie einfach darauf, dass das Leben Ihnen den Weg weist. Ein Signal, welchen kleinen Schritt Sie als Nächstes tun sollen – mehr ist nicht notwendig! Sie brauchen nicht gleich alles zu verstehen, besonders wenn Sie darauf vertrauen, dass das Leben Ihnen stets offenbart, was Sie im Moment gerade wissen müssen.

Wenn Sie lernen, auf Ihren Körper zu hören, ist es wichtig, still und ruhig zu werden. Anfangs werden die Signale vermutlich sehr leise sein wie ein Flüstern oder sehr vage wie ein schwaches Gefühl oder Symptom. Je besser Sie sich auf das Signal einstimmen, desto klarer wird der Empfang.

Nachfolgend geben wir Ihnen einige Tipps, die Ihnen dabei helfen können, Kontakt zu Ihrer Intuition aufzunehmen:

- **Seien Sie präsent und bewusst.** Achten Sie auf das, was im gegenwärtigen Augenblick geschieht, und denken Sie nicht an Vergangenheit oder Zukunft. Je mehr Sie sich des gegenwärtigen Augenblicks bewusst werden, desto leichter können Sie Ihre Gefühle wahrnehmen. Stellen Sie sich vor, dass Sie sich einen Moment Zeit nehmen, Ihr Radar einschalten und die Umgebung damit abtasten. Sie registrieren genau, was geschieht und wie Sie sich dabei fühlen. Das ist der beste Weg, um Ihre Intuition zu entwickeln. Und dabei gibt es einen positiven Nebeneffekt: Sich bewusst auf den gegenwärtigen Augenblick zu konzentrieren reduziert das innere Gedankengeschwätz und die Sorge über Vergangenheit und Zukunft. Diese Art von Multitasking ist nämlich sehr stressig, weswegen viele Menschen sozusagen den Autopiloten eingeschaltet haben. Statt bewusst in der Gegenwart zu leben sind sie ständig mit Vergangenheit oder Zukunft beschäftigt.

Entwickeln Sie eine Beziehung zu sich selbst. Stellen Sie sich vor, Sie würden sich mit sich selbst verabreden. Überlegen Sie, wie es bei einem ersten Date ist: Man weiß nicht viel über den anderen, seine Vorlieben und Abneigungen, sein Verhalten oder ob die »Chemie« stimmen wird. Man muss sich erst einmal kennenlernen und fühlt sich anfangs vielleicht ein bisschen unbehaglich. Also werden Sie Ihrem Gegenüber sehr aufmerksam zuhören und auf seine Körpersprache achten.

Sich den Prozess wie ein erstes Date vorzustellen, ist hilfreich, weil Sie zunächst einmal herausfinden müssen, wie Ihr Körper reagiert, wenn Sie mit ihm kommunizieren. Das braucht etwas Zeit. Beim zweiten oder dritten »Date« werden Sie sich schon vertrauter fühlen. Die Kommunikation wird einfacher. Sie beginnen, die Signale oder die Sprache Ihrer inneren Stimme zu verstehen.

Werden Sie still und ruhig. Schaffen Sie sich im Alltag eine Zeit der Stille und Ruhe. Begeben Sie sich dafür an einen Ort, wo Sie ungestört sind. Nutzen Sie Ihre tägliche Zeit der Stille so, wie es für Sie wohltuend ist. Zu Beginn empfiehlt es sich, etwas Zeit in Meditation zu verbringen. Reinigen Sie Ihren Geist vom Gedankenwirrwarr und konzentrieren Sie sich darauf, überhaupt nicht zu denken. In der so entstehenden Ruhe können Sie Ihre innere Weisheit einladen, sich Ihnen so zu offenbaren, wie es gerade angemessen ist.

Eine weitere Möglichkeit ist Ahleas Hör-Meditation am Ende dieses Kapitels. Sie ermöglicht es Ihnen, sich in spezifischer Weise auf Ihren Körper zu konzentrieren und die Symptome oder Signale zu verstehen, die sich dabei einstellen.

Oder Sie stellen sich eine Frage und erwarten dann still die Antwort. Wenn Sie nicht gleich etwas empfangen, ist das völlig okay! Sagen Sie sich einfach, dass Sie offen sind, die Antwort zur rechten Zeit und am rechten Ort zu empfangen. Es kann auch sein, dass die Antwort später während des Tages kommt, in einem Traum oder in Form von etwas, was ein anderer Mensch zu Ihnen sagt. Bleiben Sie daher offen und aufnahmebereit. Das Leben arbeitet auf magische und geheimnisvolle Weise, und wenn Sie darauf vertrauen, dass die Antwort kommt, dann wird das auch geschehen!

Sie müssen lediglich um eine Antwort bitten und dann offen dafür sein, dass diese Antwort Ihnen zur rechten Zeit auf die richtige Weise gegeben wird. Mehr ist nicht nötig. Es kann sein, dass Sie Ihre Zeit der Stille so gestalten, wie hier von uns vorgeschlagen. Vielleicht finden Sie aber auch Ihre eigene Methode. Tun Sie das, was Ihnen am besten dabei hilft, Ihre innere Führung zu hören und ihr zu folgen.

- **Stimmen Sie sich während des Tages auf Ihren Körper ein.** Eine sehr gute Praxis ist es, immer wieder in Ihren Körper hineinzuhorchen, während Sie Ihren täglichen Beschäftigungen nachgehen. Zum Beispiel auf der Fahrt zur Arbeit, in einer geschäftlichen Besprechung, vor einer Entscheidung, in Gesellschaft von Freunden, Verwandten oder Haustieren oder während Sie Ihre Termine planen. Wie fühlen Sie sich während dieser Aktivitäten? Achten Sie auf Signale, die Ihnen sagen, was richtig für Sie ist und was nicht. Nehmen Sie sich für eine Entscheidung mehr Zeit, wenn Sie kein gutes Gefühl dabei haben oder sich ruhig hinsetzen möchten, um intensiver auf Ihre innere Stimme zu lauschen. Wenn Sie sich auf Ihren Körper einstimmen, sind Sie sehr bewusst und präsent und stärken damit Ihre Intuition.

- **Nehmen Sie eine offene, vorurteilsfreie Haltung ein.** Weil bei jedem Menschen die Intuition anders funktioniert, sollten Sie unbedingt offen bleiben und die Signale, die Sie empfangen, nicht werten. Es ist besser, nicht zu bewerten, wie wichtig ein Signal ist, ob es groß oder klein, klar oder vage ist, oder wie es sich bemerkbar macht. Bleiben Sie offen und neugierig, während Sie die Sprache Ihrer inneren Weisheit erlernen.

- **Führen Sie Tagebuch.** Tagebücher sind wunderbar, weil Sie darin Ihre Experimente und Resultate schriftlich festhalten können. Das kann großen Spaß machen! Notieren Sie, was Sie über sich selbst herausfinden, und dokumentieren Sie die Sprache Ihrer inneren Stimme. Wenn Sie regelmäßig üben, können diese Sprache oder die Signale sich mit der Zeit verändern, und das Tagebuch hilft Ihnen, sich Ihrer Fortschritte bewusst zu werden. Es hilft Ihnen, Zweifel zu überwinden, weil Sie darin über einen längeren Zeitraum die Erfolge dokumentieren, die Sie mit Ihrer Intuition erzielen. Manchmal erkennen wir erst in der Rückschau, wie weise die Botschaften unserer Intuition waren.

- **Fangen Sie klein an.** Beginnen Sie, indem Sie in Situationen auf Ihre innere Führung hören, bei denen Ihnen das leichtfällt. Damit signalisieren Sie Ihrem Körper, dass Sie ihm zuhören, und darauf kommt es an. Hier ein paar Beispiele:

- Wenn Sie aufs Klo müssen, gehen Sie! Die meisten Menschen schieben das Urinieren oder den Stuhlgang auf, bis sie »Zeit« haben. Suchen Sie stattdessen die Toilette auf, sobald Sie das Bedürfnis verspüren.
- Wenn Sie durstig sind, trinken Sie ein Glas Wasser. Auch der Durst ist ein körperliches Signal, das die Leute oft aufschieben, bis sie Zeit dafür haben. Selbst wenn Sie dafür Ihre Tätigkeit unterbrechen müssen – trinken Sie etwas.
- Fragen Sie Ihren Körper, wann er das tägliche Arbeitspensum beenden möchte. Viele Menschen treiben sich auch dann noch zur Arbeit an, wenn sie eigentlich schon einen vollen Arbeitstag hinter sich haben und lieber Feierabend machen würden. Beobachten Sie, was geschieht, wenn Sie auf Ihren Körper hören und früher die Arbeit beenden, und was, wenn Sie ihn ignorieren und weitermachen. Manche Menschen berichten, dass ihr Nacken und/oder ihre Schultern zu schmerzen beginnen, wenn sie ihr Limit überschreiten. Horchen Sie in Ihren Körper hinein und finden Sie heraus, wie viel Arbeit für Sie angemessen ist, und was geschieht, wenn Sie auf diese innere Führung hören!
- Achten Sie darauf, was andere Menschen sagen und wie sie sich verhalten. Wenn Sie das mit Neugierde tun, nicht wertend und urteilend, können Sie darin intuitive Botschaften entdecken.
- Beachten Sie, was sich für Sie »wahr« anfühlt. Als Louise anfing, Veranstaltungen der Religious Science zu besuchen, war das für sie völliges Neuland. Doch das, was sie dort hörte, fühlte sich für sie wahr an. Wenn Sie spüren, dass etwas wahr ist, dann ist es sehr wahrscheinlich für Sie wahr, ganz gleich was andere darüber denken. Es wird Menschen geben, die darüber diskutieren, was wahr ist. Was Sie selbst fühlen ist der Schlüssel – gewöhnen Sie es sich an, darauf zu achten, was sich *für Sie* wahr anfühlt.

Übung, Übung, Übung. Je öfter Sie sich auf Ihre innere Führung einstimmen und ihren Botschaften folgen, desto besser werden Sie verstehen, auf welche Weise Ihr Körper und Ihr Leben zu Ihnen sprechen. Die Signale werden dann klarer, sodass es einfacher für Sie wird, Ihrer inneren Führung zu vertrauen. Und durch diese Praxis werden Sie immer mehr dem Leben selbst vertrauen.

Warum es uns manchmal schwerfällt, auf unseren Körper und das Leben zu hören

Viele Dinge können Ihre Verbindung zu Ihrer inneren Führung beeinträchtigen. Zuallererst ist da das Problem, dass man uns dieses innere Zuhören nicht beigebracht hat. Wir leben in einer Welt, die großen Wert auf Wissenschaftlichkeit, Beweisbarkeit und Dinge legt, die sich unmittelbar beobachten lassen ... Dinge also, die auch von anderen gesehen werden können. Intuition funktioniert nicht auf diese Weise. Sie ist subtil, spricht ihre eigene Sprache und ist für jeden anders.

Viele Firmen stellen heute Produkte her, die für den menschlichen Körper ungesund sind. Würden wir alle auf unsere innere Führung hören, wären diese Firmen in kürzester Zeit aus dem Geschäft. Wie könnten zum Beispiel die Mode-, die Kosmetik- und die Diätindustrie überleben, wenn wir alle unseren Körper lieben würden und glücklich wären mit unserer Figur und unserem Aussehen? Wie könnten die Pharmakonzerne überleben, wenn wir anfangen würden, Symptome als Botschaften zu betrachten und liebevoller zu denken und zu handeln, sodass wir ganz aus uns selbst heraus gesünder würden? Diese Unternehmen führen Werbekampagnen durch, mit denen man uns einreden will, dass wir uns an äußeren Maßstäben orientieren sollen, statt uns selbst zu lieben und zu vertrauen.

Zum Glück können wir gleich jetzt damit beginnen, mehr auf unsere innere Stimme zu hören und zu akzeptieren, wer wir sind. Wir können auf die Signale achten, die uns den Weg zu mehr Wohlbefinden weisen.

Wenn wir unsere innere Stimme nicht gut hören können, kann es dafür noch andere Gründe geben, zum Beispiel:

- **Schmerzen.** Wenn Sie unter physischen Schmerzen leiden, kann das die »lauteste« Stimme sein, die Ihre Aufmerksamkeit völlig beansprucht, sodass es schwierig scheint, auf Ihre innere Führung zu hören. Wie Sie sich erinnern, verspürte Heather jedes Mal einen starken Schmerz im Unterbauch, wenn ihr Coach sie aufforderte, sich in Ihren Körper einzufühlen. Auch bei Ihnen kann es so sein, dass Sie anfangs gar nicht zu dem vordringen können, was hinter dem körperlichen Schmerz liegt. Lauschen Sie dann weiter aufmerksam Ihrem Körper. Es kann sein, dass der Schmerz nachlässt oder dass Sie hinter dem Schmerz Emotionen entdecken. Ihrem Körper Liebe zu schenken, indem Sie in jenen Bereich hineinhorchen, wo der Schmerz ist, und Liebe dorthin zu schicken, ist der perfekte Weg, um die Sprache Ihres Körpers zu erlernen. Legen Sie die Hände auf den schmerzenden Körperteil oder visualisieren Sie es und umgeben Sie es mit Liebe.

- **Zu viel zu tun und zu wenig Zeit für sich selbst.** Wenn Ihr Kalender vollgepackt ist mit beruflichen und privaten Terminen und Sie fast nie Zeit für sich allein haben, wird es Ihnen schwerfallen, Ihre innere Stimme zu hören. Es ist aber wichtig, dass Sie sich diese Zeit nehmen. Wenn Sie ständig etwas zu tun haben, bleibt Ihnen keine Zeit, um auf Ihren Körper zu achten, zu meditieren oder eine gute Verbindung zu Ihrer inneren Führung aufzubauen. Sich Zeit zu nehmen, die eigenen intuitiven Fähigkeiten kennenzulernen und zu entfalten, ist ein Akt der Selbstliebe. Zugleich schaffen Sie so im Alltag Gelegenheiten, sich auszuruhen und aufzutanken.

- **Sucht.** Wenn Menschen süchtig nach Alkohol, Drogen, Sex, Essen, negativem Denken oder anderen Substanzen oder Verhaltensmustern sind, isolieren sie sich damit von ihren Gefühlen. Ausführlich darauf einzugehen würde den Rahmen dieses Buches sprengen, aber wenn Sie lernen, auf Ihre innere Führung zu hören und sich selbst mehr lieben, ist das ein wichtiger Schritt, um sich von Süchten zu befreien.

- **Zucker und Junkfood.** Im 5. Kapitel werden Sie mehr darüber erfahren, was Zucker und Junkfood in Gehirn und Körper anrichten. Zucker raubt Ihnen Energie, schwächt Ihre Konzentration und erschwert es, die innere Stimme zu hören. Wenn Sie Lebensmittel essen, die wirklich für Ihren Körper geeignet sind, werden Sie klarere Botschaften Ihrer Intuition empfangen.

- **Angst.** Das kann die Angst sein, Sie würden von Ihren Emotionen regelrecht überflutet werden, wenn Sie es wagen, nach innen zu lauschen. Doch während unserer ganzen Arbeit mit Klienten und Schülern haben wir das noch nie erlebt. Stattdessen sehen wir immer wieder, dass der Körper auf die Liebe antwortet, die man ihm schenkt. In seinem Buch *Ändere deine Gedanken und dein Leben ändert sich: Die lebendige Weisheit des Tao* schreibt Wayne Dyer: »Ich weiß, dass wir Menschen so sind wie die ganze übrige natürliche Welt und dass unsere Traurigkeit, Angst, Frustration oder andere unangenehme Gefühle nicht von Dauer sein können. Die Natur erschafft keinen Sturm, der niemals endet. Im Unglück liegt Glück verborgen.«

  Oder Sie haben Angst davor, dass Ihnen die Antwort nicht gefällt, weil sie bedeuten könnte, dass Sie Ihr Leben ändern müssen, auch wenn das unbequem erscheint (zum Beispiel eine unglückliche Ehe beenden). Doch auch wenn sich etwas beängstigend anfühlt, sollten Sie immer daran denken, dass Ihre innere Führung weiß, was das Beste für Sie ist. Wenn Sie eine ihrer Botschaften ignorieren, sendet sie weitere Signale, die immer lauter und stärker werden, bis Sie endlich zuhören. Wenn Sie das Gefühl haben, dass sie Ihnen zu einem Schritt rät, vor dem Sie sich fürchten, sollten Sie einen Therapeuten oder eine gute Freundin um Hilfe bitten. Ihre innere Stimme wird nicht schweigen, wie sehr Sie auch versuchen, sie zu ignorieren. Auf sie zu hören kann Sie dagegen zu ungeahnten Höhen führen!

Angst kann sich auch einstellen, wenn etwas geschieht, das Sie an Ihrer inneren Stimme zweifeln lässt. Vielleicht hat Ihre innere Führung Ihnen signalisiert, dass Sie mit einer bestimmten Person sprechen sollen, doch dieses Gespräch ist negativ verlaufen. Oder sie hat Ihnen geraten, sich auf eine bestimmte Weise zu ernähren, und Sie haben dadurch zugenommen. Oder Sie sind bei einem Geschäftsabschluss Ihrer Intuition gefolgt, und die Sache erwies sich als Fehlschlag. Solche negativen Resultate stellen sich häufig dann ein, wenn Sie noch viele Zweifel hegen. Man könnte sagen, Sie sitzen auf dem Zaun, sind aber noch nicht wirklich hinübergeklettert. Sie vertrauen Ihrer inneren Führung, aber ein Teil von Ihnen (den Sie vielleicht etwas in den Hintergrund gedrängt haben) glaubt nicht wirklich, dass es funktioniert. Das Leben zeigt uns immer, was wir wirklich glauben. Wenn Sie also Ihrer inneren Führung folgen und etwas trotzdem misslingt, gibt es zwei Möglichkeiten: (1) Das »falsche« Resultat entpuppt sich später als Segen, weil es die richtigen Dinge zu Ihren Gunsten ins Rollen bringt, oder (2) Sie zweifeln noch, und das Leben führt Ihnen diesen Zweifel deutlich vor Augen, sodass Sie lernen können, mehr zu vertrauen.

In welcher Situation Sie sich auch befinden mögen, stets gibt Ihre innere Führung Ihnen die Chance zuzuhören. Fragen Sie sich, ob Sie zweifeln. Wenn nicht, üben Sie sich darin, darauf zu vertrauen, dass das Leben einen wichtigen Plan für Sie hat und dass sich alles zu Ihrem höchsten Wohl entfaltet. Das ist der ideale Moment für eine von Louises Lieblingsaffirmationen: *Alles ist gut. Alles entfaltet sich zu meinem höchsten Wohl. Aus dieser Situation wird nur Gutes entstehen. Ich bin sicher und geborgen.* Louise sagt, dass es in ihrem Leben Tage gab, an denen sie diese Affirmation hunderte Male wiederholte, und dass sie ihr immer geholfen hat, dem Leben zu vertrauen.

Beurteilen Sie Ihre momentane Situation nicht voreilig, denn es ist gut möglich, dass sie großartige Lektionen und Segnungen für Sie bereithält.

Negative Programmierung durch die Medien. Das kann durch Werbung geschehen, durch Filme, Bücher, Zeitschriften, Fernsehsendungen oder Computerspiele – durch alles, was Sie von der Liebe trennt. Vor allem raten wir Ihnen, den Konsum von Medienangeboten zu reduzieren oder ganz zu vermeiden, die durch die Darstellung von Gewalt, negativem Verhalten oder anderen Formen von Negativität Gefühle von Traurigkeit oder Bedrohung in Ihnen wecken. Achten Sie darauf, wie Sie sich körperlich fühlen, bevor und nachdem Sie einen Werbespot, eine Sendung, einen Film, ein Computerspiel oder andere Medienangebote konsumiert haben. Wenn Sie sich hinterher schlecht, traurig oder erschöpft fühlen oder den Eindruck haben, die Welt sei ein schrecklicher Ort, empfehlen wir Ihnen, stattdessen etwas auszuwählen, das positive Gefühle weckt. Das, worauf Sie sich konzentrieren, wächst – wenn Sie sich auf einen Medienkonsum einlassen, der bewirkt, dass Sie sich schlecht fühlen, verstärken Sie damit in Ihrem Leben diese negativen Botschaften.

Unvollkommene Resultate. Vielleicht ist das Ergebnis nicht exakt so ausgefallen, wie Sie sich das vorstellten, als Sie gemäß Ihrer Intuition handelten. Doch nichts wäre weiter von der Wahrheit entfernt, als die Sache deshalb als fehlerhaft zu betrachten! Das Leben bringt alles immer zur rechten Zeit und am rechten Ort zu Ihnen.

Zum Beispiel wurde Heathers Klientin Betty ein Job angeboten, bei dem die Bezahlung niedriger war, als sie es sich vorgestellt hatte. Doch Bettys innere Stimme riet ihr, die Arbeit trotzdem anzunehmen, auch wenn es bedeutete, dass sie mit der ganzen Familie in einen anderen Bundesstaat umziehen und ihr Mann sein Geschäft verlegen musste. Bettys neue Chefin war so zufrieden mit ihrer Arbeit, dass sie ihr schon nach zwei Monaten eine Gehaltserhöhung gab. Nun bekam sie zwar immer noch nicht so viel, wie sie eigentlich wollte, aber es fühlte sich wunderbar an, in der neuen Firma von Anfang an so wertgeschätzt zu werden. Sie mochte ihre Arbeit und die Kollegen, und die geringere Wochenarbeitszeit wirkte sich sehr positiv auf ihr Leben aus. Hätte sie ihrer Intuition keinen Glauben geschenkt und sich ganz auf das gewünschte Gehalt fixiert, wäre ihr der Traumjob entgangen, zu dem ihre innere Stimme sie hinführen wollte.

Keine für andere sichtbaren Resultate. Manchmal zweifeln Sie vielleicht deshalb an Ihrer Intuition, weil die Ergebnisse äußerlich nicht vorzeigbar sind. So geschah es Heathers Klienten Jordan. Als Jordan Ende zwanzig war, starb seine Frau. Der Schmerz bewirkte, dass Jordan alles in seinem Leben infrage stellte. Er fing an, auf seine innere Stimme zu hören und erkannte, dass ihm seine Arbeit nicht wirklich Freude machte. Während er um seine Frau trauerte, kündigte er und ließ sich in Reiki ausbilden (einer japanischen Heilmethode für Entspannung und Stressabbau). Außerdem absolvierte er eine Ausbildung zum Yogalehrer. Seine Familie und seine Freunde fingen an, sich Sorgen um ihn zu machen. Sie glaubten, dass er sich esoterischen Praktiken hingab, statt einem seriösen

Beruf nachzugehen. Aber während der folgenden zwei Jahre fühlte sich Jordan glücklicher als je zuvor. Er vermisste seine Frau, doch gleichzeitig war er dankbar, innerhalb dieses Trauerprozesses zu sich selbst zu finden. Er fragte sich, warum die anderen nicht bemerkten, wie viel besser sein Leben nun war. Stattdessen urteilten sie negativ über ihn und fanden, er tue »nichts Vernünftiges«. Ständig fragten sie ihn, wann er sich endlich wieder eine »richtige Arbeit« suchen würde.

Vier Jahre nach dem Tod seiner Frau hatte sich Jordan eine erfolgreiche neue Existenz als Therapeut aufgebaut. Seine Arbeit brachte ihm Aufmerksamkeit in den Medien ein. Er wurde bekannt dafür, dass er Menschen half, Trauer und Verluste zu überwinden. Hätte er drei Jahre zuvor auf die Leute in seinem Umfeld gehört statt auf seine Intuition, hätte er vermutlich vorschnell aufgegeben und wäre wieder in seinen alten, stressigen Beruf zurückgekehrt, bei dem er nicht glücklich gewesen war.

Manchmal entwickeln sich die Resultate von innen nach außen. Im Winter sieht ein Baum tot aus, doch in seinem Inneren passiert eine Menge. In einem Prozess, den sogar Wissenschaftler magisch nennen, transformieren sich seine Zellen, sodass sie während des Winters leben und gedeihen können. Wenn wir also den Baum einfach von außen betrachten, glauben wir, dass nichts geschieht, und sind dann überrascht, wenn er im Frühling zu blühen beginnt. Wenn Sie, wie Jordan, auf Ihre innere Führung vertrauen und darauf, wie *Sie selbst* sich fühlen, spielt es keine Rolle, was andere äußerlich sehen.

Die Sorge, andere zu enttäuschen oder sich vor Verantwortung zu »drücken«. Was ist, wenn Ihre innere Führung Ihnen rät, etwas zu tun, wodurch andere Menschen enttäuscht werden, etwa frühzeitig eine wichtige geschäftliche Besprechung zu verlassen? Ahlea ist das vor einigen Jahren passiert. Sie arbeitete gerade mit einer Klientin, als sie plötzlich den starken intuitiven Impuls verspürte, nach Hause zu fahren. Da war sie, mitten in einer Sitzung mit einer zahlenden Klientin – aber weil Ahlea ihrer Intuition vertraute, entschuldigte sie sich bei der Klientin und fuhr rasch nach Hause. Dort war ihr kleiner Hund in eine Kiste mit Rosinen geklettert und fraß davon. Rosinen sind für Hunde giftig und können Nierenversagen auslösen. Ahlea konnte ihren Hund retten, weil sie auf ihre innere Stimme gehört hatte. Die Klientin war mit einem neuen Termin völlig einverstanden, zumal Ahlea gerade jene intuitive Gabe unter Beweis gestellt hatte, wegen der die Klientin zu ihr kam.

Uns ist bewusst, dass es schwierig werden kann, wenn Ihre innere Stimme in Konflikt mit äußeren Verantwortlichkeiten gerät, aber wir empfehlen Ihnen, sich selbst so sehr lieben zu lernen, dass Sie trotzdem Ihrer inneren Führung folgen. So wie Ahlea können Sie lernen, Ihren Mitmenschen einfühlsam und freundlich klarzumachen, warum Sie zum Beispiel eine Besprechung unterbrechen oder einen Termin verlegen müssen. Je wohler Sie sich damit fühlen, liebevolle Entscheidungen für sich selbst zu treffen, desto leichter wird es Ihnen fallen, Vereinbarungen oder Termine mit anderen in gegenseitigem Einvernehmen zu ändern.

- **Mangelnde Unterstützung durch Familienmitglieder und Freunde.** Es kommt nicht selten vor, dass Freunde oder Ihre Familie mit Unverständnis auf Veränderungen in Ihrem Leben reagieren. Wir haben schon darüber gesprochen, dass Menschen aus einer Vielzahl von Gründen dazu neigen, sich gegen Veränderungen zu sträuben. Auch Ihr Partner, Ihre Familie oder Freunde sperren sich möglicherweise gegen die Veränderungen, die Sie vornehmen. Vielleicht fürchten sie, Sie könnten sich so sehr verändern, dass sich auch Ihre Beziehung zu ihnen ändern wird. Oder sie sind eifersüchtig oder vermissen die Person, die Sie »früher waren«. Wenn Sie anfangen, Ihrer inneren Führung zu folgen, und Ihre Familie oder Freunde Sie deswegen kritisieren oder Ihnen Vorwürfe machen, drückt sich darin deren Angst aus – es ist *deren* Problem, nicht Ihres.

Sich selbst zuzuhören bedeutet auch, den Mut zu haben, zu sich selbst zu stehen, das heißt: zu Ihren wirklichen Herzenswünschen. Am Anfang vertrauen Sie Ihrer inneren Führung vielleicht noch nicht so ganz, sodass Sie leichter schwanken, wenn Freunde oder die Familie Ihren neuen Weg schlechtreden. Statt ihnen beizupflichten und Ihre innere Stimme zu missachten, sollten Sie stattdessen neugierig und experimentierfreudig werden! Tauchen Sie den Zeh ins Wasser. Machen Sie einen Schritt in die Richtung, die Ihre innere Führung Ihnen weist, und schauen Sie, was geschieht. Bedenken Sie, dass Sie, wenn Sie zu sehr zweifeln, eine sich selbst erfüllende Prophezeiung erschaffen können. Nehmen Sie lieber eine offene Haltung ein. Beginnen Sie, indem Sie in kleinen Angelegenheiten, wo nicht viel auf dem Spiel steht, Ihrer inneren Stimme folgen – so wie es Louise machte, als sie das Pendel benutzte, um zu entscheiden, welches Gericht sie im Restaurant bestellen sollte. Je öfter Sie erleben, dass Ihre Intuition Sie sicher führt, desto mehr werden Sie ihr vertrauen.

Nehmen Sie das, was Freunde oder Verwandte sagen, nicht persönlich. Schwarzmaler haben oft ihre ganz persönlichen Gründe, warum sie andere nicht ermutigen und unterstützen. Lassen Sie sich durch diese Gründe nicht davon abhalten, ein starkes inneres Führungssystem zu entwickeln.

Übungen: Lernen Sie, auf Ihren Körper zu hören

Psychologen und Beziehungsexperten sagen, dass ein wichtiger Schlüssel zu besseren Paarbeziehungen darin besteht, dem Partner oder der Partnerin das Gefühl zu geben, gehört zu werden. Häufig ist es so, dass Menschen ihr Gegenüber nur durch den Filter ihrer eigenen Erwartungen und Emotionen wahrnehmen und nicht wirklich zuhören, was der andere sagt.[7]

Nun ist es einfach so, dass kein anderer Mensch Sie so gut verstehen kann wie Sie selbst. Niemand anderer steckt in Ihrer Haut und erfährt das Leben so wie Sie. Und kein anderer Mensch kann Sie so lieben, wie Sie selbst sich lieben können. Deswegen ist es sehr wichtig, dass Sie auf Ihre innere Stimme hören. Was *Sie selbst* betrifft, sind Sie weltweit der einzige Experte. Nur Sie kennen Ihre ureigenen Hoffnungen, Träume und Wünsche. Da man den meisten von uns beigebracht hat, äußere Regeln zu befolgen und das Wohl anderer über unser eigenes zu stellen, wissen wir oft nicht, was wir wirklich wollen.

Vermutlich haben Sie schon viel zu lange auf andere gehört. Je mehr Sie auf Ihre innere Stimme hören, desto mehr können Sie sich selbst Liebe, Güte und Verständnis schenken, denn Sie allein kennen Ihre wahren Bedürfnisse. Je mehr Sie selbst für Ihre Bedürfnisse sorgen, desto leichter wird es Ihnen auch fallen, Bedürfnisse gegenüber anderen Menschen zu äußern.

Und je mehr für Ihre Bedürfnisse gesorgt ist, desto mehr werden Sie dem Leben vertrauen. Dieser ganze Prozess beginnt damit, dass Sie sich selbst genug lieben, um auf Ihren Körper und Ihre innere Führung zu hören. Und dann schenken Sie sich noch mehr Liebe, indem Sie gemäß diesen Botschaften handeln. Die Erfahrung, dass Sie über dieses innere Führungssystem verfügen, dem Sie vertrauen können, ruft Ihnen ins Gedächtnis, dass das Leben Sie liebt, beschützt und über Sie wacht. Das ist das Geschenk Ihrer Intuition.

Die nachfolgenden Übungen helfen Ihnen, auf Ihren Körper zu hören. Und das ist der Schlüssel dazu, sich selbst und dem Leben zu vertrauen.

1. AFFIRMATIONEN

Die folgenden Affirmationen eignen sich hervorragend, um Ihrem Körper zu vermitteln, dass Sie ihm zuhören. Verwenden Sie sie für die Spiegelarbeit und in Ihrem Alltag:

Liebevoll höre ich auf die Botschaften meines Körpers.

Mein Körper ist mein wunderbares Gefährt und führt mich stets zu meinem höchsten Wohl.

Ich vertraue darauf, dass mein Körper mich führt.

Das Leben liebt mich. Gefahrlos kann ich auf meinen Körper vertrauen.

Ich wertschätze die Weisheit meines Körpers.

Ich lebe im Frieden mit meiner inneren Führung.
Kein Mensch, Ort oder Ding hat Macht über mich, denn ich bin in meinem Geist der einzige Denker.

Ich verstehe es, mich selbst zu lieben.

Ich bin geborgen. Liebevoll löse ich mich von alten Vorstellungen und Ideen.

Ich bin ein offener Kanal für das Gute – frei, großzügig und freudig durchströmt es mich.

Ich wähle Gedanken, die mein Sein verherrlichen.

Ich weiß, was für mich wahr ist.

Ich bin ein einzigartiges Individuum und ich respektiere meine Individualität.

Meine innere Weisheit enthüllt mir meinen einzigartigen Lebensweg.

Ich kann mich stets auf die Weisheit meines Körpers
und auf meine Intuition verlassen.

Das Leben liebt mich. Mein Körper liebt mich.
Ich bin immer geführt und beschützt.

Das Leben versorgt mich mit allem, was ich benötige.

Ich werde zur rechten Zeit und an den richtigen Orten zu meinem
höchsten Wohl hingeführt.

Ich nähre mich, indem ich aufgeschlossen für neue Ideen bin.

Ich erkenne meinen wahren Wert.

Meine Macht liegt immer in der Gegenwart. Je präsenter ich bin,
desto besser kann ich mich auf meine Intuition einstimmen.

Hallo, mein Körper, wir können uns gemeinsam verändern!
Ich möchte dir zuhören – lass uns Freunde sein.
Ich möchte dich lieben.

2. Hör-Meditation

Es gibt kaum etwas Befriedigenderes als das Gefühl, dass uns jemand wirklich zuhört und auf uns eingeht. Wenn unsere Partner oder die beste Freundin uns wirklich zuhören, uns verstehen und lieben, ist das Nahrung für unsere Seele.

Die folgende Meditation nimmt Sie auf eine Reise durch Ihren Körper mit, bei der Sie intensiv zuhören werden. In ihrer Praxis sieht oder hört Ahlea oft, was der Körper ihren Klienten gerne mitteilen möchte. Sehr häufig ist der Körper frustriert, weil er das Gefühl hat, nicht beachtet zu werden. Überlegen Sie, wie es sich anfühlt, wenn man Ihnen nicht zuhört oder Sie nicht zu Wort kommen lässt – das tut weh, macht wütend, frustriert. Genauso fühlt sich Ihr Körper, wenn Sie ihm nicht zuhören.

Wirklich zuhören können wir, wenn wir uns in einem Zustand liebevoller, nicht wertender Offenheit befinden. Wenn Sie sich in diesem Zustand selbst zuhören, werden Sie merken, wie wohltuend das ist. Es besteht nicht das Bedürfnis, zu reparieren, zu verändern oder ein Problem zu lösen. Stattdessen sind Sie einfach bei Ihrem Körper, im Zustand der Liebe.

Wenn Sie sich Zeit für diese Meditation nehmen, überlegen Sie, wie es ist, Zeit mit einem geliebten Menschen zu verbringen. Wenn dieser Mensch ein Problem hat, würden Sie ihm mitfühlend zuhören, ihn unterstützen und trösten. Das sollten Sie auch für sich selbst tun, denn Sie verdienen es!

Setzen oder legen Sie sich an einem ruhigen Ort bequem hin. Sorgen Sie dafür, dass Sie ungestört sind. Schalten Sie Ihr Handy aus. Schließen Sie die Augen und machen Sie es sich in Ihrem Körper bequem. Atmen Sie tief und lösen Sie sich mit jedem Ausatmen von den Erlebnissen des Tages.

Richten Sie Ihre Aufmerksamkeit auf die Gegenwart. Bewegen Sie sanft die Hüften, bis Sie wirklich bequem liegen oder sitzen, sodass Ihr Körper sich noch tiefer entspannen kann. Fühlen Sie, wie Sie sich mit jedem Atemzug immer mehr entspannen. Richten Sie Ihre Aufmerksamkeit nun auf Ihren rechten kleinen Zeh. Spüren Sie ihn wirklich. Bewegen Sie ihn ein bisschen hin und her, um ihn noch deutlicher zu spüren. Achten Sie darauf, wie er sich anfühlt: Haut, Knochen und Muskeln.

Richten Sie Ihre Aufmerksamkeit jetzt auf den linken kleinen Zeh, dann auf alle Zehen, dann den ganzen Fuß. Fühlen Sie das Leben und die Energie in Ihren Zehen, während Sie sie bewegen und spüren, wie gut sie reagieren.

Wenden Sie Ihre Aufmerksamkeit beiden Füßen zu. Fühlen Sie die Kraft Ihrer Füße, aller Knochen und Muskeln, Ihrer Fußknöchel. Danken Sie Ihren Füßen und Zehen für alles, was sie für Sie tun. Gibt es etwas, was sie Ihnen mitteilen möchten? Lauschen Sie einen Moment, ob Sie Botschaften oder Signale empfangen.

Lenken Sie diese Aufmerksamkeit und Wertschätzung jetzt zu Ihren Knöcheln und in Ihre Beine. Fühlen Sie die Muskeln und Knochen in Ihren Waden, Schienbeinen, Knien und Oberschenkeln. Fühlen Sie die Wärme der Blutzirkulation. Wenden Sie Ihre Aufmerksamkeit jetzt Ihren Hüften zu, dorthin, wo die Beine mit dem Becken verbunden sind. Nehmen Sie sich einen Moment, um Ihre Füße und Beine zusammen zu spüren. Entspannen Sie sie und schenken Sie ihnen Liebe und Dankbarkeit dafür, dass sie Sie durchs Leben tragen. Gibt es etwas, das Ihre Beine Ihnen mitteilen möchten? Lauschen Sie, ob Sie Botschaften oder Signale empfangen.

Wenden Sie Ihre Aufmerksamkeit jetzt Ihrem Becken, Unterbauch und Gesäß zu. Spüren Sie die Knochen und wie diese Sie tragen. Fühlen Sie, wie die Energie der Liebe diesen Bereich Ihres Körpers umgibt und nährt, wie sie Ihre Geschlechtsorgane und Verdauungsorgane durchströmt. Fühlen Sie den kraftvollen Schutz, den die Knochen und Muskeln des Unterkörpers Ihnen schenken. Vielleicht spüren Sie einen energetischen Unterschied in der Energie der Knochen, Muskeln, Gewebe und Organe. Baden Sie sie in Ihrer Liebe und hinterfragen Sie, ob sie Ihnen etwas mitteilen möchten. Denken Sie daran, dass es nicht darum geht, Probleme zu lösen, zu reparieren oder verändern, sondern einfach nur liebevoll zuzuhören.

Richten Sie Ihre Aufmerksamkeit jetzt auf den Bauchbereich, gleich unterhalb der Brust. Fühlen Sie die starken Knochen Ihrer Wirbelsäule. Fühlen Sie das weiche Gewebe, die Muskeln und Verdauungsorgane. Legen Sie die Hände auf den Bauch, in der Nähe des Bauchnabels, und umhüllen Sie ihn mit Liebe. Fühlen Sie, wie Ihr Atem Ihre Hände auf und ab bewegt. Danken Sie Ihrem Bauch und fühlen Sie, wie die von Ihren Händen ausgehende liebevolle Wärme ihn durchströmt. Lassen Sie Ihren Körper wissen, dass Sie bereit dafür sind, das Leben mit Leichtigkeit zu verdauen. Fragen Sie Ihren Bauch und Ihre Brust, ob sie Ihnen etwas mitteilen möchten.

Legen Sie die Hände jetzt auf Ihre Brust und nehmen Sie Verbindung zu Ihrem Herzen auf. Fühlen Sie, wie Ihr Herz voller Liebe und Kraft nährendes Blut durch

Ihren Körper pumpt. Schenken Sie Ihrem Herzen Anerkennung und Liebe und fragen Sie es, ob es Ihnen etwas mitteilen möchte.

Lenken Sie Ihre Aufmerksamkeit weiter nach oben und fühlen Sie Ihre Schultern, Arme, Hände, Nacken und Hals, Kieferknochen, Gesicht, Ohren, Augen und den ganzen Kopf bis zum Scheitel. Entspannen Sie diesen ganzen Bereich. Entspannen Sie Schultern, Arme, Hände, Nacken, Kiefer und Mund. Entspannen Sie Kopfhaut, Stirn und Ohren. Entspannen Sie Ihren Geist. Lassen Sie geschehen, dass mit dem Ausatmen alle Anspannung, alle Lasten von Ihnen abfallen. Tanken Sie mit dem Einatmen Liebe und Entspannung und fühlen Sie, wie dieser Bereich Ihres Körpers davon durchströmt wird. Fragen Sie nun: »Habt ihr eine Botschaft für mich?«

Richten Sie Ihre Aufmerksamkeit jetzt auf Ihren ganzen Körper und alle seine Teile, innen und außen. Sagen Sie zu Ihrem Körper: »Ich möchte dich besser kennenlernen. Ich möchte dich mehr lieben. Ich bin bereit, dir zuzuhören. Ich höre dir zu, so gut ich kann. Es ist okay, wenn wir dafür Zeit brauchen. Danke, Körper, du bist ein Meisterwerk. Ich weiß, dass du mich liebst und immer beschützt. Ich weiß, dass du in der Lage bist, dich selbst zu heilen. Gibt es noch etwas, was du mir jetzt mitteilen möchtest? Danke, Körper. Ich liebe dich, Körper.«

Diese Meditation ist eine wundervolle tägliche Praxis, die Ihren ganzen Körper mit Liebe überschüttet. Dabei können Sie sich auch nur mit einem einzelnen Bereich des Körpers beschäftigen, wenn Sie diesem Bereich besondere Aufmerksamkeit schenken wollen. Je mehr Sie das Zuhören üben, desto mehr Botschaften wird Ihr Körper Ihnen übermitteln. Denken Sie daran, dass jede Geschichte, die Ihr Körper zu erzählen hat, Teil Ihrer Liebesgeschichte ist. Ihr Körper ist immer bestrebt, Sie zu beschützen und zu führen. Gemeinsam wissen Sie, was wahre Liebe ist, und gemeinsam finden Sie Heilung. Je mehr Sie zuhören, desto mehr Liebe können Sie sich in allen Bereichen schenken.

Im nächsten Kapitel geben wir Ihnen ausführliche Anleitungen für die Auswahl und Zubereitung gesunder Nahrung. Wir stellen Ihnen einige schnelle und einfache Möglichkeiten vor und zeigen Ihnen, wie Sie eine gesunde Ernährung in Ihren Alltag integrieren können. Und wir werden Sie daran erinnern, sich genug Zeit für sich selbst zu nehmen.

Wenn Sie sich Zeit für sich nehmen, geschieht etwas Magisches! Diese Zeit bedeutet keinesfalls einen Verlust in anderen Lebensbereichen – sie ist immer ein Gewinn. Sie werden entdecken, wie sehr das Leben Sie liebt und dass es für Sie ein gesundes, glückliches und wohlgenährtes Dasein will. Wenn Sie sich dafür öffnen, wird das Leben Ihnen zeigen, wie Sie diesen Weg in dem für Sie richtigen Tempo und Rhythmus gehen können. Dadurch werden Sie viel reicher belohnt werden, als Sie es je für möglich gehalten hätten.

5. KAPITEL

Schritt fünf: Lebensmittel und Gedanken, die heilsam und wohltuend für Körper und Seele sind

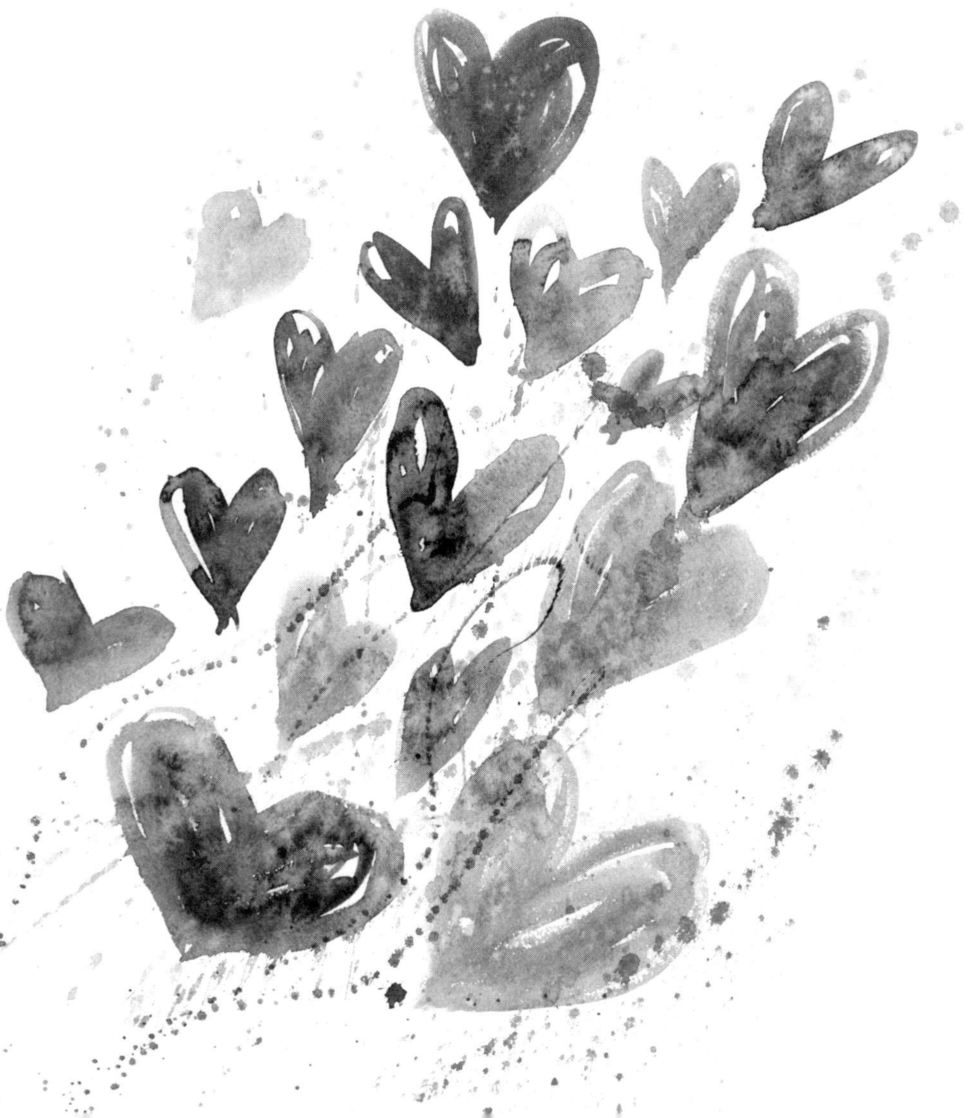

»Alles ist Gedanke und Nahrung. Wenn Sie gut genährt sind, nützt das Ihrem Gehirn. Wenn Sie Ihre Ernährung positiv verändern, wird es Ihnen leichterfallen, sich für neue, positive Gedanken zu öffnen und in Ihrem Leben gesündere Entscheidungen zu treffen. Beginnen Sie mit dieser Affirmation: Ich liebe mich, und deshalb versorge ich meinen Körper mit nährenden Speisen und Getränken, und mein Körper antwortet darauf mit blühender Gesundheit und Energie.«

– Louise

Unsere Ernährung ist, zusammen mit Religion und Politik, eines der umstrittensten Themen überhaupt, nicht wahr? Seit Jahrzehnten debattieren die Regierung, Ernährungsexperten und Ärzte darüber. Und die Ernährungstrends wechseln so rasch, dass man kaum damit Schritt halten kann, was gerade »gut für uns« sein soll, und was nicht.

In diesem Buch geht es nicht um aktuelle Trends und Moden der Ernährung. Wir möchten Ihnen vermitteln, die Natur und natürliche Nahrung zu ehren und herauszufinden, was für Sie am besten funktioniert, indem Sie auf Ihren Körper hören. In einer Hinsicht herrscht immerhin weitgehend Einigkeit: Es gibt kaum etwas Gesünderes, als sich vollwertig mit Naturprodukten zu ernähren.

Wie Sie inzwischen bereits wissen, hat sich unsere Ernährung durch abgepackte Industrienahrung und Fast Food enorm verändert. Wir haben uns immer weiter von der Natur entfernt – und mit dieser Abkoppelung von allem Natürlichen ging eine zunehmende zwischenmenschliche Isolation einher. In diesem Kapitel werden wir Ihnen zeigen, wie Sie zu neuer Verbundenheit mit Ihrem Körper finden, und Ihnen einige Lebensmittel vorstellen, die von großer Bedeutung für Ihre Gesundheit sind.

Von unseren Vorfahren und unserem Körper lernen

Einst fanden die Menschen mithilfe ihres Geschmacksinns und einer sehr bewussten Art zu essen heraus, welche Nahrungsmittel in Ordnung waren. Wir alle kennen die kleinen Buckel auf der Zunge, die man Geschmacksknospen nennt. Sie signalisieren, ob Essen uns schmeckt oder nicht. Doch für unsere Vorfahren waren die Geschmacksknospen ein sehr wichtiges Werkzeug, um zu beurteilen, was sich gefahrlos verzehren ließ. Pflanzen, die giftige Bestandteile haben, schmecken in der Regel bitter, und da Menschen über mehr als 30 Gene für bittere Geschmacksrezeptoren verfügen, eigneten sich die Geschmacksknospen hervorragend, um giftige Pflanzen zu identifizieren.[1]

Heute ist unser Geschmackssinn längst nicht mehr so fein wie in früheren Zeiten. Zum Teil liegt das daran, dass unser Überleben nicht mehr davon abhängt, Gifte in Nahrungsmitteln zu entdecken. Zum Teil ist es aber auch darauf zurückzuführen, dass wir verlernt haben, bewusst zu essen.

Für die frühen Menschen war es überlebenswichtig, ihre Reaktion auf das, was sie in den Mund steckten, genau zu beobachten. Aber ebenso lernten sie durch Erfahrung, was für sie individuell gut funktionierte. Während sie kosteten, experimentierten und ihre körperlichen Reaktionen beobachteten, werden sie ein deutliches Gespür dafür entwickelt haben, welche Speisen besonders bekömmlich für ihren Körper waren, welche ihnen viel Energie schenkten und Heilkräfte besaßen.

Eine der häufigsten Fragen, die man uns stellt, lautet: »Wie finde ich im Dschungel der widersprüchlichen Ernährungsempfehlungen heraus, was ich essen soll?« Das trifft besonders auf Klienten zu, die mit Autoimmunkrankheiten oder anderen chronischen Gesundheitsproblemen zu uns kommen. Wie Sie bereits wissen, sorgen Ihre Gene und Ihre Darmflora dafür, dass Sie ziemlich einmalig sind und Ihr ganz spezielles Ernährungsprogramm benötigen. Wir haben aber herausgefunden, dass Sie drei wichtige Dinge tun können, um herauszufinden, was die ideale Kost für Sie ist:

- **Suchen Sie Rat bei Experten.** Sie können Bücher zum Thema lesen, im Internet recherchieren, sich Online-Selbsthilfegruppen anschließen oder mit einem Therapeuten arbeiten, der sich auf Ernährungsheilkunde spezialisiert hat. Es ist faszinierend, wie viele ausgezeichnete Bücher und Webseiten über Heilung durch gesunde Ernährung es inzwischen gibt. Bedenken Sie aber immer, dass Experten Empfehlungen aufgrund ihrer Forschungen und Erfahrungen aussprechen. Verständlicherweise kommt es dabei immer zu Verallgemeinerungen, die möglicherweise nicht zu Ihrer individuellen Situation passen. Kein Buch und keine Webseite auf der Welt kann auf sämtliche Unterschiede zwischen den einzelnen Menschen eingehen – dennoch finden sich dort oft ausgezeichnete Informationen, die in die richtige Richtung weisen. Foren und Gruppen in den sozialen Netzwerken bieten ebenfalls Gelegenheit, sich mit anderen über Ihre einzigartige Situation auszutauschen, was Sie ein großes Stück voranbringen kann.

- **Hören Sie auf Ihre innere Führung.** Ihr Körper wird Ihnen Signale senden oder Sie in Situationen bringen, durch die Sie lernen, was am besten für ihn ist. Sie müssen ihm nur vertrauen! Wenn Sie Ihren Körper fragen, was er braucht, und auf seine Antworten hören, wird das Leben Ihnen zeigen, wie Sie optimal für Ihre Gesundheit sorgen können.

Als Heather anfing, auf ihren Körper zu hören, war sie viel auf Reisen. Ihr fiel auf, dass sie sich besser fühlte, wenn sie unterwegs war, und sie fragte sich, woran das lag. Es zeigte sich, dass es ihr auf Reisen besser ging, weil bestimmte Nahrungsmittel, die sie nur zu Hause aß, zu ihren Bauchschmerzen beitrugen. Als sie diese von ihrem Speiseplan strich, besserte sich ihr Zustand. So ermöglichte sie ihrem Verdauungssystem, sich zu erholen und zu heilen, während sie an der eigentlichen Ursache ihrer Bauchschmerzen arbeitete. Später vertrug sie dann auch die Lebensmittel wieder, auf die sie vorübergehend verzichten musste.

Ein einfacher Weg, auf den eigenen Körper zu hören, besteht darin, ein Ess-Tagebuch zu führen. Dort notieren Sie täglich, was Sie essen, und welche Symptome, Emotionen oder Signale auftreten. Wenn Sie das zwei Wochen lang tun, werden Sie Zusammenhänge zwischen dem, was Sie essen, Ihrer Energie, Ihren Stimmungen und Ihren körperlichen Symptomen feststellen. (Im Übungsteil am Schluss dieses Kapitels finden Sie nähere Angaben dazu, wie man ein Ess-Tagebuch führt.)

Essen Sie bewusst. Hier können Sie die Gewohnheiten unserer steinzeitlichen Vorfahren für sich nutzen. Machen Sie das Essen zu einer sinnlichen Erfahrung: Betrachten Sie das Essen, riechen Sie daran und kosten Sie es. Kauen Sie gründlich und spüren Sie das Essen in Ihrem Mund. Geben Sie sich die Chance, jeden Bissen bewusst zu kauen und zu schlucken – ohne Ablenkung! Das ermöglicht Ihnen nicht nur, das Essen wirklich zu schmecken, sondern auch, sich auf Ihren Körper einzustimmen und zu spüren, ob es tatsächlich gut für Sie ist. Ist das, was Sie essen, wirklich sättigend? Hinterlässt es ein befriedigendes Gefühl? Dabei geht es nicht nur darum, ob der Geschmack angenehm ist, sondern ob sich nach der Mahlzeit ein wohliges, gut geerdetes Gefühl einstellt. Fühlt sich Ihr Körper gut genährt und zufrieden?

Als Heathers Bulimie heilte, war es für sie verblüffend, wie groß der Unterschied zwischen Fabriknahrung und vollwertiger Naturkost ist. In der Mikrowelle erhitzte Fertiggerichte, die in Plastik verpackt waren und allerlei chemische Zusatzstoffe enthielten, hatten ihr durchaus geschmeckt, aber in ihrem Körper kein wirklich befriedigendes Sättigungsgefühl erzeugt. Der gewaltige Hunger, der sie bei ihren Fressattacken überfiel, hatte oft damit zu tun, dass ihr Körper verzweifelt nach wirklich nahrhaftem, Energie lieferndem Essen gierte. Denn genau das wurde ihm durch die Fabriknahrung vorenthalten.

Wenn Sie nur nach Geschmack essen, ohne darauf zu achten, wie Ihr Körper sich nach dem Essen fühlt, sind Sie sich der Signale vermutlich gar nicht bewusst, die Ihr Körper aussenden kann. Heather gelang es, die Fressattacken zu überwinden, weil sie anfing, ihren Körper mit natürlichem, gesundem Essen zu versorgen, das ein angenehmes körperliches Sättigungsgefühl erzeugt. Dadurch normalisierte sich ihr Appetit wieder.

Achten Sie also nicht nur auf Ihre Geschmacksknospen, sondern spüren Sie tief in Ihren Körper hinein. Je mehr Sie das Essen zu einem bewussten, ganzheitlichen Erlebnis machen, desto sinnlicher und befriedigender wird es. Das ist der wahrscheinlich beste Weg, um Fressanfälle und Gier auf Süßes oder Salziges zu überwinden. Nach und nach werden Sie lernen, die Nahrungsmittel auszuwählen, die Ihr Körper wirklich braucht, weil Sie viel besser in Verbindung mit ihm sind.

Jeder Mensch muss essen. Essen ist Leben. Ohne Essen gäbe es uns nicht. Vikas Khanna, Spitzenkoch und Autor des Buches *Return to the Rivers*, zitiert den Dalai Lama mit den Worten: »Wir sind als Menschen nicht isoliert. Wir sind alle miteinander verbunden. Und unser Essen ist eines der Dinge, die uns verbinden.« Von der Natur über den Bauer, die Ernte und das Ritual des Kochens »verbindet eine lange Kette der Verbundenheit uns alle im Universum«.[2]

Wenn Sie erneut Verbindung zu Ihrem Körper aufnehmen und das Erlebnis genießen, ihn mit natürlicher, gesunder Nahrung zu versorgen, geschieht etwas geradezu Magisches: Sie fühlen sich dann auch wieder stärker mit der Natur und Ihren Mitmenschen verbunden.

Das geht gar nicht!
Was Sie im Interesse Ihrer Gesundheit meiden sollten

Wenn Sie sich eine bessere Gesundheit wünschen, gibt es einige Lebensmittel, von denen wir Ihnen abraten. Ein guter Start in eine gesündere Ernährung ist, wenn Sie zunächst einen dieser »Übeltäter« aus Ihrem Speiseplan streichen. Dann lassen Sie nach und nach, in einem für Sie angenehmen Tempo, auch die anderen weg.

Ehe wir Ihnen sagen, um welche Lebensmittel es sich handelt, möchten wir von einigen Beobachtungen berichten. Zuallererst: Essen hat Einfluss auf unser Verhalten – es kann Sie erden und bewirken, dass Sie sich ruhig und zentriert fühlen, oder es kann Sie einer Achterbahnfahrt voller Symptome und Stimmungsschwankungen aussetzen. Besonders deutlich sieht man das am Zucker, weil er so rasch in die Blutbahn gelangt.

Zwar sind die Forschungsergebnisse dazu, wie Zucker unser Verhalten beeinflusst, nicht eindeutig, aber es gibt genug wissenschaftliche Beweise, dass Zucker die Willenskraft und das Entscheidungsvermögen schwächt und Suchtverhalten sowie Heißhungerattacken fördert. Zudem haben Forscher nachgewiesen, dass bei Ratten, die mit sehr zuckerreicher Nahrung gefüttert wurden, Gedächtnis, Lernvermögen und die Fähigkeit, Gefühle zu verarbeiten, deutlich beeinträchtigt waren.[3]

Statt jedoch zu sehr auf die Wissenschaft zu hören, laden wir Sie dazu ein, auf den eigenen Körper zu achten. Wie Ihr Essen sich auf Sie auswirkt, verstehen Sie am besten, wenn Sie nachverfolgen, was Sie wann gegessen haben, welche Gefühle oder Symptome sich danach einstellen und wie Ihr Energielevel aussieht. Es kann Ihnen auch die Augen öffnen, wenn Sie während des Tages die Menschen in Ihrer Umgebung beobachten. Wenn Sie anfangen, auf Ihren Körper zu hören, ist es anfangs oft leichter, die körperlichen Reaktionen anderer nach dem Essen zu beobachten als Ihre eigenen. Das ist oft sehr faszinierend und erhellend!

Louise und Heather nahmen einmal an einer Konferenz der Weston A. Price Stiftung zum Thema gesunde traditionelle Vollwerternährung teil. In diesem Kongresszentrum fand parallel noch eine andere Tagung statt, und bei beiden Veranstaltungen durften Eltern ihre Kinder mitbringen. Louise schlug vor, dass Heather die Kinder bei beiden Tagungen beobachten und Vergleiche anstellen solle. Die Kinder bei der Tagung zum Thema gesunde Ernährung zeigten ein relativ ruhiges und normales Verhalten. Wenn sie in den Seminarräumen anwesend waren, machten sie keinen Lärm. Die Kinder bei der anderen Veranstaltung tobten, schrien und wirkten total überdreht.

Das war Louise schon bei einem anderen Ernährungsseminar aufgefallen, wo die Kinder, die vollwertig und zuckerfrei ernährt wurden, auf sie einen deutlich ruhigeren und zufriedeneren Eindruck gemacht hatten. Natürlich spielten auch sie, aber dabei wirkten sie konzentrierter und nicht so hyperaktiv.

Ahlea machte die gleiche Beobachtung, als ihr zehnjähriger Neffe Christopher zu Besuch kam. Ihr Bruder und seine Frau aßen die amerikanische Standardernährung, die typischerweise eine Menge Zucker enthält. Das Erste, was Ahlea bei Christopher auffiel, war, dass er nachts, während er schlief, einen metallischen Geruch ausströmte, den sie auf die Toxine in seinem Körper zurückführte.

Da Christopher daran gewöhnt war, Fabriknahrung und Zucker zu essen, fand er die gesunde Nahrung, die es bei seiner Tante gab, anfangs gar nicht toll, aber dann entdeckte er, wie gut dieses Essen schmeckte. Ahlea bat ihn, einmal darauf zu achten, wie er sich nach diesen Mahlzeiten fühlte, und nach ein paar Tagen sagte er, er fühle sich viel besser. Er erzählte, dass die Lehrer in der Schule bei ihm eine Aufmerksamkeitsdefizit-/Hyperaktivitätsstörung (ADHS) vermuteten und Beruhigungsmittel empfahlen. Nun erkannte Christopher, dass er sich bei Ahlea viel ruhiger fühlte als zu Hause und sich besser konzentrieren konnte. Ahlea erklärte ihm, dass die Ernährung einen großen Unterschied darin ausmacht, wie man sich fühlt, was er sehr faszinierend fand. Vielleicht hatte er gar kein ADHS!

Als Christopher nach Hause zurückkehrte, ernährte er sich eine Woche lang ziemlich gut, doch dann kam Halloween. Die vielen Halloween-Süßigkeiten bewirkten, dass er sich wieder erschöpft, hyperaktiv und ängstlich fühlte. Bei einem Gespräch mit Ahlea erkannten er und seine Eltern, dass der viele Zucker und das Junkfood zu seinen Symptomen beigetragen hatten. Das war ein großes »Aha-Erlebnis« für die Familie! Sie achteten von nun an auf eine gesunde, vollwertige Ernährung und waren erleichtert, dass Christopher dadurch überhaupt keine Beruhigungsmittel benötigte.

Die meisten Menschen haben keine Ahnung, wie sehr die Ernährung ihr Wohlbefinden beeinflusst. Auf der nachfolgenden Liste finden Sie Lebensmittel, die zu Stimmungsschwankungen, Energiemangel und Krankheitssymptomen beitragen. Wenn Sie wie Christopher diese Dinge meiden, werden Sie sich schon bald viel gesünder fühlen.

1. Zucker und andere Süßstoffe

๑ **Zucker.** Von den 85 451 kommerziellen Lebensmittelprodukten, die in den USA zwischen 2005 und 2009 auf dem Markt waren, wurden 75 Prozent künstlich mit Süßstoffen angereichert.[4] Zucker gibt es unter vielen Namen und in vielerlei Gestalt, und die US-Amerikaner konsumieren zu viel davon: laut dem US-Landwirtschaftsministerium 70 Kilogramm pro Kopf und Jahr.[5] Dieser Verzehr liegt 7 Kilogramm über jenen 63 Kilogramm, die unter Experten als »pharmakologische Zuckerjahresdosis« gilt, die zu krankhaftem Übergewicht und anderen Krankheiten führt.

Der raffinierte weiße Haushaltszucker, der den meisten von uns vertraut ist, besteht aus Saccharose und gilt als eine Quelle für »leere Kalorien«. Saccharose ist ein Disaccharid aus zwei einfachen Zuckermolekülen: Fruktose und Glukose. Glukose bewirkt einen kurzfristigen starken Anstieg des Blutzuckerspiegels, und wenn Ihre Leber zu viel Fruktose verarbeiten muss, kann das zu einer Fettanlagerung in diesem Organ führen. Außerdem füttert der Zucker schlechte Bakterien und Pathogene im Darm und enthält keine Nährstoffe, während gleichzeitig für seine Verdauung wertvolle Nährstoffe verbraucht werden.[6] Die meisten Experten sind sich einig, dass es ein Segen für unsere Gesundheit ist, wenn wir unseren Zuckerkonsum reduzieren oder ganz auf ihn verzichten.

Nancy Appleton, Autorin des Buchklassikers *Lick the Sugar Habit*, zählte unlängst 150 Gründe auf, warum man Zucker meiden sollte. Wir führen hier nur einige davon an.

Zucker[7]

- schwächt das Immunsystem und erhöht die Neigung zu bakteriellen Infektionen.
- kann bei Erwachsenen und Kindern Hyperaktivität, Ängstlichkeit, Reizbarkeit und Konzentrationsschwäche hervorrufen.
- trägt zu vorzeitiger Alterung, Verstopfung, Blutzuckerproblemen, Lebensmittelallergien und krankhaftem Übergewicht bei.
- kann zu multipler Sklerose, Alzheimer, Alkoholismus, Krebs, Hämorrhoiden, Parodontose, Osteoporose, Krampfadern und Diabetes beitragen.
- verursacht möglicherweise grauen Star und beeinträchtigt das Sehvermögen.
- kann Nieren, Leber, Dünndarm und Bauchspeicheldrüse schädigen.

Auf den Zutatenlisten der Lebensmittelpackungen stehen für Zucker (Saccharose) oft folgende Zusatzbezeichnungen: Backzucker, brauner Zucker, Invertzucker, Rohrzucker, Rohzucker, Rübenzucker, Haushaltszucker und Zuckerrübensirup.[8]

Glukose-Fruktose-Sirup (GFS). HFCS ist viel billiger als Zucker. Man sollte ihn meiden, denn er ist meistens in sehr nährstoffarmer Fabriknahrung enthalten. Dennoch konsumieren US-Amerikaner davon gut 27 Kilogramm pro Person und Jahr.[9] HFCS ist nicht dasselbe wie Zucker, und er ist keinesfalls ein natürliches Süßungsmittel, ganz gleich, was die Maisproduzenten behaupten. Bei dieser industriell erzeugten Substanz handelt es sich um eine Mischung aus Fruktose und Glukose, bei der beide Substanzen nicht chemisch gebunden sind. (Beim Zucker gibt es zumindest eine chemische Bindung zwischen Fruktose und Glukose.) Das bedeutet, dass HFCS vom Körper viel schneller absorbiert wird als Zucker, was Insulinspitzen auslöst und zu Stoffwechselproblemen, Übergewicht, Appetitsteigerung, Diabetes, Herzkrankheiten, Krebs, Energiemangel, Entzündungen, vorzeitiger Alterung und Demenz beiträgt.[10]

Künstliche Süßstoffe. US-Amerikaner geben 66,5 Milliarden Dollar für die Produkte der Diätindustrie aus. Da verwundert es nicht, dass die Lebensmittelproduzenten mit kalorienfreien Süßungsmitteln auf diesen Zug aufspringen. Die amerikanische Gesundheitsbehörde (FDA) hat fünf künstliche Süßstoffe zugelassen:[11]

- Saccharin
- Aspartam
- Sucralose
- Acesulfam-K
- Neotam

(*Anm. d. Übers.:* In der Europäischen Union sind außerdem zugelassen: Aspartam-Acesulfam-Salz, Cyclamat, Neohesperidin, Steviosid und Thaumatin.) Eine Zulassung durch die FDA (oder die EU) bedeutet keineswegs, dass diese Süßstoffe gut für Sie sind! Aus dem 3. Kapitel wissen Sie, dass die Diätindustrie mehr Schaden anrichtet als nützt. Das gilt auch für die künstlichen Süßstoffe. Sie gaukeln Ihnen vor, beim Genuss von Süßem Kalorien reduzieren zu können, doch in Wahrheit tragen sie zu zahlreichen gesundheitlichen Problemen bei:[12,13]

- Gesteigerter Appetit auf Zucker, Süßigkeiten und Kohlenhydrate
- Gewichtszunahme
- Esssucht
- Gesundes, natürliches Essen schmeckt nicht mehr, weil die Rezeptoren für süßen Geschmack überstimuliert werden
- Störung der Darmflora
- Migräne
- Hautausschläge
- Stimmungsschwankungen – Panik, Ängstlichkeit, Reizbarkeit, Nervosität
- Blasenprobleme
- Magenschmerzen
- Darmkrämpfe
- Durchfall
- Schwellungen
- Ansammlung von Formaldehyd im Gehirn (bei Konsum von Aspartam)
- Multiple Sklerose
- Fibromyalgie
- Lupus
- Schwindel
- Schwangerschaftskomplikationen

Bei den künstlichen Süßstoffen handelt es sich um Chemikalien, die der Körper nicht versteht, was sich nachteilig auf Ihre Gesundheit und Ihren Gefühlshaushalt auswirken kann. Sie wurden entwickelt, um den Körper auszutricksen, doch eine gute Gesundheit erlangt man nicht, indem man den Körper täuscht. Eine positive Beziehung zum eigenen

Körper bedeutet, harmonisch mit ihm zusammenzuarbeiten, damit Sie sich wirklich gut fühlen und im Gleichgewicht sind. Sie müssen Ihren Appetit nicht austricksen, um schlank und gesund zu sein.

Wenn Ihre Gesundheit Ihre größte Liebesgeschichte ist, dann kann es dabei nicht um Täuschung und Manipulation gehen – welche Beziehung könnte unter solchen Bedingungen sicher, harmonisch, glücklich und gesund sein? Eine gute Beziehung zu Ihrem Körper ist genau wie eine gute Beziehung zu einem geliebten Menschen: Wenn Sie auf sein Wohl bedacht sind und für seine Bedürfnisse sorgen, gestaltet sich die Beziehung harmonisch. Den eigenen Körper zu lieben geht über die Befriedigung seiner Ernährungsbedürfnisse weit hinaus. Wenn Sie Ihren Körper wirklich lieben, werden Sie in Harmonie mit ihm leben. Auf diese Weise erschaffen Sie sich einen natürlich schlanken und gesunden Körper.

2. Excitotoxine

Bei den Excitotoxinen handelt es sich um Moleküle, die Neuronen derartig reizen können, dass sie absterben. In seinem Buch *Excitotoxins: The Taste That Kills* beschreibt der Mediziner Russell Blaylock, dass diese Substanzen zu zahlreichen Gesundheitsproblemen beitragen können. Dazu zählt er hormonelle Störungen, Übergewicht, Amyotrophe Lateralsklerose (ALS), Parkinson, Alzheimer, Schäden durch freie Radikale und Entzündungen.[14]

Zu den in unserer Nahrung häufig anzutreffenden Excitotoxinen gehören Glutamat, Aspartat und Cystein. Die beiden Folgenden kommen in Lebensmitteln immer öfter zum Einsatz, deswegen weisen wir gesondert auf sie hin:

- **Mononatriumglutamat (MNG).** MNG wird oft mit der chinesischen Küche in Verbindung gebracht, doch dieses Excitotoxin wird vielen Fabriknahrungsmitteln beigemischt, etwa Kartoffelchips, Fertiggerichten und Suppen. Häufig verbirgt es sich hinter folgenden Bezeichnungen: *Geschmacksverstärker, Glutamat, Hefeextrakt, Würze, Speisewürze, Sojawürze, Fleischextrakt, fermentierter Weizen* und *Aroma*. Selbst in manchen Spitzenrestaurants wird mit MNG gekocht, weil es die Geschmacksknospen anregt und bewirkt, dass uns das Essen besser schmeckt. Dennoch klagen viele Menschen nach dem Verzehr MNG-haltiger Speisen über Unwohlsein.

- **Aspartam.** Bei Aspartam handelt es nicht nur um einen künstlichen Süßstoff, sondern außerdem um ein Excitotoxin, was umso mehr Grund ist, es zu meiden.

3. Gentechnisch veränderte Organismen (GVO)

GVOs sind Pflanzen oder Tiere, die unter Verwendung der DNA von anderen Pflanzen oder Tieren, beziehungsweise von Viren oder Bakterien gentechnisch verändert wurden.[16] In der Wissenschaft herrscht Uneinigkeit, ob der Einsatz von GVOs gefährlich ist oder nicht, wobei die Kontroverse viele Aspekte umfasst. Beginnen wir mit gentechnisch verändertem Saatgut.

Im Jahr 1980 entschied der oberste Gerichtshof der USA, dass Patente auf gentechnisch erzeugte Lebensformen vergeben werden dürfen.[17] Wenn etwas patentiert ist, können die Konzerne es nutzen, um neue Produkte auf den Markt zu bringen und dadurch Kontrolle auszuüben. Der größte Produzent gentechnisch veränderter Agrarpflanzen ist die Firma Monsanto. Sie produziert Saatgut, das gegen Roundup resistent ist, ein ebenfalls von Monsanto vertriebenes Unkrautvernichtungsmittel, das hauptsächlich aus Glyphosat besteht.[18]

Seit den Anfängen der Landwirtschaft haben Bauern immer Saatgut aus der Ernte zurückbehalten, um es im folgenden Jahr auszusäen. Bei gentechnisch erzeugtem Saatgut, das sich Konzerne wie Monsanto haben patentieren lassen, darf der Patentinhaber den Bauern untersagen, Saatgut zu sammeln. Stattdessen müssen die Bauern jedes Jahr neues Saatgut bei Monsanto einkaufen, sodass sie nicht mehr unmittelbar mit der Natur arbeiten können, wie sie es zuvor immer getan haben. Hinzu kommt, dass der Wind, so macht es die Natur nun einmal, Pflanzenpollen davonträgt. Bauern, die sich gegen Gentechnikpflanzen entschieden haben, können nicht verhindern, dass ihre gentechnikfreien Felder durch den Wind kontaminiert werden, was dann zu einer unabsichtlich genetisch veränderten Ernte führt. Biolandwirte und gesundheitsbewusste Wissenschaftler und Verbraucher sind sehr besorgt, dass der Pollenflug von Gentechnikfeldern zu genetischer Kontamination und damit zum Ende wirklichen Bioanbaus führt.

Sind Nahrungsmittel aus Gentechnikanbau gefährlich für den Planeten und unsere Gesundheit? Darüber wird heftig gestritten, doch zumindest zeigen neue Studien, dass die GVO-Pflanzen das Versprechen höherer Ernteerträge nicht einlösen, sondern das Gegenteil der Fall ist. Außerdem kam heraus:[19]

- Es gibt Bedenken, dass gentechnische Manipulationen Lebensmittel toxisch machen oder Allergien auslösen können – Toxine aus gentechnisch verändertem Mais fanden sich bereits im Blut schwangerer Frauen und deren Kinder.
- Es kommt zu Saatgut-Kontamination – indigener Mais in Mexiko wurde durch GVO-Mais kontaminiert, das ergaben wissenschaftliche Studien.

- Andere Lebewesen können zu Schaden kommen – GVO-Mais erwies sich als tödlich für die Raupen von Monarchfaltern.
- Die Gentechnikkonzerne versprachen, die Nahrungsmittelversorgung durch die Schaffung schädlingsresistenter Sorten zu verbessern, doch stattdessen kam es zu einer unbeabsichtigten gegenteiligen Entwicklung: giftresistente Schädlinge, sodass man bereits die Ausbreitung neuartiger Super-Schädlinge befürchtet.
- 26 Staaten haben den Einsatz gentechnisch veränderter Organismen ganz oder teilweise verboten, darunter die Schweiz, Australien, Bulgarien, China, Deutschland, Frankreich, Griechenland, Indien, Italien, Luxemburg, Mexiko, Österreich, Polen, Russland und Ungarn. Weitere 60 Staaten haben den Einsatz von GVOs gesetzlich eingeschränkt.
- Folgende Agrarprodukte sind höchstwahrscheinlich gentechnisch modifiziert (wenn sie nicht aus Bioanbau stammen): Baumwollsamen, Mais, Raps, Papaya, Sojabohnen und Zuckerrüben.

Wir lieben die Natur und glauben, dass sie ins Gleichgewicht kommt, wenn wir sie unterstützen. Wenn wir uns von der Natur entfernen, zieht das unbeabsichtigte Folgen nach sich. Aus diesem Grund grenzen der Einsatz von Gentechnikorganismen und die Praktiken Monsantos für uns an kriminelle Machenschaften. Wir appellieren eindringlich an Sie, diese Produkte zu boykottieren. Kaufen Sie, wenn irgend möglich, gentechnikfreie Produkte, idealerweise aus Bioanabau.

Pestizide: Sind sie wirklich nötig?

Die Natur ist erstaunlich. Sie vermag auf phänomenale Weise Gleichgewicht zu erzeugen, wenn wir nur auf sie vertrauen und von ihrer Weisheit lernen würden. Im 3. Kapitel haben Sie erfahren, wie die Lebensmittelindustrie moderne Maschinen und Chemikalien in der Landwirtschaft einführte, was häufig zu deutlich nährstoffärmeren Erzeugnissen führte.

Das Gleiche geschah auch während der jahrtausendelangen Entwicklung der Landwirtschaft. Das Obst und Gemüse unserer Vorfahren enthielt weniger Stärke und Zucker, hatte aber einen höheren Gehalt an Phytonährstoffen. (Diese wichtigen Chemikalien werden wir im folgenden Abschnitt näher beschreiben.)

Doch man gab süßeren, stärkehaltigeren Obstsorten und Gemüsen den Vorzug – und ihre Züchtung führte zu Erzeugnissen mit geringerem Nährstoffgehalt. Mit anderen Worten: Wir müssen mehr essen, um aus der Nahrung die gleiche Menge an Nährstoffen zu erhalten wie unsere Vorfahren.

Vor Jahren besuchten Louise und Heather den biologischen Weinbaubetrieb Cowhorn in Ashland, Oregon. Die dort praktizierte biodynamische Anbaumethode geht über den Verzicht auf Pestizide und andere toxische Chemikalien weit hinaus. Bei dieser Form des Weinbaus schneidet man das Unkraut auf den Weinfeldern und düngt damit die Reben.

Diese fast vergessene Kunst, Unkraut zu nutzen, ist sehr klug: Jahrhundertelang nutzte man Kräuter wie Löwenzahn zu Heilzwecken. Außerdem besitzen viele Kräuter die Fähigkeit, dem Boden konzentrierte Mineralien zu entziehen, was sie zu exzellentem Dünger macht.[20] Diese Art von Naturdünger hat den Vorteil, dass die Pflanzen alle in Harmonie auf demselben Land zusammenleben. Biogärtner und Anhänger der Permakultur verwenden oft Kräuterjauchen und -auszüge als mineralstoffreichen Dünger in ihren Hausgärten.

Die Cowhorn-Winzer fanden heraus, dass sie mit ihren die Natur ehrenden biodynamischen Anbaumethoden »glückliche Weinhefe« erzeugen, wie sie es nennen. Sie beobachteten, dass bei konventionellen Winzerbetrieben die Weinhefe oft unangenehm roch und am Endprodukt herumgedoktert werden musste, um einen akzeptabel schmeckenden Wein abfüllen zu können. Mit anderen Worten: Die kranke Hefe musste im letzten Produktionsstadium »repariert« werden.

Doch im biodynamischen Weinbau benötigt die Weinhefe keine »Behandlung« wie diese, denn sie ist von Anfang an glücklich und gesund. Kunden, die auf andere Weine allergisch reagierten, berichteten, dass diese Reaktionen beim Cowhorn-Wein nicht auftraten.

Phytonährstoffe: nährstoffreicher natürlicher Schutz

In ihrem Buch *Knoblauch gegen Krebs und Blaubeeren für das Herz* schreibt Jo Robinson, dass Phytonährstoffe nahrhaft sind und uns auf natürliche Weise schützen. Es handelt sich bei ihnen um Antioxidantien, die den Körper nähren und freie Radikale einfangen, die für Zellschäden und Alterung verantwortlich sind. So helfen die Phytonährstoffe, uns zu schützen und am Leben zu erhalten. Und das leisten sie auch für die Pflanzen!

Phytonährstoffe schützen Pflanzen gegen Insekten und Krankheiten. Wenn man die Pflanzen mit Pestiziden besprüht – oder sie, wie Monsanto es macht, gentechnisch so verändert, dass sie »Pestizide besser vertragen« –, müssen sie keine Phytonährstoffe mehr produzieren, um sich zu schützen. Als Resultat bekommt man Pflanzen, die weniger Phytonährstoffe, dafür mehr Toxine aus den Pestiziden enthalten.

Heute verlässt man sich ganz auf die Wissenschaft und vergisst darüber oft die Natur. Doch wenn wir Menschen uns von der Natur abwenden, verlieren wir die Fähigkeit, von dem ihr zugeschriebenen Gleichgewicht zu profitieren. Stellen Sie sich vor, wir würden die Natur bei unseren modernen Anbaumethoden wieder ehren – was zunächst mehr Zeit und Arbeitsaufwand zu benötigen scheint –, wir kämen letztlich zu schnelleren und hochwertigen Resultaten, so wie bei der glücklichen Weinhefe des Cowhorn-Weinguts. Wenn wir die Natur ehren, tragen wir damit zu einem glücklicheren, gesünderen Planeten bei, und zugleich werden die Menschen glücklicher und gesünder.

Die gute Nachricht: Es gibt auch heute noch Pflanzen, die reich an Phytonährstoffen sind. Hier einige Beispiele, die einen hohen Gehalt an Antioxidantien aufweisen:[21]

- Rucola
- Löwenzahn
- Frühlingszwiebeln
- Kopfsalat – aber kein Eisbergsalat! Neben grünem Salat empfiehlt sich auch Römersalat und Salat mit rötlichen Blättern (z. B. Lollo rosso)
- Kohl
- Schwarze, rote und dunkelrote Weintrauben
- Blaubeeren
- Artischocken
- Petersilie
- Kräuter und Gewürze (mehr dazu im Abschnitt »Ja! Gesunde Lebensmittel für Ihre Gesundheit« in diesem Kapitel)

4. Gluten

Das Protein Gluten kommt in Getreidesorten wie Weizen, Roggen, Gerste und Hafer vor und ist für den menschlichen Dünndarm schwer verdaulich, sodass es bei manchen Menschen Autoimmunreaktionen auslöst. Ungefähr einer unter 133 US-Amerikanern leidet an Zöliakie, einer autoimmunen Verdauungserkrankung, bei der Gluten die Epithelzellen des Dünndarms schädigt, was zu über 300 Symptomen führen kann.[22] Das Nationale Gesundheitsinstitut der USA schätzt außerdem, dass bis zu 10 Prozent der Bevölkerung an einer Gluten-Unverträglichkeit leiden.

Zu den Symptomen einer Gluten-Unverträglichkeit gehören:[23]

- Säurereflux
- Benommenheit
- Chronische Müdigkeit
- Depressionen
- Blähungen, Verstopfung, Durchfall oder Reizdarmsyndrom
- Kopfschmerzen oder Migräne
- Gelenkschmerzen
- Hauterkrankungen, z. B. Ekzeme oder Akne

Die Medizinerin Natasha Campbell-McBride, Autorin des Buches *GAPS – Gut and Psychology Syndrom (Übersetzung des Titels: Wie Darm und Psyche sich beeinflussen)*, schreibt, dass unvollständig verdautes Gluten sich im Körper in Substanzen umwandeln kann, die wie Opiate wirken, ähnliche Reaktionen wie Heroin verursachen und Teile des Gehirns blockieren.[24] Das ist, so Campbell-McBride, besonders für Menschen von Bedeutung, deren Verdauungstrakt geschädigt ist oder die an Krankheiten wie Schizophrenie, Autismus, Wochenbettdepression, Epilepsie, Down-Syndrom oder autoimmunen Störungen leiden.

Wenn Sie herausfinden möchten, ob Gluten für Sie ein Problem darstellt, streichen Sie es zwei Wochen lang von Ihrem Speiseplan und schauen Sie, ob Sie sich besser fühlen. Vielen fällt es schwer, auf Gluten zu verzichten, weil es heute in so vielen Nahrungsmitteln enthalten ist, zum Beispiel in Brot, Crackern und anderen Getreideprodukten. Doch die meisten dieser Fertigprodukte sind ohnehin nicht gut für die Gesundheit. Wenn Sie also unter chronischen Symptomen leiden, lohnt es sich, sich versuchsweise für eine gewisse Zeit glutenfrei zu ernähren. Wenn die Symptome verschwinden und Ihr Verdauungstrakt heilt, ist es oft so, dass Sie die weggelassenen Nahrungsmittel ganz oder teilweise wieder ergänzen können. (Im 10. Kapitel stellen wir Ihnen Alternativen für Brot und andere Getreideprodukte vor.)

5. Transfette, Olestra und raffinierte Fette und Öle

Bei den Transfetten und Olestra handelt es sich um künstliche Fette – sie sind so ungesund wie künstliche Süßstoffe.

Der Fettersatz Olestra wurde in den Zeiten des Wahns der »fettfreien« Ernährung eingeführt. Später stellte sich heraus, dass er zu Magen-Darm-Problemen, Durchfall und Mangelerscheinungen führt. In einem Artikel im *Time*-Magazin im Jahr 2010 wurde Olestra zu den »50 schlimmsten Erfindungen« gezählt.[26] In Europa und Kanada ist es verboten, in den USA darf es immer noch verwendet werden.

Transfette, die man auch Trans-Fettsäuren oder teilhydrogenierte Fette nennt, werden von der Lebensmittelindustrie eingesetzt, um Öle bei Zimmertemperatur fester zu machen, die Haltbarkeitsdauer zu erhöhen und andere Produkteigenschaften zu verbessern.[27] Die Biochemikerin und Fettexpertin Mary Enig berichtet, dass die Transfette das Krebsrisiko erhöhen sowie zu Heißhungerattacken und Übergewicht beitragen.[28]

Transfette sind beispielsweise in Margarine (es sei denn, sie ist frei von gehärteten Fetten), Pflanzenfett zum Backen und allen Produkten enthalten, auf deren Zutatenliste *gehärtetes* oder *zum Teil gehärtetes* Pflanzenfett steht. Dazu zählen: Pommes frites, Blätterteig für Pasteten, Fertigbackmischungen, überbackene oder frittierte Fertigprodukte, Kekse, Speiseeis, milchfreier Sahnersatz, Popcorn und Pizzateig. Je weniger Fabriknahrung Sie essen, desto weniger Transfette konsumieren Sie.

Wir empfehlen Ihnen, auch raffinierte Fette und Öle zu meiden. Diese Öle werden erhitzt und chemisch behandelt. Dadurch entstehen gefährliche freie Radikale und Antioxidantien werden entfernt. Außerdem werden ihnen toxische Konservierungsmittel hinzugefügt, damit sie nicht ranzig werden.[30] (Hierzu zählen BHA und BHT, siehe den Abschnitt »Industriell verarbeitete Lebensmittel und Zusatzstoffe« ab Seite 183.)

Ein Öl, das Sie ebenfalls meiden sollten, ist Canola-Öl. Die Ernährungsexpertinnen Sally Fallon und Mary Enig schreiben, dass dieses in den USA häufig verwendete Öl nicht so gesund ist, wie man uns einreden will. Canola-Öl wird aus gentechnisch verändertem Raps gewonnen. Dieser Raps hat toxische Inhaltsstoffe (unter anderem Erucasäure, Hämagglutinin und Cyanide enthaltende Glykoside), die für folgende Krankheiten verantwortlich gemacht werden: Rinderwahnsinn, Erblindung, Nervenerkrankungen, Blutgerinnsel und Immunschwäche.[31]

Unser täglich Brot

Brot ist traditionell ein enorm wichtiges Grundnahrungsmittel, weil es, historisch betrachtet, für breite Bevölkerungsschichten leicht verfügbar und preiswert war. Doch das Brot unserer Vorfahren unterschied sich stark von dem industriell produzierten Brot, das wir heute essen.

Erstens ist der moderne Weizen eine ganz andere Getreidesorte als jener in früheren Zeiten. Im Bestreben, das Brot lockerer und haltbarer zu machen, züchtete man Weizensorten, die mehr Gluten und Gliadine, aber weniger Mineralstoffe enthalten.[25]

Außerdem sorgten neuere Mahl- und Produktionsverfahren dafür, dass wichtige Nährstoffe aus dem Mehl entfernt werden. Und weil das Weizenmehl früher braun war, was den Menschen nicht gefiel, wurde es gebleicht (was schädlich für die Darmflora ist!), um ihm eine als angenehm empfundene weiße Farbe zu verleihen. Schon allein durch diese Maßnahmen wurden Nährwert und Bekömmlichkeit des Brotes reduziert.

Hinzu kommt, dass die Backverfahren sich dramatisch verändert haben. Unsere Vorfahren fermentierten das Mehl (etwa durch die Sauerteigherstellung), wodurch das Getreide vorverdaut wurde: Schwer verdauliche Bestandteile wurden aufgeschlossen und gesunde Bakterien kamen hinzu. Heutzutage lässt man diesen Schritt weg, was das Brot schwerer verdaulich macht, vor allem wenn, wie heute so häufig der Fall, der Darm bereits geschädigt ist.

Viele Menschen, die unter chronischen Beschwerden leiden, entscheiden sich dafür, ganz auf Brot zu verzichten (zumindest auf glutenhaltiges Brot). Aber versuchen Sie es doch ruhig einmal mit glutenfreiem Biosauerteig. Wenn Brot richtig gebacken und in Maßen gegessen wird, ist es ein köstlicher Genuss. Lernen Sie doch einfach, Ihr Sauerteigbrot selbst zu backen, oder suchen Sie sich einen Bäcker, der mit traditionellen Herstellungsmethoden arbeitet.

Immer mehr Bäcker beleben diese uralte Handwerkskunst neu und sind offen für die Wünsche ihrer Kunden – suchen Sie sich einen Bäcker, der glutenfreies Biogetreide und gekeimtes Mehl verwendet, denn dieses Brot ist am leichtesten verdaulich.

Im 3. Kapitel haben Sie gelernt, dass gesunde, unraffinierte Fette und Öle die Stimmung heben und den Körper zufriedenstellen, sodass Heißhunger gemildert und der Appetit reguliert wird. Im Abschnitt »Ja! – Gesunde Lebensmittel für Ihre Gesundheit« in diesem Kapitel werden wir Ihnen einige wunderbare Fette und Öle vorstellen.

6. Soja

Soja wurde einmal derartig angepriesen, dass es sich in fast allen industriell hergestellten Snacks, Eiweißriegeln und sonstigen Fertigprodukten für angeblich gesunde Ernährung fand. Nach dem Mais ist Soja die am stärksten gentechnisch manipulierte Pflanze. Wenn Sie also Sojaprodukte essen, achten Sie auf gentechnikfreies Soja aus kontrolliert biologischem Anbau. Zweitens müssen Sie wissen, dass Soja einen hohen Gehalt an Phytoöstrogenen aufweist. Diese können im Körper wie Östrogen wirken und den Testosteronspiegel senken.[32]

Soja enthält außerdem Antinährstoffe wie Proteasehemmer, Goitrogene, Phytinsäure und Lektine, die Verdauungsstörungen verursachen, die die Schilddrüse beeinträchtigen und dem Körper Mineralstoffe entziehen.[33] Diese schädlichen Eigenschaften lassen sich beträchtlich reduzieren, wenn Soja fermentiert wird. Das macht es leichter verdaulich und gesünder.

- *Beispiele für unfermentierte Sojaprodukte:* Tofu, Edamame, Sojanüsse, Sojamilch, Sojalecithin und vegetarischer Fleisch- oder Käseersatz.
- *Beispiele für fermentierte Sojaprodukte:* Sojasoße, Tamari, Tempeh, Natto und Miso.

Wir haben Soja auf die »Das geht gar nicht!«-Liste gesetzt, weil es unserer Ansicht nach gute Gründe gibt, unfermentiertes Soja gar nicht oder nur in kleinen Mengen zu essen. Über das Für und Wider von Soja gibt es in der Gesundheitsindustrie heftige Debatten. Wir empfehlen Ihnen, auf Ihre innere Führung zu hören. Wenn Sie Soja essen, achten Sie auf Ihren Körper. Vertrauen Sie darauf, dass Ihr Körper Sie liebt und Ihnen stets zeigen wird, was für Ihre spezifischen Bedürfnisse das Beste ist.

7. Tierisches Protein aus Massentierhaltung (Fleisch, Eier und Milchprodukte)

Wir würden es gerne sehen, dass jedes Tier, das wir essen, gut behandelt wurde, draußen in seiner natürlichen Umgebung herumtollen durfte sowie natürliches und artgerechtes Futter erhielt. Doch leider könnten die Zustände in der industriellen Massentierhaltung gar nicht weiter davon entfernt sein!

Da überrascht es nicht, dass viele gutherzige Menschen beschließen, sich vegetarisch oder vegan zu ernähren, weil sie die grausamen und unmenschlichen Praktiken in den großen Tierzuchtbetrieben nicht unterstützen wollen. Die Tiere leben dort eng zusammengepfercht, sodass sie sich nicht angemessen bewegen können. Sie dürfen nur wenig ins Freie (wenn überhaupt) und bekommen billiges Futter, das nicht ihrer natürlichen Ernährung entspricht. So wie wir selbst, wenn wir denaturierte, chemisch veränderte Nahrung zu uns nehmen, entwickeln auch die auf diese Weise gefütterten Tiere Gesundheitsprobleme.

Schauen wir uns zum Beispiel das Schicksal der Rinder an. Statt mit Gras werden sie mit gentechnisch verändertem Mais und anderem Getreide gefüttert, wofür ihr Verdauungstrakt überhaupt nicht geschaffen ist (Gras ist ihr natürliches Futter).[34] Das bewirkt, dass die Rinder sehr schnell sehr dick werden. Um ihr Wachstum zusätzlich zu beschleunigen, erhalten sie oft Hormonspritzen. Und weil diese Rinder falsch gefüttert und in Ställen zusammengepfercht werden, erkranken sie häufig und benötigen Antibiotika. Stellen Sie sich vor, was es heißt, wenn Menschen das Fleisch dieser mit Hormonen und Antibiotika vollgepumpten kranken Tiere essen! Man muss kein Wissenschaftler sein, um zu begreifen, dass es uns nicht guttut, das Fleisch kranker Tiere zu essen. Doch die meisten Menschen sind sich nicht bewusst, dass tierisches Protein – sei es aus Fleisch, Eiern oder Milchprodukten – von Tieren, die nicht artgerecht gehalten und gefüttert werden, ihrer Gesundheit schadet.

In seinem Buch *Heat* (Übersetzung des Titels: Hitze) berichtet Bill Buford, was Sterneköche und Metzger über das Fleisch mit Getreide und Mais gefütterter Rinder sagen: »Sie bekommen *Pampe* zu fressen. Sie schmecken nach *Pampe* … und ihr Fleisch verhält sich wie minderwertige *Pampe*: Innerhalb weniger Tage zersetzt es sich.«[35]

Auch wenn manche Leute sich an den Geschmack des Fleisches mit Mais und Getreide gefütterter Tiere gewöhnt haben und behaupten, dass sie dessen Geschmack bevorzugen, laden wir Sie ein, stattdessen Fleisch in Bioqualität und ebenso Fleisch und Eier von Geflügel aus kontrolliert biologischer Landwirtschaft zu verwenden. Kaufen Sie von Bauern, die ihre Tiere gut behandeln, ihnen genug Auslauf im Freien ermöglichen und sie ihr natürliches Futter fressen lassen. So erhalten Sie tierisches Protein von besserer Qualität, das die gute Gesundheit der Tiere an Sie weitergibt!

Was Sie über Milchprodukte wissen sollten

Schätzungen zufolge haben bis zu 90 Prozent der Menschen Probleme mit der Verdauung von Milchprodukten, weil sie Laktose, die in der Milch hauptsächlich enthaltene Zuckerart, nicht verdauen können.[36] Weil die (auf das Fehlen des Enzyms Laktase im Darm zurückzuführende) Laktoseintoleranz so weit verbreitet ist, betrachten Wissenschaftler sie nicht als Krankheit, sondern eher als Normalzustand. Demnach ist es eigentlich unnormal, dass Erwachsene Milch vertragen können. Diese sogenannte »Laktasepersistenz« beruht auf einer Genmutation.[37]

Hinzu kommt, dass viele Menschen allergisch auf Milch und Milchprodukte reagieren, weil bei ihnen eine Unverträglichkeit gegenüber den beiden Hauptproteinen der Milch besteht: Kasein und Molke. Unabhängig davon, ob die Allergie oder Unverträglichkeit gegenüber Laktose, Kasein oder Molke besteht, können unter anderem folgende Symptome auftreten: Trägheit, »Brain Fog« (also Benommenheitsgefühle nach dem Essen), Hautreizungen, Nesselsucht, Akne, Bauchschmerzen und -krämpfe, Heißhungerattacken, Nervosität, Schwellungen, Schluckbeschwerden und Konzentrationsschwäche.[38]

Viele Ernährungsexperten empfehlen, Milch und Käse aus dem Speiseplan zu streichen. Ahlea und Heather erzielen mit diesem Ratschlag bei ihren Klienten ausgezeichnete Resultate. Vor allem Kinder mit Autismus, ADHS und anderen psychischen Problemen oder mit Verdauungsstörungen profitieren oft sehr von einem Verzicht auf Milchprodukte.

Ausgenommen hiervon ist lediglich rohe Biobutter oder Ghee (geklärte Butter) aus Weidemilch, weil diese fast keine Laktose und kein Kasein enthalten.[39] Manche Menschen vertragen hausgemachten Joghurt oder Kefir, der aus roher Biomilch hergestellt wird. In Bioläden bekommt man außerdem aus solcher Milch hergestellten Rohmilchkäse.

Was ist mit vegetarischem oder veganem Käse?

Wir kennen keinen derartigen Käseersatz mit gesunden Zutaten. Die meisten enthalten Soja, Canola-Öl oder andere raffinierte Öle (siehe den Abschnitt »Transfette, Olestra und raffinierte Fette und Öle« in diesem Kapitel), Annatto, natürliche Aromastoffe oder Hefe/Bierhefe, also mögliche Quellen für Excitotoxine.

Denken Sie daran, dass Sie bei der Auswahl Ihres Essens immer auf Ihren Körper hören sollten. Das gilt besonders für Milchprodukte oder Ersatzprodukte für diese.

8. Zuchtfisch

Eine weitere Kontroverse dreht sich um die Frage, ob Fisch aus Fischfarmen empfehlenswert ist. Wildfische leben im offenen Wasser und ernähren sich auf natürliche Weise von Wasserorganismen wie Algen, Seetang, anderen Fischen und dergleichen, die ihr Körper verstoffwechseln kann. In Fischfarmen erhalten die Tiere in der Regel artfremdes Futter, unter anderem Genmais, Soja oder Canola. Hinzu kommen Antibiotika, Hormone, Neurotoxine, Pestizide und andere Gifte.[40]

Bedenken sollten Sie aber, dass auch Fische aus Wildfang mit Quecksilber, radioaktiven Substanzen und anderen Giften kontaminiert sein können. Generell gelten Kaltwasserfische und kleinere Arten wie Sardinen als geringer belastet.

Auch der Artenschutz ist ein Thema, weil viele beliebte Fischarten überfischt und von der Ausrottung bedroht sind. Über umweltverträgliche Fangmethoden und die Fischarten, die Sie aus ökologischer Sicht unbedenklich kaufen können, sollten Sie sich immer wieder aktuell informieren. Hier der Stand zum Zeitpunkt, als wir dieses Buch verfassten:[41]

- *Zu den überfischten Arten gehören:* Atlantischer Lachs, Zackenbarsch, Schwarzer Seehecht und Blauflossen-Thunfisch.
- *Weniger gefährdet sind:* Atlantischer Blaubarsch, Pazifischer Heilbutt, Hering, Sardine, Weißer Thunfisch, Gelbflossen-Thunfisch und Alaska-Seelachs (Pazifischer Pollack).

Die Fischindustrie sucht nach ökologischeren Fang- und Zuchtmethoden. Daher sollten Sie neue Entwicklungen auf diesem Gebiet aufmerksam verfolgen.

9. Industriell verarbeitete Lebensmittel und Zusatzstoffe

Lebensmittel, die in Konservendosen, Plastikbechern oder anderen Verpackungen verkauft werden, sind industriell verarbeitet. Man hat also ihre natürliche Beschaffenheit durch industrielle Verarbeitungsmethoden verändert, unter anderem, um sie länger haltbar zu machen. Außerdem ist ihr Nährstoffgehalt geringer, dafür enthalten sie giftige Zusatzstoffe und mehr Zucker.

Wir sind dankbar, dass heute immer mehr Hersteller Konserven und andere industriell verarbeitete Lebensmittel in Bioqualität anbieten, die frei von giftigen Chemikalien sind. Dennoch gibt es noch immer zu viele Produkte auf dem Markt, die ohne jeden echten Nährwert sind.

Führen Sie sich immer wieder vor Augen, dass Lebensmittelhersteller nach Profit streben, und ein Weg zu höheren Profiten besteht darin, Sie dazu zu verleiten, mehr zu essen. Die Unternehmen beschäftigen Ernährungswissenschaftler, die genau erforschen, welche Mischung aus Zucker, Salz und Fett ein Produkt enthalten muss, damit Sie mehr davon essen wollen.[42] Man designt diese Nahrungsmittel so, dass Sie in einem ständigen Hungerzustand gehalten werden. Wenn Sie diese Art von übermäßigem Appetit und Heißhunger reduzieren wollen, müssen Sie aufhören, Fabrikprodukte zu essen, und sich stattdessen von vollwertigen Lebensmitteln ernähren. Dann kommt Ihr Körper ins Gleichgewicht, sodass Sie sich wieder auf seinen natürlichen Appetit verlassen können.

Die nachfolgende Liste ist bei Weitem nicht vollständig, gibt Ihnen aber einen Überblick der wichtigsten Zusatzstoffe, die Sie meiden sollten:

- **Farbstoffe.** Man findet sie unter anderem in Gewürzgurken und anderen sauren Snacks, Obstsalat, Chips, Süßigkeiten, Maraschinokirschen, Schmelzkäse, Sportgetränken und Tiernahrung. Farbstoffe wirken krebserregend und tragen zu ADHS und anderen psychischen Störungen bei. In einer britischen Studie aus dem Jahr 2007 (der sogenannten Southampton-Studie[43]) konnte nachgewiesen werden, dass die Farbstoffe Tartrazin (E102), Chinolingelb (E104), Sunsetgelb (E110), Ponceau 4R (E124), Allurarot (E129) und Carmoisin (E122) zur Hyperaktivität von Kindern beitrugen.

  Im Lauf der Jahre wurden viele Lebensmittelfarbstoffe eingeführt und dann verboten, wenn negative Gesundheitseffekte auftraten. Trotzdem sind immer noch Farbstoffe auf dem Markt. Eine neue Studie belegt, dass diese Farbstoffe über die Haut oder den Verdauungstrakt in den Blutkreislauf gelangen. Das war für viele Wissenschaftler eine Überraschung, die bisher geglaubt hatten, die Farben würden von der Sonne blockiert oder im Verdauungstrakt zerstört, ohne absorbiert zu werden.[44] Wir empfehlen Ihnen, alle Farbstoffe zu meiden.

Lesen Sie die Zutatenliste! Was Sie beim Einkauf meiden sollten

Süßstoffe[50,51]

- Acesulfsam-K (E 950)
- Agavensirup – wird in Naturkostläden angeboten, enthält aber oft mehr Fruktose als Fructose-Glukose-Sirup (bzw. High Fructose Corn Syrup)[52]
- Aspartam – ist ein Excitotoxin
- Brauner Reissirup oder Reissirup – steht im Verdacht, freie Glutaminsäure zu enthalten, die bei empfindlichen Personen eine excitotoxische Wirkung haben kann
- Dextrose
- Fruktose
- Gerstenmalz – kann Glutaminsäure enthalten, ein Excitotoxin[53]
- Glukose
- High Fructose Corn Syrup (HCFS)
- Invertzucker
- Isomalt (E 953)
- Konditorzucker
- Lactitol (E 966, Lactit)
- Laktose
- Lävulose
- Maissirup (GFS)
- Maltit (E 965)
- Maltodextrin
- Maltose
- Malzextrakt
- Mannit (E 421)
- Milchzucker
- Neotam (E 961)
- Oligodextrin
- Puderzucker
- Rohrzucker
- Rohzucker
- Rübenzucker
- Saccharin (E 954)
- Sorbit (E 420)
- Sucralose (E 955)
- Zucker
- Zuckerrübensirup

Excitotoxine[54]

- Annatto (E 160b) – kann bei empfindlichen Menschen allergische Reaktionen auslösen
- Autolysierte Hefe
- Backhefe
- Bouillon oder Brühe
- Branntweinessig
- Carrageen
- Eiweißkonzentrat
- Fermentierte Eiweißprodukte
- Fond
- Geschmacks- oder Aromastoffe – hinter diesen Bezeichnungen verbergen sich häufig Chemikalien
- Gewürzmischung oder Gewürzextrakt – natürliche Kräuter und Gewürze sind eine wunderbare Sache, doch hinter diesen Wörtern auf der Lebensmittelpackung verbirgt sich oft Natriumglutamat
- Hefeextrakt
- Hydrolisierte Proteine und hydrolisierte Substanzen allgemein
- Maisstärke – kann bei empfindlichen Menschen allergische Reaktionen auslösen
- Modifizierte Speisestärke
- Molkenprotein-Isolat
- Molkenprotein-Konzentrat
- Mononatriumglutamat (MNG) – oder andere Bezeichnungen, die das Wort Glutamat enthalten wie Kaliumglutamat, Glutaminsäure und so weiter
- Natürliche Aromastoffe

- Pflanzeneiweißextrakt
- Pflanzengummi
- Sojaisolat
- Sojaprotein
- Sojasauce oder Sojasaucenextrakt
- Texturiertes Soja
- Verdickungsmittel
- Zitronensäure

Glutenhaltige Getreideerzeugnisse[55]

- Bier
- Brauner Reissirup
- Couscous
- Croûtons (wenn sie nicht glutenfrei sind)
- Dinkel
- Emmer
- Gerste (auch Gerstenmalz oder Gerstenextrakt)
- Griechische Nudeln (Kritharaki, Orzo)
- Grieß
- Hafer (wenn nicht als glutenfrei gekennzeichnet)
- Hartweizen
- Kamut
- Malz
- Matze
- Panko
- Roggen
- Seitan
- Verdickungsmittel
- Triticale
- Udon
- Weizen (einschließlich Weizenkleie, Weizenkeimen und Weizenstärke)

Fette und Öle –

meiden Sie raffinierte, gehärtete oder teilgehärtete Fette und Öle wie:

- Backfett
- Baumwollöl
- Erdnussöl
- Färberdistelöl
- Frittierte Speisen und raffinierte oder gehärtete Öle oder Fette enthaltende Fertigprodukte
- Maisöl
- Margarine
- Pflanzenfett
- Pflanzenöl
- Rapsöl
- Reiskleieöl
- Salatdressings – sie enthalten meistens minderwertige Fette, siehe den Abschnitt über »unraffinierte Fette und Öle« in diesem Kapitel

Andere Inhaltsstoffe

- Angereicherte Lebensmittel
- Azodicarbonamid (ADA)
- bromierte Pflanzenöle
- Butylhydroxyanisol (BHA)
- Butylhydroxytoluol (BHT)
- Kaliumbisulfit
- Kaliumbromat
- Kaliummetabisulfit
- Lebensmittelfarbstoffe
- Milchprodukte (ausgenommen frische Biobutter oder daraus gewonnenes Butterschmalz – wenn Sie Milchprodukte vertragen, verwenden Sie Rohmilch-Erzeugnisse aus kontrolliert biologischer Landwirtschaft)
- Natriumbisulfit
- Natriummetabisulfit
- Natriumsulfit
- Schwefeldioxid
- Sulfite
- Ultrahocherhitzte Produkte

- **Sulfite.** Sie befinden sich als Konservierungsmittel und, um eine Braunfärbung zu verhindern, in Wein, Bier, Trockenobst und Medikamenten. Man bringt sie mit einer Vielzahl von allergischen Symptomen in Zusammenhang, die Lunge, Haut, Magen-Darm-Trakt und das Herz in Mitleidenschaft ziehen können. Dazu zählen Asthma, Nesselsucht und Bauchschmerzen.[45]
Zu den Inhaltsstoffen, auf die Sie achten sollten, gehören:[46]

  - Kaliumbisulfit
  - Kaliummetabisulfit
  - Natriumbisulfit
  - Natriummetabisulfit
  - Natriumsulfit
  - Schwefeldioxid

- **Butylhydroxyanisol (BHA) und Butylhydroxytoluol (BHT).** Diese beiden Gemische werden als Konservierungsmittel für Fette verwendet, gelten als krebserregend und sollen für Verhaltensänderungen verantwortlich sein.[47]

- **Kaliumbromat.** Diese Chemikalie ist in den USA noch als Mehlbehandlungsmittel zugelassen. Wegen ihrer in Tierversuchen nachgewiesenen krebserregenden Wirkung ist sie in der Europäischen Union, Kanada und Brasilien als Lebensmittelzusatzstoff verboten.[48] Kaufen Sie kein Brot oder andere Backwaren, bei denen Kaliumbromat auf der Zutatenliste steht.

- **Azodicarbonamid (ADA).** In der Kunststoffindustrie wird Azodicarbonamid als Treibmittel für Schaumstoffe verwendet. Sein Einsatz als Teigverbesserer in Backwaren ist in der Europäischen Union inzwischen verboten, doch in den USA findet sich dieses Gift in den Brotprodukten der Fast-Food-Ketten Subway, Wendy's, Starbucks, McDonald's, Burger King und Arby's sowie in den Erzeugnissen großer Brotfabrikanten wie Ball Park, Healthy Life, Jimmy Dean, Sara Lee, Little Debbie und Wonder. Weitere Informationen hierzu auf der Webseite der Environmental Working Group: www.EWG.org.

- **Bromierte Pflanzenöle.** Sie werden eingesetzt, um Zitrusaroma in Limonaden zu stabilisieren. In Europa und Japan ist ihre Verwendung wegen Gesundheitsbedenken nicht zugelassen, in den USA und in Kanada ist ihr Einsatz in Limonaden wie Fanta, Mountain Dew und Gatorade erlaubt.[49]

Ja! – Gute Lebensmittel für Ihre Gesundheit

Nachdem Sie nun wissen, was Sie meiden sollen, kommt jetzt der spannende Teil, nämlich, welche Lebensmittel gut für Sie sind!

1. Frische und unverarbeitete Lebensmittel

Wählen Sie im Supermarkt statt industriell verarbeiteten Produkten frische Lebensmittel aus der Obst- und Gemüseabteilung, von der Fisch-, Fleisch- und Käsetheke sowie Eier und Butter. Und halten Sie in den Regalen nach Produkten Ausschau, die möglichst wenig verarbeitet sind wie Kokosmehl, roher ungefilterter Apfelessig (den wir dem weißen Essig vorziehen) und unraffinierte Fette und Öle.

Heute werden immer mehr abgepackte Lebensmittel produziert, die aus kontrolliert biologischer Landwirtschaft stammen, gentechnikfrei und nur wenig verarbeitet sind. Zwar empfehlen wir, dass Sie sich Ihr Essen möglichst aus frischen Lebensmitteln selbst zubereiten sollten, aber gesündere abgepackte Biolebensmittel stellen eine gute Alternative zu der stark verarbeiteten Fabriknahrung dar, die ansonsten auf dem Markt ist. Das Angebot an abgepackten Biolebensmitteln ist in Bioläden und Reformhäusern größer als in normalen Supermärkten, aber auch dort gibt es inzwischen fast immer ein Regal mit biologischen Produkten.

Wenn Sie verpackte Lebensmittel kaufen, sollten Sie die Zutatenliste aufmerksam studieren. Bevorzugen Sie Produkte, bei denen möglichst alle Zutaten aus kontrolliert biologischer Landwirtschaft stammen. Glauben Sie nicht einfach irgendwelche Gesundheitsbehauptungen auf der Packung. Dass etwas »glutenfrei«, oder »frei von gehärteten Fetten« ist oder aus »fairem Handel« stammt, macht es noch nicht zu einem gesunden Lebensmittel! Benutzen Sie unsere Liste »Was Sie beim Einkauf meiden sollten« als Orientierungshilfe.

Und was ist mit Getreide, Fleisch und Vegetarismus?

Wir treten nicht dafür ein, irgendeine Kategorie vollwertiger Lebensmittel nicht zu essen, es sei denn, Sie arbeiten an einem Aspekt Ihrer Gesundheit, der das erforderlich macht. In dieser Hinsicht stimmen wir mit Hippokrates überein, dem »Vater der Medizin«, der sagte: »Lasse deine Nahrung deine Arznei sein, und deine Arznei deine Nahrung.«

In jedem Jahrzehnt wird ein anderes Lebensmittel als »ungesund« gebrandmarkt. Inzwischen kann man nahezu jede Speise zerpflücken und etwas »Schlechtes« darin finden, sodass man das Gefühl bekommt, überhaupt nichts mehr gefahrlos essen zu können. Doch die Natur liebt uns und sorgt für uns – sie schenkt uns organisch gewachsene Lebensmittel mit einer Fülle von Nährstoffen, die unser Körper versteht und verarbeiten kann.

Nun gibt es bestimmte Erkrankungen, bei denen eine getreidefreie Kost empfehlenswert ist oder eine vegetarische oder vegane Kost, Rohkost oder eine andere Spezialdiät. Und weil Gesundheit etwas Dynamisches ist, können Sie diese Lebensmittel möglicherweise später wieder erfolgreich in Ihren Speiseplan integrieren und damit die nächste Phase der »Nahrung als Arznei« beginnen.

Ihr Körper wird Ihnen zuverlässig signalisieren, wenn es Zeit ist, Ihre Ernährung anzupassen. Sollten Sie diesbezüglich Zweifel haben, lassen Sie sich von einem Therapeuten oder Ernährungsexperten beraten, der sich mit dem Verdauungstrakt und der gesundheitlichen Wirkung der verschiedenen Lebensmittel auskennt. Wenn Sie blind von anderen Leuten aufgestellten Regeln folgen, ohne auf den eigenen Körper zu hören, signalisieren Sie sich damit, dass Sie sich selbst nicht wichtig nehmen. Doch wichtig ist nicht, was andere für richtig halten, sondern was Ihr Körper braucht! Wir haben Klienten, die sich aus ethischen Gründen vegetarisch ernährten, obwohl sie tief im Inneren eigentlich wussten, dass ihr Körper Fleisch braucht, oder wenigstens Vitamin B_{12} und andere ihm bei fleischloser Kost fehlende Nährstoffe als Nahrungsergänzung. Als sie endlich auf ihren Körper hörten, wurden sie in kurzer Zeit wieder gesund.

Dr. Natasha Campbell-McBride, Autorin des Buches *GAPS – Gut and Psychology Syndrome: Wie Darm und Psyche sich beeinflussen*, schreibt, dass Gemüse hilft, den Körper zu reinigen, und tierisches Protein hilft, ihn aufzubauen. Wenn Sie Ihre Nahrung als Ihre Arznei nutzen, kann es ein wichtiger Gesichtspunkt sein, ob Ihr Körper gerade Reinigung (Abbau von Giftstoffen) oder Aufbau (Kräftigung) benötigt.

Für jene von uns, die sich entscheiden, tierisches Eiweiß zu essen, gibt es hierfür ethisch absolut vertretbare Quellen. Verwenden Sie Fleisch und Eier von Bauern, die ihre Tiere gut behandeln, natürlich füttern und ihnen ausreichend Bewegung im Freien ermöglichen.

Jede von uns dreien hatte schon vegetarische oder Rohkost-Phasen, doch heute essen wir tierisches Eiweiß als Beilage zu unserer überwiegend vegetarischen Kost. Wir haben viel experimentiert und tief in unseren Körper hineingehorcht. Dabei sind wir für uns persönlich zu dem Schluss gelangt, dass Fleisch unseren Körper aufbaut und ihm Kraft verleiht.

Wir maßen uns nicht an, Ihnen zu sagen, ob vegetarische, vegane, getreidefreie, rohe oder Paläo-Ernährung für Sie das Richtige ist. Stattdessen laden wir Sie dazu ein, tief in Ihren Körper hineinzuhorchen und herauszufinden, was für Sie gut ist. Der Körper kennt keine starren Vorschriften und Dogmen. Sie sind bloß Nahrung für den Verstand. Öffnen Sie sich dafür, unvoreingenommen zu erkunden, was *Ihr* Körper wirklich braucht, um gesund zu werden.

2. Mehr Gemüse

So ziemlich alle Ernährungsexpertinnen und -experten stimmen wohl darin überein, dass es gut für uns ist, viel Gemüse zu essen. Alle Farben des Regenbogens zu essen hilft dem Körper, und wenn Heilung für Sie Priorität hat, ist es ein guter Anfang, mehr dunkles Blattgemüse zu essen. Hier sind ein paar Beispiele für eine farbenfrohe Gemüsevielfalt:

➤ **Rot.** Radieschen, rotblättrige Salatsorten, Rote Bete, rote Zwiebeln, Rotkohl, rote Paprika, Tomaten. (Beachten Sie dabei, dass Tomaten und Paprika zu den Nachtschattengewächsen gehören und nicht von allen Menschen gut vertragen werden. Falls Sie unter Bauchschmerzen, Reflux, Zittern oder Gelenkschmerzen leiden, streichen Sie Paprika und Tomaten für zwei Wochen von Ihrem Speiseplan und essen Sie dann beides wieder, um festzustellen, ob Sie empfindlich auf diese Gemüsesorten reagieren.)

➤ **Orange.** Möhren, Speisekürbis und Süßkartoffeln.

➤ **Gelb.** Zwiebeln, Mais, Pastinake und Sommerkürbis. (Viele Menschen leiden unter Maisallergien oder -unverträglichkeiten. Vergewissern Sie sich also, dass Sie Mais vertragen, und kaufen Sie ihn aus kontrolliert biologischem Anbau, denn nur dann können Sie davon ausgehen, dass es sich nicht um gentechnisch veränderten Mais handelt.)

➤ **Grün.** Grünblättrige Salate und Gemüse (Endivie, grüner Salat, Grünkohl, Löwenzahn, Mangold, Pak Choi, Römersalat, Rucola, Spinat, Wirsing), Artischocken, Brokkoli, Brunnenkresse, Erbsen, grüne Bohnen, Gurken, Keimlinge, Rosenkohl, Sprossen, Zucchini sowie frische Kräuter wie Basilikum, Fenchel, Koriandergrün, Petersilie und Rosmarin.

➤ **Blau/lila.** Auberginen, Radicchio, Schalotten und Steckrüben. (Die Aubergine ist ein Nachtschattengewächs, für sie gilt also das Gleiche wie für Tomaten und Paprika.)

➤ **Weiß.** Blumenkohl, Ingwer, Knoblauch, Pilze, weißer Spargel und weiße Zwiebeln.

Grünpulver – grüner Energieschub für zwischendurch

Grünpulver (*engl.* Green Powder) ist ein Nahrungsergänzungsmittel, das Sie in Wasser oder Smoothies einrühren und so zwischendurch schnell und unkompliziert zu sich nehmen können. Auf diese Weise können Sie Ihre Ernährung um heilkräftige Stoffe aus grünen Pflanzen ergänzen. Allerdings raten wir Ihnen nicht, Grünpulver als Ersatz für frisches Gemüse zu verwenden. Betrachten Sie es einfach als eine Möglichkeit, sich zusätzlich zu einer gesunden Ernährung etwas Gutes zu tun, oder als einen ersten Schritt, Ihre Mahlzeiten grüner zu machen. Wenn Sie Ihrem täglichen Smoothie einen Löffel Grünpulver hinzufügen, können Sie damit den Nährwert spürbar steigern.

Die Qualität von Grünpulver kann sehr unterschiedlich sein. Wählen Sie ein Produkt, das Getreidegräser aus kontrolliert biologischer Landwirtschaft enthält, zum Beispiel Weizengras, Gerstengras und Hafergras, sowie andere konzentrierte Nährstoffe wie Algen und Chlorella. Kaufen Sie kein Grünpulver, das Gluten, Soja, Zucker oder künstliche Süßstoffe enthält (siehe unsere »Das geht gar nicht!«-Liste in diesem Kapitel).

Nur wenige Menschen mögen den Geschmack von Grünpulver, solange sich ihr Gaumen noch nicht an gesundes Essen gewöhnt hat. Um den Geschmack zu verbessern, können Sie es in einen Smoothie einrühren oder Sie geben etwas Honig oder Stevia hinzu. Aber geben Sie Ihren Geschmacksknospen eine Chance – sie können sich durchaus verändern, und dann ist es gut möglich, dass Sie den grünen Geschmack lieben lernen!

3. Verlieben Sie sich in Kräuter und Gewürze

Zu unseren Lieblingsbüchern zählt *Heilende Gewürze: 50 alltägliche und exotische Gewürze zur Gesunderhaltung und Heilung von Krankheiten* von Dr. Bharat B. Aggarwal. Darin beschreibt der Autor den Nährwert und die medizinischen und kulinarischen Vorzüge der Kräuter und Gewürze. Sie sind nämlich konzentrierte Quellen für Phytonährstoffe, womit Leben spendende Antioxidantien gemeint sind. So stecken in einem Teelöffel Oregano oder einem halben Teelöffel getrockneter Nelken mehr Antioxidantien als in einer halben Tasse Heidelbeeren.[56]

Wenn Sie diese wohlschmeckenden Antioxidantien-Spender auf Ihr Essen streuen, wird Ihre Gesundheit davon enorm profitieren. Sie sorgen nicht nur dafür, dass Ihr Essen köstlich schmeckt, sondern schützen außerdem vor vielen Krankheiten – sodass Ihre Nahrung wahrhaftig zur Arznei wird!

Kräuter sind die grünen, blättrigen Teile einer Pflanze, die man benutzt, um Essen zu würzen. Sie sind nicht die Hauptzutaten eines Gerichts (wie etwa Kohl oder Salat). Vielmehr verbessern sie seinen Geschmack. Man verwendet Kräuter frisch oder getrocknet. Hier eine Auswahl: Basilikum, Bohnenkraut, Dill, Estragon, Kerbel, Koriandergrün, Lorbeer, Majoran, Minze, Oregano, Petersilie, Rosmarin, Salbei, Thymian, Zitronengras.

Gewürze sind getrocknete Bestandteile einer Pflanze, sei es Wurzel, Stiel, Blüte, Same, Blatt oder Knospe. Sie sind konzentriert, geschmacksintensiv und aromatisch. Eine Auswahl: Ajowan (indischer Kümmel), Anis, Bockshornklee, Curry, Fenchel, Ingwer, Kardamom, Koriander, Kreuzkümmel, Kurkuma, Meerrettich, Muskat, Nelke, Piment, Safran, schwarzer Pfeffer, Senfsamen, Zimt.*

Im nächsten Kapitel finden Sie Anregungen, wie Sie Kräuter und Gewürze verwenden können. Sie werden auch sehen, dass wir sie in unseren Rezepten gerne einsetzen. Schon bald werden Ihnen fantastische, supergesunde Hauptmahlzeiten, Snacks und Desserts gelingen, die für Ihren Körper und Ihre Geschmacksnerven eine Wohltat sind!

4. Natürliche Süßungsmittel

Die Natur hat uns aus gutem Grund den süßen Geschmackssinn gegeben. Die chinesische und die ayurvedische Medizin sind beide Jahrtausende alt, und in beiden Systemen wird großer Wert auf eine Ausgewogenheit der Geschmacksrichtungen gelegt. In der chinesischen Medizin spricht man von der Bedeutung der fünf Geschmacksrichtungen

* Wenn Sie Zimt mögen, sollten Sie Ceylon-Zimt (»echten Zimt«) verwenden. Der billigere Cassia-Zimt ist wegen seines hohen Cumarin-Gehalts nicht zu empfehlen.

(süß, sauer, salzig, bitter und scharf), und im Ayurveda kennt man sechs Richtungen (süß, sauer, salzig, bitter, scharf und zusammenziehend bzw. herb). Beide legen großen Wert auf die ausgewogene Komposition dieser Geschmacksrichtungen, damit sich während und nach dem Essen Zufriedenheit einstellt. Mit anderen Worten: Eine Ausgewogenheit der Geschmacksrichtungen beugt Heißhungerattacken vor!

Bei der modernen Fabriknahrung liegt das Schwergewicht auf den Geschmacksrichtungen süß und salzig, weil sie unseren Appetit und damit die Profite der Lebensmittelkonzerne steigern. Wer selbst kocht, hat den Vorteil, für mehr Gesundheit und Zufriedenheit alle Geschmacksrichtungen harmonisch kombinieren zu können.

Doch beschäftigen wir uns nun mit dem süßen Geschmack. Man sollte ihn keineswegs meiden, denn er hat viele Vorzüge. In der chinesischen Medizin gelten nahrhafte, süß schmeckende Speisen als wohltuend, stärkend und nährend für Muskeln, Nerven und Gehirn. Auch liefern sie Energie für die Körperfunktionen.[57] Beispiele für gesunde süße Speisen sind Gemüse mit natürlicher Süße wie Möhren und Zwiebeln und vollwertige Süßungsmittel, die wir auf den folgenden Seiten behandeln.

Andererseits gibt es »leere Süßspeisen« in Form von Junkfood, die ohne jeden Nährwert sind und das natürliche Körpergleichgewicht stören – sie können Magen und Bauchspeicheldrüse überfordern und dem Körper Mineralstoffe entziehen.[58] Zu diesen Nahrungsmitteln gehören raffinierter Zucker, künstliche Süßstoffe sowie Kekse, Kuchen und andere Süßigkeiten aus industrieller Produktion.

Die Süßungsmittel, die wir Ihnen empfehlen, sind vollwertige, nur sehr gering verarbeitete Naturprodukte. Alle haben einen echten Nährwert und können, wenn man sie mit gesunden Fetten und Proteinen kombiniert, Ihren Körper und Ihren Blutzuckerspiegel im Gleichgewicht halten.

@ **Obst*.** Frisches Obst befriedigt ausgezeichnet den Appetit auf Süßes. Zu unseren Favoriten gehören Beerenobst und grüne Granny-Smith-Äpfel wegen der vielen darin vorkommenden Antioxidantien und des geringen Zuckergehalts.

* Die Gut-and-Psychology-Syndrom-(GAPS-)Diät und die spezifische Kohlenhydratdiät (SCD) sind Heildiäten für Menschen mit chronischen Magen-Darm-Beschwerden und psychischen Symptomen. Bei diesen Diäten sind Obst, Datteln und Honig erlaubt, weil sie im Dünndarm, der für 90 Prozent der Verdauung verantwortlich ist, leicht absorbiert werden können. Falls bei Ihnen jedoch eine Candida-Infektion oder eine bakterielle Überwucherung vorliegt, sollten Sie diese Nahrungsmittel nur wenig oder gar nicht verzehren, bis Ihre Symptome abklingen.

◎ **Datteln*.** Wir verwenden Medjool-Datteln gerne in Desserts, weil sie viele Ballaststoffe, Kalium, Vitamin B_6 und wichtige Mineralstoffe wie Kupfer, Mangan und Magnesium enthalten.[59]

◎ **Honig*.** Honig wird von den Bienen auf natürliche Weise erzeugt, ist eine Quelle für die Vitamine B_6 und C und besitzt antiallergische und antimikrobische Eigenschaften. Bei einigen selteneren Honigsorten wie Manuka-Honig und Jujube-Honig konnte eine Wirksamkeit gegen Bakterien und gegen Candida-Pilze nachgewiesen werden.[60, 61] Wir empfehlen kalt geschleuderten, unpasteurisierten Imkerhonig, weisen aber darauf hin, dass man Kleinkindern unter einem Jahr keinen Honig geben sollte.

◎ **Bioahornsirup Grad B.** Forscher der Universität von Rhode Island fanden heraus, dass Ahornsirup 54 gesundheitsfördernde Substanzen enthält. Er besitzt krebs- und entzündungshemmende Eigenschaften und hilft bei Diabetes. Ahornsirup wird direkt aus dem Baumsaft gewonnen und nur wenig verarbeitet. Er ist eine gute Quelle für Antioxidantien und Mineralstoffe. Wir empfehlen reinen Ahornsirup Grad B aus ökologischer Herstellung, denn er hat den höchsten Mineralstoffgehalt.

◎ **Ungeschwefelte Zuckerrohrmelasse.** Melasse ist ein Nebenprodukt der Zuckerherstellung. Die aus Zuckerrohr gewonnene schwarze Melasse ist unter den von uns empfohlenen Süßungsmitteln das am stärksten verarbeitete und hat einen gewissen Nährwert.[63] Melasse enthält viel Eisen, Kalium, Kalzium, Magnesium, Mangan und Zink. Wir verwenden sie nicht oft, denken aber, dass sie für manche Zwecke eine vernünftige Wahl ist.

◎ **Luo Han Guo.** Der lateinische Name dieser chinesischen Pflanze lautet *Siraitia grosvenori*. Die grünbraunen Früchte werden auch Buddha-Frucht, Mönchsfrucht und Langlebigkeitsfrucht genannt und sind 200-mal süßer als Zucker. In China behandelt man damit Diabetes und krankhaftes Übergewicht.[64] Die am wenigsten verarbeitete Form von Luo Han Guo sind die getrockneten Früchte. Man kann sie mit Tee aufbrühen und erhält so ein süßes Getränk. Oder sie werden zu Pulver vermahlen.

Allerdings gibt es Luo Han Guo auch in stark industriell verarbeiteter Form, weil es kalorienfrei ist. Diese Produkte (z. B. PureLo, Purefruit und Nectresse) besitzen wenig bis keinen Nährwert und können möglicherweise bei empfindlichen Menschen den Blutzuckerhaushalt aus dem Gleichgewicht bringen.

◎ **Stevia.** Diese süße Blattpflanze ist kalorienfrei, 200- bis 300-mal süßer als Zucker, enthält Antioxidantien und stärkt das Immunsystem.[65] Bei Stevia gibt es unterschiedliche Qualitäten und Verarbeitungsstadien. Wir empfehlen, getrocknete Steviablätter zu verwenden. Sie können damit Tees oder Soßen süßen oder die Blätter zu Pulver mahlen und damit Speisen süßen. Wenn Sie eine konzentriertere Flüssigkeit herstellen wollen, nehmen Sie eine Vierteltasse gemahlenes Stevia und geben es mit einer Tasse warmem Wasser in ein Glasgefäß. Lassen Sie die Flüssigkeit abgedeckt 24 Stunden ziehen und seihen Sie sie ab. Nach dem Abseihen können Sie die Flüssigkeit bei kleiner Hitze kochen, um sie noch weiter zu konzentrieren.[66]

Sie können auch mit der reinsten flüssigen Stevia-Variante experimentieren, die im Handel erhältlich ist. Allerdings sollten Sie beachten, dass manche Menschen berichten, Stevia bringe ihren Blutzuckerspiegel aus dem Gleichgewicht und wirke appetitsteigernd. Daher sollten Sie tun, was sich für Sie am besten anfühlt.

◎ **Xylit und Erythrit.** Diese beiden Zuckeralkohole sind kalorienärmer als Zucker und verursachen keine Blutzuckerspitzen. Man verwendet sie in natürlichen Zahnpflegeprodukten, weil sie kein »Futter« für zur Zahnfäule beitragende Bakterien sind. Manche Menschen mögen diese Süßstoffe, weil sie geschmacklich stark dem Zucker ähneln und man ihn gut durch sie ersetzen kann. Andere machen die Erfahrung, dass sie bei ihnen Appetit und Blutzuckerspiegel aus dem Gleichgewicht bringen. Falls Sie mit Xylit und Erythrit experimentieren möchten, sollten Sie auf Ihren Körper hören. Wenn Sie merken, dass Ihr Verlangen nach Süßem zunimmt und sich andere nachteilige Effekte einstellen, sind diese Süßstoffe nicht das Richtige für Sie.

Hinzu kommt, dass Xylit und Erythrit negative Auswirkungen auf den Magen-Darm-Trakt haben können. Sie können Übelkeit, Krämpfe und Durchfall auslösen und sollten von Menschen gemieden werden, die eine Gut-and-Psychology-Syndrom-(GAPS-)Diät oder die spezifische Kohlenhydratdiät (SCD) praktizieren.

Gesünder und weniger heißhungrig – wie Sie Ihren Appetit auf Süßes regulieren können

Bringen Sie mehr Ausgewogenheit in Ihre Desserts und süßen Naschereien, indem Sie Honig, Obst und Datteln mit gesunden Nüssen, Samen, Fetten, Ölen und Gewürzen kombinieren. Kokosmehl, Nüsse und Samen – zusammen mit gesunden Fetten und Ölen – heben unsere Stimmung und verlangsamen die Zuckeraufnahme. Zusätzlich fördern Gewürze wie Nelken, Kardamom, Zimt und Ingwer die Verdauung, versorgen uns mit Antioxidantien und tragen zu einer gesunden Darmflora bei. Auf diese Weise können Sie köstliche Süßspeisen genießen und gleichzeitig Ihren Stoffwechsel im Gleichgewicht halten. Insgesamt mehr Zufriedenheit beim Essen erreichen Sie, wenn Sie die fünf beziehungsweise sechs Geschmacksrichtungen ausgewogen berücksichtigen. Seien Sie es sich wert, Genuss und Gesundheit harmonisch zu verbinden!

5. Wasser

Wie viel und welche Art von Wasser empfehlenswert ist, darüber wird unter Gesundheitsexperten und Forschern lebhaft diskutiert. Die britische Wissenschaftsjournalistin Caroline Williams schreibt, dass die Empfehlung, täglich ungefähr 8 Gläser Wasser (also etwa 2 Liter) zu trinken, 1945 vom US-Forschungsrat NRC ausgegeben wurde und nach Ansicht einiger Experten keine ausreichende wissenschaftliche Grundlage hat.[67] Gleichzeitig belegen viele Studien die Vorzüge des Wassertrinkens. Zum Beispiel regt Wasser den Stoffwechsel an. Es wirkt sich günstig auf Verdauung, Blutkreislauf und Ausscheidung aus.[68]

Bei der Arbeit mit ihren Klienten haben Heather und Ahlea herausgefunden, dass das Wassertrinken sich grundsätzlich positiv auf die Gesundheit auswirkt. Diese Erfahrung deckt sich mit zwischen 1999 und 2001 durchgeführten Studien über den Wasser- und Nahrungsmittelkonsum erwachsener US-Amerikaner. Dabei zeigte sich, dass Menschen, die täglich Wasser trinken, weniger Softdrinks und Fruchtsäfte konsumieren und ein gesünderes Essverhalten zeigen, was sich unter anderem darin äußert, dass sie mehr Gemüse und Obst essen.[69]

Ahlea empfiehlt ihren Klienten, pro Kilogramm Körpergewicht täglich etwa 30 Milliliter Wasser zu trinken, was beispielsweise bei einem Gewicht von 70 Kilogramm ungefähr 2,1 Liter ergibt. Davon sollen sie gleich morgens nach dem Aufstehen ungefähr einen halben Liter trinken. Das mag viel erscheinen, aber der Körper ist morgens, wenn noch nichts gegessen wurde, besser in der Lage, eine größere Menge Wasser zu absorbieren. Wenn Sie das ausprobieren möchten, warten Sie anschließend 30 Minuten, ehe Sie frühstücken.

Was den Durst angeht, sollten Sie unbedingt auf Ihren Körper hören, denn jeder Körper ist anders. Abhängig von Körpergröße und -gewicht, Aktivitätslevel, Klima und anderen Faktoren benötigt Ihr Körper unter Umständen mehr Wasser als die oben angegebene Menge.

In seinem Buch *Wasser, die gesunde Lösung* schreibt der Arzt Fereydoon Batmanghelidj, dass die Symptome der Dehydrierung vielfältig sind, weil Wasser für sämtliche Körperfunktionen von Bedeutung ist. Hierzu zählt er:

➤ Allergien, Arthritis, Asthma, Autoimmunkrankheiten, Bluthockdruck, Erschöpfung, Heißhungerattacken, psychische Symptome (Phobien, Reizbarkeit, Ängstlichkeit, Depressionen), Unruhe nach dem Aufwachen, Diabetes Typ 2.

➤ Und welches Wasser ist nun empfehlenswert? Darüber sind sich die Experten nicht einig. Leitungswasser enthält für den Körper schädliche Stoffe wie Aluminium, Fluorid und Desinfektionsmittel.[71] Wir empfehlen reines Quellwasser als beste Wahl, weil es aus der Natur kommt. Wichtig ist aber, dass Sie sich gut über Eigenschaften und Herkunft des von Ihnen gekauften Quellwassers informieren. Pfandflaschen aus Glas sind gesünder als Plastikflaschen (denn das Plastik enthält Giftstoffe, auch wenn die Flaschen BPA-frei sind).

Interessant können hochwertige Aktivkohlefilter oder Umkehrosmose-Systeme sein. Wenn Sie Ihr Wasser filtern, empfehlen wir, die entzogenen Mineralien wieder zu ergänzen. Hierfür kommen zum Beispiel Meersalz, rosafarbenes Himalaya-Salz oder aluminiumfreies Backnatron infrage.

6. Unraffinierte Fette und Öle

Im Abschnitt »Das geht gar nicht!« in diesem Kapitel haben Sie gelernt, warum raffinierte Fette und Transfette schädlich für den Körper sind. Eine Zeit lang galten Fette und Öle insgesamt als ungesund, doch neue Studien zeigen, dass *unraffinierte* Fette und Öle empfehlenswert für die Gesundheit sind. Sie wirken stimmungsaufhellend, tragen zum Sättigungsgefühl (und damit zur Gewichtskontrolle) bei und sind gut für unser Gehirn.[72] Außerdem helfen sie, wichtige Vitamine wie A, D, E und K für den Körper verfügbar zu machen.

Essenzielle Fettsäuren – das heißt Omega-3- und Omega-6-Fettsäuren – sind wichtig für den Körper und müssen über die Nahrung aufgenommen werden. Idealerweise sollten Omega-3- und Omega-6-Fettsäuren im Verhältnis 1 : 1 konsumiert werden. In der westlichen Ernährung werden aber oft viel zu viele Omega-6-Fettsäuren verzehrt (im Verhältnis 16 : 1 zu den Omega-3-Fettsäuren).[73] Das kann zu Herzbeschwerden, Krebs, Entzündungsprozessen und Autoimmunerkrankungen beitragen.

Mehrfach ungesättigte Pflanzenöle weisen einen hohen Gehalt an Omega-6-Fettsäuren auf. Um das Verhältnis zu den Omega-3-Fettsäuren zu verbessern, empfehlen wir Ihnen, tierische Fette aus kontrolliert biologischer Landwirtschaft zu verwenden sowie unraffiniertes, kalt gepresstes Kokosöl und Olivenöl (extra vergine).

Die gesündesten Fette sind tierische Fette aus kontrolliert biologischer Landwirtschaft sowie unraffinierte Biopflanzenfette und -öle. Hier einige Beispiele:[74]

- Tierische Fette aus kontrolliert biologischer Landwirtschaft (Weide- und Freilandhaltung)*: Eigelb, rohe Butter, Ghee, Schweineschmalz, Talg von Lamm und Rind sowie Gänse-, Hühner- und Entenfett. Alle diese Tierprodukte stoßen auf neues Interesse, seit Experten ihren gesundheitlichen Wert entdecken.[75]
- Borretschöl
- Kokosöl* (nativ extra)
- Dorschleberöl*
- Leinöl (kaufen Sie eine hohe Qualität, lagern Sie es im Kühlschrank und verwenden Sie es sparsam)
- Hanföl
- Olivenöl (nativ extra)*
- Palmöl (beachten Sie bitte, dass wir Palmöl gegenwärtig nicht empfehlen, weil sein Anbau nicht nachhaltig erfolgt, das Ökosystem schädigt und seltene Tierarten gefährdet, vor allem den Orang-Utan)
- Kürbiskernöl

* Verzehren Sie genug von diesen Fetten, um ein ausgewogenes Verhältnis von Omega-3- und Omega-6-Fettsäuren sicherzustellen.

Wie Sie Fette und Öle auf gesunde Weise verwenden

Wussten Sie, dass mehrfach ungesättigte Pflanzenöle ranzig werden, wenn man sie erhitzt? Ranzige Öle schaden Ihrer Gesundheit. Sie stören das Cholesterin-Gleichgewicht, schwächen das Immunsystem und tragen zur Entstehung von Herzkrankheiten bei.

Die meisten Öle sind dafür gedacht, sie nach dem Braten oder Kochen auf Ihr Essen zu träufeln. Wenn Sie zum Beispiel ein Getreide- oder Gemüsegericht gekocht haben, können Sie bei Tisch ein paar Tropfen Kürbiskernöl dazugeben; das verleiht dem Essen eine köstliche zusätzliche Note. Die folgenden Fette und Öle eignen sich dagegen zum Erhitzen:[76]

- Tierische Fette: Butter, Ghee, Talg (von Rind und Lamm), Schmalz (vom Schwein), Hühnerfett, Gänsefett und Entenfett
- Kokosöl
- Palmöl (auch wenn Palmöl sich zum Kochen eignet, ist sein Anbau unökologisch. Daher empfehlen wir, stattdessen die anderen Alternativen aus dieser Liste zu verwenden)
- Zum Braten bei hoher Temperatur: Talg oder Schmalz
- Für Brattemperaturen unter 200 °C: Olivenöl, Avocadoöl, Macadamianussöl und Sesamöl

7. Getreide, Nüsse und Samen

Derzeit ist Getreide durch Bücher wie *Weizenwampe* und *Dumm wie Brot* in die Schusslinie geraten. Auch stößt die Paläo-Diät oder Urdiät auf großes Interesse, bei der auf den Verzehr von Getreide weitgehend verzichtet wird. Dafür gibt es gute Gründe: Erkrankungen des Verdauungsapparats nehmen immer mehr zu. Allein in den USA sollen davon inzwischen bis zu 70 Millionen Menschen betroffen sein.[77]

Es ist für den menschlichen Dünndarm schwierig, Getreide zu verdauen, weswegen Patienten mit Magen-Darm-Erkrankungen oder Insulinproblemen unter Umständen gut daran tun, auf Getreide zu verzichten, bis ihr Verdauungstrakt genesen ist. Nach der Heilung vertragen sie dann oft wieder Getreide.

Vollkornmehl (Mehl, das aus dem ganzen Getreidekorn gemahlen wird) verfügt im

Vergleich zu Auszugsmehlen über viele gesunde Eigenschaften. Vollkorngetreide sind eine Kohlenhydrat- und Eiweißquelle. Sie sind reich an Ballaststoffen, B-Vitaminen und Mineralstoffen, sorgen für eine gute Verdauung und kurbeln die körpereigene Produktion des Glückshormons Serotonin an.

Wenn Sie unter gesundheitlichen Problemen leiden und Getreide essen möchten, kann es hilfreich sein, zunächst einmal alle abgepackten Brote, Cracker und Müslis wegzulassen und sich stattdessen auf selbst gekochtes Getreide zu beschränken. (Es gibt tolle Rezepte für leckere Biobrote, Biogebäck und Vollkorngetreidegerichte, mit denen Sie die industriell hergestellten Backwaren ersetzen können.)

Was den Verzehr von Getreide angeht, sollten Sie auf Ihren Körper hören. Lassen Sie sich fachkundig beraten, wenn Sie unsicher sind, ob Getreide gegenwärtig auf Ihrer Heilungsreise für Sie geeignet ist. (Das Ess-Tagebuch am Ende dieses Kapitels wird Ihnen helfen, Symptome zu identifizieren, die beim Verzehr von Getreide oder anderen Lebensmitteln auftreten. So können Sie die Sprache Ihres Körpers erlernen.)

Wenn Sie Getreide oder getreideähnliche Pflanzen essen möchten, empfehlen wir Ihnen glutenfreie Vollwertprodukte. Dazu zählen: Quinoa, Buchweizen, Hirse, Amaranth und weißer Basmatireis. Es ist allerdings bekannt, dass Reis Arsen enthält. Dabei enthält brauner Reis deutlich mehr als weißer.[78] Getreide vor dem Verzehr einzuweichen macht es leichter verdaulich.

Nüsse und Samen sind Eiweiß- und Fettlieferanten, die eine wertvolle Nahrungsergänzung darstellen, als Nachtisch oder Snack für zwischendurch. Nüsse sind reich an Antioxidantien und Ballaststoffen, senken den Cholesterinspiegel, helfen beim Abnehmen und sorgen für ein gesundes Sättigungsgefühl.[79] Cashewnüsse, Erdnüsse und Pistazienkerne neigen allerdings zu Schimmelbefall und können allergische Reaktionen auslösen.[80]

Hören Sie auf Ihren Körper, wenn Sie Nüsse oder Samen essen, denn ein Zuviel kann Verdauungsbeschwerden verursachen. Finden Sie heraus, wie viel Sie davon gut vertragen. Nutzen Sie hierzu das Ess-Tagebuch am Ende dieses Kapitels oder lassen Sie sich fachkundig beraten. Kaufen Sie rohe Nüsse und Samen in Bioqualität. Geröstete Nüsse werden leichter ranzig. Stattdessen können Sie die Nüsse zu Hause im Backofen rösten. Stellen Sie dazu die niedrigste Temperatur ein. (Weitere Informationen hierzu finden Sie weiter hinten im Rezeptteil.)

Sorgen Sie für Abwechslung, statt immer nur eine Sorte Nüsse oder Samen zu essen. Wenn Sie ein bestimmtes Lebensmittel zu oft essen, kann es vorkommen, dass Ihr Körper überempfindlich darauf reagiert. Außerdem sorgen Sie durch eine abwechslungsreiche Ernährung für eine bessere Nährstoffversorgung.

8. Die Heilkraft von Fleisch- und Gemüsebrühen

Gehaltvolle Brühen selbst herzustellen ist viel einfacher, als Sie denken. Und wegen des köstlichen Geschmacks und der gesundheitlichen Vorzüge lohnt es sich unbedingt! Eine gute Brühe gehört zu den kostengünstigsten Heilmitteln überhaupt.

Hausgemachte Fleischbouillons und Kraftbrühen unterstützen die Verdauung und stellen Vitamine, Mineralstoffe und Proteine in leicht verdaulicher Form bereit. Dr. Natasha Campbell-McBride schreibt, dass Kraftbrühe hilft, den Darm »zu heilen und zu versiegeln«. Sie empfiehlt diese Suppen als eines der besten Heilmittel für den Verdauungstrakt und für mit Verdauungsstörungen zusammenhängende psychische Probleme und Störungen des Immunsystems.

Wenn Sie an Entzündungen, Arthritis oder Gelenkschmerzen leiden, wird Ihnen Kraftbrühe helfen, weil sie Glucosamin und Chondroitinsulfate enthält, die auch in den gegen diese Beschwerden empfohlenen Nahrungsergänzungsmitteln enthalten sind.[81] Hier zeigt sich also wieder einmal, wie unsere Vorfahren Nahrung als Medizin nutzten!

Wir raten sehr dazu, dass Sie Fleisch- und Kraftbrühen zum festen Bestandteil Ihrer gesunden Ernährung machen. Louise trinkt zweimal täglich Kraftbrühe, weil sie das als sehr nährend und energetisierend empfindet. Wenn sie von einer Reise nach Hause kommt, isst sie an mehreren Tagen Kraftbrühe und andere kräftigende Suppen, um ihren Körper nach den Reisestrapazen wieder ins Gleichgewicht zu bringen. Das ist eines ihrer größten Gesundheitsgeheimnisse!

Wenn Sie vegetarisch oder vegan leben, können Sie sich Gemüsebrühen zubereiten. Ein großer Vorzug hausgemachter Suppen ist, dass man sie aus den Resten zubereiten kann, die andere Leute wegwerfen würden. Stattdessen kochen Sie diese Knochen oder Gemüsereste in Wasser mit einem Schuss Apfelessig, der die Nährstoffe aus ihnen herauszieht. Dieses einfache Rezept ergibt einen kostengünstigen heilenden Trank, den Ihr Körper lieben wird.

In Kapitel 10 ab Seite 298 finden Sie Rezepte für Kraftbrühen und vegetarische Suppen, die sich ganz einfach und unkompliziert zubereiten lassen.

Heißhungerattacken verschwinden

Schon nach einer Woche bis einem Monat gesunder Ernährung wird sich Ihr Geschmack verändern. Sie werden immer mehr Gefallen an Speisen finden, die Ihren Körper nähren. Es wird Ihnen das gut schmecken, was Ihren Körper wirklich befriedigt. Mit anderen Worten: Sie werden Appetit auf andere Dinge haben als früher.

Denken Sie daran, dass die chemischen Zusatzstoffe und das Übermaß an süßem oder salzigem Geschmack in der Industrienahrung Ihre Geschmacksknospen und Ihren Körper dazu verleiten, immer mehr von diesen ungesunden Produkten essen zu wollen. Wenn Sie zu Hause mit frischen Zutaten selbst kochen, verschwindet dieser Heißhunger, weil Ihr Körper besser ernährt wird und wieder zu Kräften kommt.

Je mehr Sie auf Ihren Körper hören, desto besser verstehen Sie, was hinter diesen Heißhungerattacken steckt. Lauschen Sie nach dem Essen in sich hinein. Fühlen Sie sich gestresst, überfordert, nervös, traurig, müde oder gelangweilt? Vielleicht hat das Essen, das Sie gerade zu sich genommen haben, Sie nicht wirklich befriedigt, sondern war in irgendeiner Hinsicht unausgewogen (was auf einen großen Teil der heutigen industriellen Fertignahrung zutrifft). Nun verlangt Ihr Körper nach mehr – vielleicht hat das, was Sie gegessen haben, Ihren Appetit angeregt, statt ihn zu stillen. Wenn Sie entdecken, was Ihren Körper wirklich nährt, wird Ihr Verlangen nach ungesunden, leeren Nahrungsmitteln verschwinden.

Als Heather, nachdem sie jahrelang von Heißhungerattacken beherrscht worden war, damit begann, auf ihren Körper zu hören, erkannte sie, dass dann, wenn sie etwas zu Süßes oder Unausgewogenes aß, eine nervöse, ruhelose Energie ihr regelrecht zu Kopf stieg. Aß sie dagegen eine Mahlzeit, die den wirklichen Bedürfnissen ihres Körpers entsprach, schmeckte das nicht nur gut, es erzeugte in ihr auch ein ruhiges, gut geerdetes Gefühl. So lernte sie, genau zu beurteilen, wie ausgewogen eine Mahlzeit wirklich war. Sie entwickelte ihre eigenen Rezepte – weil sie sich Essen wünschte, das dem, der es isst, ein zufriedenes, gut zentriertes Gefühl gibt, sodass Heißhungeranfälle bereits auf der körperlichen Ebene eliminiert oder zumindest stark reduziert werden.

Zum Thema Heißhungerattacken, die körperliche und seelische Ursachen haben, bringt es Louise unmissverständlich auf den Punkt: Entscheidend ist, was wir denken und was wir essen! Vollwertiges, nahrhaftes Essen und positive Gedanken schenken uns tiefe Befriedigung und Erfüllung. Indem wir uns für hochwertige, stärkende Speisen und Gedanken entscheiden, schenken wir uns Liebe. Und unser Körper kann gar nicht anders, als darauf positiv zu antworten!

Gesunde Ernährung auch bei knapper Haushaltskasse

Louise hörte einmal, wie jemand sagte: »Wozu teures gesundes Essen an einen kranken Körper verschwenden?« Das ist eine gar nicht selten anzutreffende Frage. Doch nachdem Sie unser Buch bis hierher gelesen haben, ist Ihnen sicher längst klar, dass gesundes Essen und gesunde Gedanken enorme Heilkräfte freisetzen.

Warum sollte sich jemand gesundes Essen vorenthalten, nur weil es mehr kostet als billige, minderwertige Fabriknahrung? Zuallererst müssen Sie sich klarmachen, dass Sie es wert sind, in natürliches gesundes Essen zu investieren! Zweitens gibt es auch bei knappem Budget zahlreiche Möglichkeiten, sich gesund zu ernähren.

Als Heather sich entschloss, mehr in ihre Gesundheit zu investieren, schaute sie sich gründlich an, für welche anderen Dinge sie Geld ausgab. Zeitschriften kaufen, in Restaurants gehen, hohe Smartphone-Kosten – bei Dingen, die ihr letztlich weniger bedeuteten als ihre Gesundheit, gab es durchaus Einsparpotenzial.

Überprüfen Sie Ihre Prioritäten: Wie wichtig ist Ihnen das, wofür Sie Geld ausgeben? Diese Übung kann Ihnen wirklich die Augen öffnen! Hier einige Vorschläge, wie Sie beim Kauf gesunder Biolebensmittel Geld sparen können:

- **Kaufen Sie direkt beim Erzeuger** auf Märkten oder in Hofläden.

- **Gründen Sie Einkaufsgemeinschaften mit Freunden oder Nachbarn.** So können Sie Großmengen abnehmen und dafür Rabatte aushandeln. Eine alleinerziehende Mutter in San Diego gründete eine Facebook-Gruppe für Menschen in ihrer Gegend, die wie sie nur über ein geringes Einkommen verfügten, aber gesunde Biolebensmittel einkaufen wollten. Sie rief eine Einkaufsgruppe ins Leben und handelte bei Anbietern von Bioprodukten Mengenrabatte aus. Auf diese Weise konnten sie selbst und viele andere Menschen in ihrer Stadt von ermäßigten Preisen profitieren. Mithilfe der sozialen Netzwerke lässt sich so etwas leicht in die Tat umsetzen.

- **Lernen Sie zu gärtnern!** Das geht sogar auf der Fensterbank oder dem Balkon. Ahlea und Louise besitzen üppige, wunderschöne Gärten, in denen sie preiswert gesunde Biolebensmittel für die eigene Küche produzieren. Louise erhielt für ihren riesigen Biokohlkopf, von dem sie ein Foto auf ihre Facebook-Seite stellte, fast 100 000 Likes!

Gärtnern ist ein ausgezeichneter Weg, Naturverbundenheit wiederzuentdecken und köstlich zu essen. Auch wenn Sie nur ein sehr kleines Grundstück besitzen, selbst wenn Sie in einer Mietwohnung leben, gibt es wundervolle Möglichkeiten, Pflanzen für die Küche selbst zu ziehen! Heather und ihr Mann richteten sich zum Beispiel einen »Aerogarden« ein, um im Winter in Vermont frische Kräuter und Gemüse zu ziehen. Beim Aerogarden wachsen die Pflanzen in Hydrokultur (also in einer organischen Nährlösung statt in Erde). Auf diese Weise gelang es ihnen, in einem kleinen Kellerraum den ganzen Winter über mehrere Salatsorten, Rucola und Basilikum zu ernten. Hydrokulturen ermöglichen es Ihnen, mit geringem Platzbedarf in Innenräumen Gemüse und Kräuter anzubauen. Noch unkomplizierter ist es, sich einfach auf einer sonnigen Fensterbank einen kleinen Topfkräutergarten anzulegen.

๑ **Kaufen Sie nur einmal und ziehen Sie dann Ihre Pflanzen selbst.** Bestimmte Gemüse können Sie aus den Pflanzenteilen nachziehen, die Sie sonst wegwerfen würden! Sie können beispielsweise den Strunk vom Staudensellerie nehmen und ihn mit der Schnittseite nach oben in eine Wasserschale auf einer sonnigen Fensterbank legen (Wasser jeden zweiten Tag erneuern). Nach fünf bis sieben Tagen werden erst gelbe, dann grüne Blätter sprießen. Dann können Sie den Sellerie in einen Topf pflanzen, wobei alles bis auf die grünen Blätter mit Erde bedeckt sein sollte. Gießen Sie reichlich und sehen Sie Ihrem neuen Sellerie beim Wachsen zu! Salat und Pak Choi lassen sich auf die gleiche Weise ziehen.

Bei Frühlingszwiebeln ist es noch einfacher: Legen Sie die weißen Knollen in Wasser und stellen Sie sie an einen sonnigen Platz. Sie wachsen dann sehr schnell nach. Wechseln Sie das Wasser alle paar Tage.

๑ **Lebensmittel strecken wie zu Großmutters Zeiten.** Unsere Vorfahren wussten noch, wie sich Vorräte strecken lassen – ein Wissen, das heute in Vergessenheit geraten ist. Mit Kraftbrühen oder Gemüsesuppen lassen sich Vorräte gut strecken: Nach einer Geflügelmahlzeit nehmen Sie die Knochen und bereiten daraus eine gesunde, nahrhafte Brühe zu. Genauso können Sie mit Gemüseresten verfahren. Was manche Leute achtlos wegwerfen, kann zur Zubereitung nahrhafter Mahlzeiten genutzt werden. So lässt sich wirklich Geld sparen!

๑ **Essen Sie daheim.** Wenn Sie selbst kochen und zu Hause essen, sparen Sie eine Menge Geld, selbst wenn Sie Bioprodukte einkaufen! Ungesundes konventionelles Essen in Restaurants ist oft teurer als Biogerichte aus der eigenen Küche. Und selbst zu kochen macht einfach Spaß!

๑ **Nehmen Sie Lunchpakete mit.** Rechnen Sie nach, wie viel Geld Sie pro Woche fürs Mittagessen außer Haus ausgeben, auch wenn Sie sich preiswertes Imbiss- oder Kantinenessen besorgen. Meistens können Sie sich für das Geld auch ein gesundes Lunchpaket von zu Hause mitnehmen. Zwar ist dafür etwas Planung notwendig, aber je öfter Sie selbst kochen, desto häufiger können Sie am nächsten Tag etwas davon zur Arbeit mitnehmen und aufwärmen!

- **Stellen Sie sich Ihre eigenen Snacks und Süßigkeiten her.** Schokoriegel, Knabbereien und Desserts gehen ziemlich ins Geld. Sie auf gesunde Art selbst herzustellen ist leichter, als Sie denken! Um Zeit zu sparen, können Sie gleich einen größeren Vorrat zubereiten und einfrieren.

Nehmen Sie sich Zeit für gutes Essen

Beim Thema gesunde Ernährung spielt neben dem Geld oft auch Zeit eine Rolle: Viele glauben, nicht genug Zeit für eine gesunde Küche zu haben. Hinzu kommt, dass es einen gewissen Zeitaufwand benötigt, gesundes Kochen zu erlernen.

Aber so, wie wir Sie baten, darüber nachzudenken, wie Sie Ihr Geld ausgeben, lohnt es sich zu prüfen, was Sie mit Ihrer Zeit anstellen. Wo stehen Gesundheit und gute Ernährung auf Ihrer Prioritätenliste?

Wie bereits erwähnt, hatte Heather während ihrer Genesung einen stressigen Zwölfstundentag in einer Firma, in der ein konkurrenzorientiertes Betriebsklima herrschte. Sie musste also einen Weg finden, mehr Zeit in der Küche zu verbringen – sich Zeit für sich selbst nehmen. Sie sah, dass sie sich diese Zeiten für die Essenszubereitung einrichten konnte, wenn sie ihren Arbeitstag anders strukturierte. Aber sie hielt sich nicht für wichtig genug. Ihr wurde klar, dass sie ihren Job für wichtiger hielt als sich selbst. Sie ließ sich von einem Coach beraten und lernte, effektiver zu arbeiten. Dadurch konnte sie ihre Bürostunden reduzieren und mehr Zeit zu Hause in der Küche verbringen.

Heather musste einige einengende Glaubenssätze über Bord werfen, um sich mehr Zeit für sich selbst zu gönnen. Tatsächlich verbesserten sich ihre beruflichen Leistungen sogar, als sie mehr Zeit in sich selbst und ihre Gesundheit investierte. Vor allem aber erkannte sie, dass sie sich viel zu viel Verantwortung aufgebürdet hatte. Dass sie Zeit in der Küche verbrachte, um sich gesunde Mahlzeiten zuzubereiten, war für sie der wichtigste Schritt zur Heilung, denn sie lernte, gut für sich selbst zu sorgen.

Wie Heather verdienen auch Sie es, sich jeden Tag gut zu fühlen. In unserer modernen Welt scheinen Gesundheit und Wohlbefinden etwas Mysteriöses zu sein, weil ihr Geheimnis vergessen wurde. In einer Welt, in der profitgierige Konzerne billige Fertignahrung produzieren, die Ihre Geschmacksknospen täuscht und Ihren Körper schwächt und krank macht, mag es Ihnen so vorkommen, als sei es sehr schwer, zu einer gesunden Ernährung und Lebensweise zurückzufinden. Aber es ist viel leichter, als Sie denken!

Das wahre Geheimnis besteht darin, dass Sie sich Zeit für sich selbst nehmen, und zwar nicht nur für Meditation und Affirmationen. Diese Zeit sollten Sie auch nutzen, um Ihre Ernährung zu planen und Speisen zuzubereiten, die Ihren Körper wirklich nähren und vitalisieren. Verbringen Sie auf angenehme Weise Zeit in der Küche. Bereiten Sie Mahlzeiten zu, die ein Genuss für Ihren Gaumen sind. Essen Sie mit allen Sinnen! Und gönnen Sie sich Essenszeiten mit der Familie und Freunden. Genießen Sie die Verbundenheit, die durch gemeinsame Mahlzeiten entsteht. Louise bringt es auf den Punkt: »Entscheidend ist, was Sie denken und was Sie essen! Beides richtig zu machen ist das Geheimnis für vollkommene Gesundheit.«

Lernen Sie, einfache und gesunde Mahlzeiten schnell zuzubereiten, die Ihnen auch in einem arbeitsreichen Alltag Ausgeglichenheit und Wohlbefinden spenden. Schenken Sie sich durch gesunde Ernährung Liebe. Versorgen Sie Ihren Körper mit allen Nährstoffen, die er braucht, um Ihnen ein gutes Leben zu ermöglichen. Das sollten Sie sich wert sein!

Übungen für eine Heildiät aus gesunden Speisen und Gedanken

Die folgenden Übungen geben Ihnen Starthilfe für Ihre innere Reise. Und sie erinnern Sie daran, wie wichtig es ist, dass Sie gut für Ihren Körper und Ihre Seele sorgen.

1. Auf den Körper hören

Es gibt viele wunderbare Ärzte und Experten, von denen Sie sich in Sachen Ernährung beraten lassen können, aber dennoch ist jeder Körper einzigartig. Daher ist es unglaublich wichtig, dass Sie lernen, auf Ihren Körper zu hören! Je besser Sie ihm zuhören, desto mehr werden Sie in der Lage sein, gut für seine speziellen Bedürfnisse zu sorgen. Dogmen und Regeln sind eine Sache des Verstandes. Der Körper spricht da häufig eine andere Sprache. Je weniger Sie sich wegen allgemeiner Regeln sorgen und je mehr Sie auf die wahren Bedürfnisse Ihres Körpers achten, desto gesünder werden Sie sein.

Wenn Sie üben möchten, auf Ihren Körper zu hören, sollten Sie noch einmal im 4. Kapitel nachschlagen. Zusätzlich ist die folgende Übung ein guter Weg, die Sprache Ihres Körpers und seine Reaktionen auf bestimmte Nahrungsmittel verstehen zu lernen.

2. Ess-Tagebuch

Ahlea und Heather bitten alle ihre Klienten, ein solches Tagebuch zu führen, um die Sprache des eigenen Körpers kennenzulernen. Welches Essen Sie zu sich nehmen, hat einen enormen Einfluss auf Ihre Vitalität, Ihr körperliches Wohlbefinden, Ihr Denken und Ihr Gefühlsleben. Und so wird es gemacht:

- **Schreiben Sie täglich alles auf, was Sie gegessen haben.** Verwenden Sie ein Notizbuch oder Ihr Smartphone, je nachdem, was Sie als praktisch empfinden.

- **Notieren Sie alle Symptome, die sich bemerkbar machen,** zum Beispiel:

  - Energie – ausgewogen, überaktiv, müde, wird besser
  - Stimmungen – glücklich, traurig, ängstlich, zufrieden, gutes Selbstwertgefühl, sorgenvoll
  - Schlaf – erholsam, tief, unruhig, häufiges Aufwachen, Schlaflosigkeit
  - Körperliche Symptome – Reflux, Gelenkschmerzen, Kopfschmerzen, Verdauungsstörungen, keine Symptome, mehr Allergien, weniger Allergien
  - Verdauung – Durchfall, starker Stuhldrang, Verstopfung, leicht, Gefühl angenehmer, vollständiger Entleerung

- **Schauen Sie sich die Listen Ihres Essens und der anschließenden Symptome alle paar Tage in Ruhe an.** Achten Sie dabei auf das Folgende:

  - Lösen bestimmte Speisen bestimmte Symptome aus?
  - Suchen Sie nach sich über zwei bis drei Tage erstreckenden Mustern – die Wirkungen von Nahrungsmitteln können mehrere Tage anhalten, sodass es hilfreich ist, solche Muster zu entdecken.
  - Markieren Sie die Nahrungsmittel, die offenbar Symptome auslösen, oder schreiben Sie diese auf eine gesonderte Liste.
  - Nachdem Sie so zwei Wochen lang Ihr Essverhalten und Ihre Symptome notiert haben, gehen Sie zum nächsten Schritt über:

- **Nahrungsmittel versuchsweise weglassen.** Wenn Sie Muster erkannt haben, dann lassen Sie jene Speisen, die Symptome auszulösen scheinen, vorübergehend weg. Dabei empfehlen wir, immer nur eine Sache wegzulassen, damit Sie klar erkennen, was wirksam ist und was nicht. Lassen Sie dieses Nahrungsmittel etwa zwei Wochen weg und schauen Sie, wie Sie sich dabei fühlen. Sind die Symptome verschwunden? Oder haben sie sich zumindest gebessert? Schreiben Sie Ihre Erfahrungen auf. Wenn Ihnen Ihre Liste verwirrend erscheint, und Sie unsicher sind, wie Sie weiter vorgehen sollen, sollten Sie einen Ernährungsexperten hinzuziehen. So können Sie den Prozess verkürzen und vereinfachen. Nahrungsmittel, die für Laien nichts gemeinsam haben, können ähnliche Symptome auslösen, zum Beispiel wenn eine Histamin-Unverträglichkeit vorliegt. Ein erfahrener Therapeut kann diese Zusammenhänge erkennen und Sie entsprechend beraten.

3. AFFIRMATIONEN

Nachfolgend einige ausgezeichnete Affirmationen zum Thema Essen und Mahlzeiten. Wenden Sie sie mehrmals täglich an und schauen Sie dabei möglichst in einen Spiegel.

Vorbereitung auf eine Mahlzeit

Gesund Mahlzeiten zu planen ist eine Freude für mich.

Hallo, Küche! Du bist mein Reich der nahrhaften Ernährung.

Ich wertschätze dich!

Ich habe alles, was ich brauche, um mir köstliche, nahrhafte Mahlzeiten zuzubereiten.

Ich bin so dankbar, dass mein Essen optimal für meine Gesundheit ist.

Es fällt mir leicht, eine nahrhafte, köstliche Mahlzeit zuzubereiten.

Ich liebe es, Zeit in der Küche zu verbringen!

Ich verdiene es, dass ich Zeit in meine Gesundheit investiere.

Hallo, Körper! Was möchtest du heute gerne Nahrhaftes essen?

Ich wähle Speisen aus, die mit dir harmonieren, mein Körper!

Ich freue mich, dass ich gesundes Essen für meine Familie auswählen kann.

Meine Familie liebt es, sich gesund zu ernähren.

Die Kinder lieben es, neue Speisen auszuprobieren.

Ich lerne jetzt Schritt für Schritt, gut für meinen Körper zu sorgen.

Ich fühle mich verbunden mit der Natur und den anderen Geschöpfen, daher fällt es mir leicht, gesunde Mahlzeiten zuzubereiten.

Ich nehme mir die Zeit, mich mit köstlichem, nahrhaftem Essen zu versorgen.

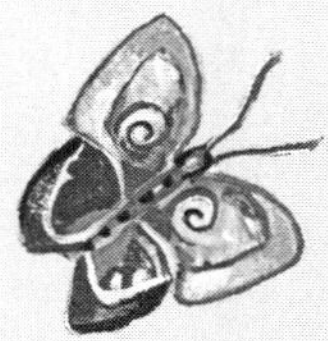

Während des Essens

Ich bin so dankbar für dieses wundervolle Essen!

Mein Körper liebt das Essen, das ich für ihn auswähle.

Alle meine Mahlzeiten sind harmonisch.

Ich nehme mir die Zeit, bewusst zu essen und meine Mahlzeiten zu genießen.

Gestärkt durch eine gute Mahlzeit gehe ich in den Tag.

Mein Körper wird mit jedem Bissen gesünder und kräftiger.

Mahlzeiten sind glückliche Zeiten.

Meine Familie liebt es, gemeinsam zu essen.

Ich segne dieses Essen und meinen Körper liebevoll.

Ich höre auf zu essen, wenn ich angenehm gesättigt bin.

Während ich esse, höre ich auf meinen Körper.

Dieses Essen hat eine wohltuende, heilende Wirkung auf mich.

Mein Geschmack ändert sich von Tag zu Tag – Speisen, die nicht wirklich gesund und nahrhaft sind, schmecken mir nicht mehr.

Ich höre auf meinen Appetit und lasse mich von ihm zu köstlichem, nahrhaftem Essen hinleiten.

Ich bin bereit, mir Zeit zu lassen für eine gute, ausgiebige Mahlzeit.

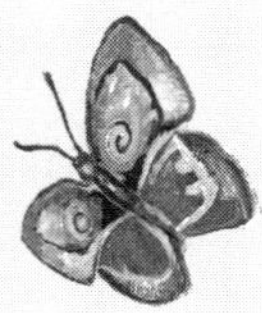

Gesund und nahrhaft zu essen ist ein Zeichen wahrer Selbstliebe

Ihr Essen ist so wichtig wie Ihr Denken. Wir möchten Sie dazu ermutigen, gesunde Ernährung als einen Ausdruck wahrer Selbstliebe zu betrachten. Anfangs mag es schwierig erscheinen, Ernährungsgewohnheiten zu ändern, aber wenn Sie sich nicht überfordern, sondern Schritt für Schritt Veränderungen vornehmen, werden Ihre Gewohnheiten und Ihr Geschmack sich auf gesunde Weise verändern. Sie werden über mehr Energie verfügen, besser schlafen, besser gelaunt und gesünder sein. Es lohnt sich also auf jeden Fall! Wenn Sie Ihr Essverhalten ändern, werden Sie erleben, wie gesund und wohltuend Essen sein kann.

Im nächsten Kapitel werden wir Ihnen sagen, welche Nahrungsmittel und andere natürlichen Hilfsmittel bei körperlichen und emotionalen Symptomen Heilung bringen.

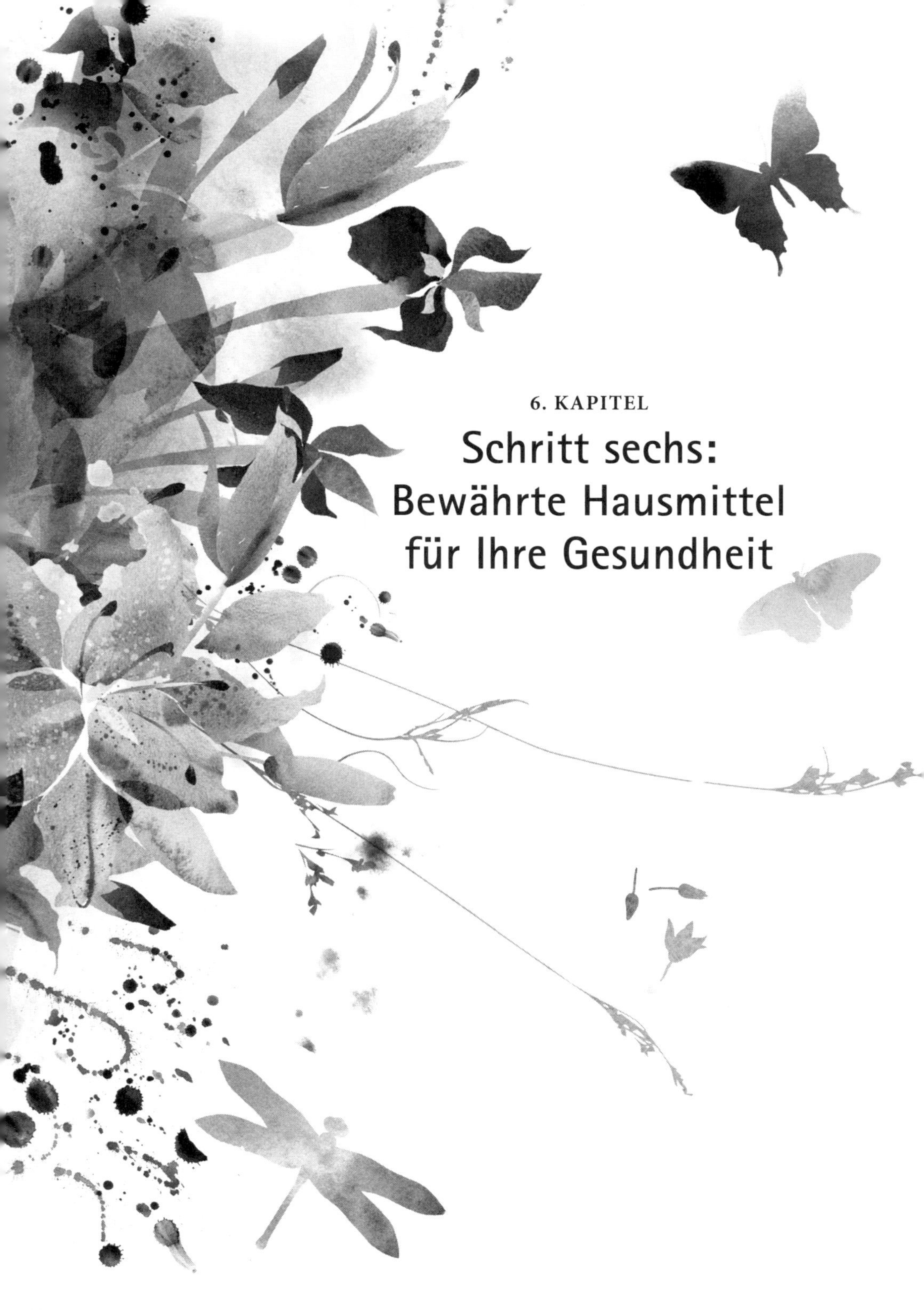

6. KAPITEL

Schritt sechs: Bewährte Hausmittel für Ihre Gesundheit

»Liebevoll tue ich, was ich kann, um meinen Körper bei der Erschaffung vollkommener Gesundheit zu unterstützen.«

– Louise

Wussten Sie, dass Sie viele wertvolle Heilmittel in Ihrem Garten und Küchenschrank finden können? Auch die moderne Pharmazie geht auf den Gebrauch von Heilpflanzen zurück. Bis in die Mitte des 19. Jahrhunderts verwendete man ausschließlich Arzneien, die aus Kräutern, Teilen anderer Pflanzen und Pilzen hergestellt wurden. Erst 1869 wurde das erste synthetische Medikament eingeführt.[1] Auch heute werden 70 Prozent aller Medikamente aus der Natur gewonnen oder sind von der Natur inspiriert.[2]

Wenn die Wissenschaft sich des medizinischen Nutzens der Pflanzen bewusst ist, warum hat sie sich dann synthetisch hergestellten Medikamenten zugewandt? Zu den wichtigsten Gründen zählt das Streben nach Profit – Pflanzen kann man nicht so patentieren und kontrollieren wie synthetisch erzeugte Produkte. Das Problem wird dadurch verschlimmert, dass es oft über ein Jahrzehnt dauert, ein Medikament zu testen und auf den Markt zu bringen, was ein Pharmaunternehmen über 800 Millionen Dollar kosten kann. Das führt dazu, dass die Produktion von Medikamenten, um Kosten zu sparen, oft voreilig aufgenommen wird, ehe man ihre Nebenwirkungen wirklich versteht.[3]

Im 2. Kapitel haben Sie gelernt, dass fachlich korrekt verordnete Medikamente zu den häufigsten Todesursachen in den USA zählen. Laut dem *Journal of the American Medical Association* werden ernste Nebenwirkungen eines Medikaments oft erst entdeckt, nachdem es bereits zugelassen wurde und auf dem Markt ist.[4]

Wir möchten Ihnen keineswegs raten, die Anweisungen Ihrer Ärzte zu ignorieren oder verordnete Medikamente ohne Rücksprache einfach abzusetzen. Wenn Sie ernsthaft krank sind oder Medikamente einnehmen müssen, empfehlen wir, zunächst den Rat Ihres Arztes oder Therapeuten einzuholen, ehe Sie die in diesem Kapitel vorgestellten Heilmittel oder Nahrungsergänzungsmittel verwenden. Selbst bei bewährten Naturheilmitteln kann es zu unerwünschten Wechselwirkungen mit Medikamenten kommen. Es zeugt also von einem verantwortungsvollen Umgang mit Ihrer Gesundheit, wenn Sie sich vorher mit Ihrem Arzt beraten.

In diesem Kapitel möchten wir Sie über Alternativen informieren, die möglicherweise für Sie infrage kommen. Sprechen Sie mit Ihrem Arzt oder Therapeuten über diese Alternativen und finden Sie gemeinsam einen für Sie geeigneten Weg.

Nach Auffassung des Ethnobotanikers James Duke, einem der weltweit führenden Experten für Pflanzenheilkunde, gibt es gute Gründe dafür, Krankheiten mit Kräuterarzneien zu behandeln:[5]

- Bei 90 Prozent der medizinisch wirksamen pflanzlichen Substanzen ist es ökologisch und ökonomisch günstiger, sie aus der ganzen Pflanze zu gewinnen als synthetisch herzustellen.
- Der Verbraucher sollte sich umfassend über alle zur Verfügung stehenden Behandlungsmöglichkeiten informieren. Oft gibt es Alternativen aus der Pflanzenheilkunde, die genauso wirksam wie synthetische Medikamente sind, aber viel geringere Nebenwirkungen verursachen.
- Arzneipflanzen können vorbeugend eingesetzt werden, um die Gesundheit zu stärken, sodass Krankheiten gar nicht erst entstehen.

Wir freuen uns schon auf dieses Kapitel, denn wir werden Ihnen unsere liebsten Hausmittel, Nahrungsergänzungen und altbewährten Heilmethoden vorstellen. Es handelt sich ausschließlich um Dinge, die wir persönlich und bei unseren Klienten anwenden. (Beachten Sie bitte, dass wir stets empfehlen, wenn irgend möglich Kräuter, Gewürze, ätherische Öle, Tees und Heilnahrung aus ökologischer Landwirtschaft zu verwenden.)

Was Sie wissen sollten, bevor Sie ein neues Nahrungsergänzungsmittel einnehmen

Sie selbst sind Ihr bester Gesundheitsexperte und die einzige Person, die in Ihrem Körper lebt. Also wissen Sie, was sich für Sie am besten anfühlt und funktioniert. Je mehr Sie auf Ihren Körper hören und ihm vertrauen, desto besser wird es Ihnen gelingen, sich von seinen Signalen leiten zu lassen.

Manche Menschen experimentieren gerne auf eigene Faust mit Naturheilmitteln und Nahrungsergänzungsmitteln, während andere es vorziehen, sich von einem Arzt, Ernährungsexperten oder Heilpraktiker beraten zu lassen. Bevor Sie irgendetwas einnehmen, sollten Sie sich umfassend darüber informieren. Und hören Sie immer auf Ihren Körper. Wenn etwas, das Sie einnehmen, Unwohlsein auslöst, unterbrechen Sie die Einnahme und forschen Sie nach der Ursache. Wenn Sie ein neues Nahrungsergänzungsmittel einnehmen, können mehrere Dinge geschehen:

- **In Ihrem Körper kann eine Entgiftungsreaktion ausgelöst werden.** Wenn durch die Umstellung auf eine gesündere Ernährung oder die Einnahme eines neuen Nahrungsergänzungsmittels in Ihrem Körper ein Heilungsprozess einsetzt, kommt es häufig zu einer sogenannten »Herxheimer-Reaktion«. Schädliche Bakterien und Hefepilze sterben ab, was zu einer Reihe von unangenehmen Symptomen führt wie Blähungen, Kopfschmerzen, Verstopfung, Durchfall, Körpergeruch, Akne, Müdigkeit und dergleichen. Dass es sich um eine Entgiftungsreaktion handelt, erkennen Sie daran, dass Sie sich insgesamt besser fühlen, trotz der unangenehmen Begleitsymptome. Sollten die Symptome allerdings sehr stark sein oder Schmerzen auftreten, ist es besser, Sie setzen mit der Behandlung aus und hören auf Ihren Körper oder Sie suchen Rat bei einem Arzt oder Heilpraktiker.

- **Ihr Körper tut plötzlich Dinge, zu denen er vorher nicht in der Lage war.** Während sich bei der Entgiftungsreaktion eher vorhandene Krankheitssymptome vorübergehend verschlimmern, treten in diesem Fall neue Symptome auf, die mit der Heilung in Zusammenhang stehen. Wenn zum Beispiel autistische Kinder Methyl-B_{12}-Injektionen erhalten, entwickeln sie manchmal das Bedürfnis zu beißen, weil die Nerven in ihrem Mund heilen und sie deshalb ein Kribbeln in den Zähnen verspüren. Wenn Sie über solche Heilsymptome, die möglicherweise bei Ihnen auftreten werden, informiert sind, können Sie besser damit umgehen – weil aber jeder Mensch anders ist, kann es sinnvoll sein, sich individuell von einem Therapeuten beraten zu lassen oder eine von Experten empfohlene Onlineberatungsstelle zu nutzen.

- **Wenn Sie einen Mangel durch ein Nahrungsergänzungsmittel ausgleichen, kann ein anderer Mangel erkennbar werden, der bislang maskiert wurde.** So erging es Heather, als sie Magnesium einnahm. Sie wusste, dass sie gut auf das Magnesium ansprach, weil sie sich viel besser fühlte. Doch gleichzeitig traten bei ihr nun Migräneanfälle auf, was vorher nie geschehen war. Sie lernte, dass die Einnahme von Magnesium in richtiger Dosierung einen Mangel an seinen Cofaktoren (den Nährstoffen, die für eine gute Verwertung des Magnesiums im Körper notwendig sind) aufdecken kann, in Heathers Fall einen Mangel an Vitamin B_6 und Biotin. Als sie auch Vitamin B_6 und Biotin einnahm, verschwand die Migräne dauerhaft, und es ging ihr gesundheitlich besser als je zuvor. Da Heather auf ihren Körper hörte, achtete sie bewusst auf neu auftretende Symptome und reagierte liebevoll auf sie. So fiel es ihr leicht, eine Lösung zu finden und ihren Körper optimal zu unterstützen.

- **Die Heilmethode oder das Nahrungsergänzungsmittel passt möglicherweise nicht zu Ihnen.** Vielleicht verträgt es sich nicht mit Medikamenten, die Sie einnehmen müssen. Denken Sie immer daran, den Rat Ihres Arztes einzuholen, ehe Sie etwas Neues einnehmen. Hören Sie auf Ihren Körper und nehmen Sie nichts ein, das sich nicht richtig anfühlt. Ebenso sollten Sie auch keine Nahrungsmittel essen, die Ihnen nicht bekommen, auch wenn diese als gesund angepriesen werden. Wir sind alle einzigartig, und deshalb sollten Sie immer liebevoll auf die individuellen Bedürfnisse Ihres Körpers achten.

Sich von professionellen Experten beraten zu lassen, ist unglaublich hilfreich. Wir empfehlen immer, dass Sie sich dafür jemanden suchen, der sich als Partner auf Ihrem Weg zur Gesundheit versteht und auf Augenhöhe mit Ihnen zusammenarbeitet. Und vor allem sollten Sie selbst die Verantwortung für Ihre Gesundheit übernehmen. Das ist ein Akt der Selbstliebe. Ehren Sie Ihren Körper und hören Sie auf ihn: Ein Symptom ist nichts »Schlechtes«. Es ist ein Signal, durch das Ihr Körper sich Ihnen mitteilt. Ihr Körper zeigt Ihnen so seine Liebe. Wie Sie darauf antworten, liegt ganz bei Ihnen, denn es ist *Ihre* Gesundheitsreise! Sich selbst zu lieben heißt auch, das zu tun, was sich für Sie richtig anfühlt.

Lieben Sie Ihren Darm! Hilfen für eine gesunde Verdauung

Verdauungsbeschwerden können viele Ursachen haben. Wir werden uns deshalb auf einige grundlegende Maßnahmen beschränken, die in 80 Prozent der Fälle helfen. Wenn Sie unter chronischen Verdauungsbeschwerden leiden, die sich auch durch eine gesündere Ernährung und Lebensweise nicht bessern, sollten Sie die Ursache durch einen Arzt oder Heilpraktiker abklären lassen.

Verstopfung

Zwischen Verstopfung und Durchfall gibt es durchaus Zusammenhänge, weswegen einige der empfohlenen Maßnahmen sich ähneln. Im 3. Kapitel finden Sie weitere Informationen zum Thema Verstopfung.

- **Kräuter und Gewürze:**[6]
  - Anissamen
  - Kümmel
  - Kardamom
  - Petersilie
  - Schwarzer Pfeffer

๑ **Rizinusölpackungen.** Sie sind ein altes Hausmittel bei Verstopfung, zur inneren Reinigung und Lymphdrainage. Sie benötigen: Rizinusöl (kaufen Sie kalt gepresstes Bioöl, kein mit Lösungsmitteln extrahiertes und deodoriertes Öl), Baumwollstoff, eine Wärmflasche, ein Handtuch und Plastikfolie.

Und so wird es gemacht:

- Geben Sie zwischen mehrere Lagen Baumwollstoff jeweils mehrere Teelöffel Rizinusöl.
- Legen Sie den ölgetränkten Stoff auf Ihren Bauch, entweder auf den Unterbauch (Darm) oder den Oberbauch, in die Nähe von Leber und Gallenblase.
- Legen Sie eine Lage Plastikfolie mit einem Handtuch darüber.
- Führen Sie mit einer Wärmflasche 30 bis 60 Minuten lang milde Wärme zu.

๑ **Ausreichende Flüssigkeitszufuhr.** Trinken Sie genug Wasser (siehe Kapitel 5).

๑ **Magnesium.** Im Abschnitt über Magnesium am Ende dieses Kapitels finden Sie Informationen darüber, warum Magnesium wichtig für eine gesunde Verdauung ist. Verstopfung ist ein Symptom für Magnesiummangel.[7]

๑ **Ballaststoffe.** Wenn Sie sich gesünder ernähren, werden Sie höchstwahrscheinlich mehr Ballaststoffe zu sich nehmen. Das hilft bei manchen Menschen gegen Verstopfung, während sich bei anderen die Probleme verschlimmern. Wenn der Verzehr von mehr Ballaststoffen bei Ihnen stopfend wirkt, vermeiden Sie ihn und konzentrieren Sie sich stattdessen auf die anderen in diesem Abschnitt empfohlenen Maßnahmen. Menschen mit Dünndarmproblemen reagieren unter Umständen empfindlich auf eine ballaststoffreiche Kost. Wenn die anderen hier aufgelisteten Maßnahmen nicht gegen Ihre Verstopfung helfen, sollten Sie einen Arzt oder Heilpraktiker aufsuchen.

Beliebte Methoden, Ihre Ernährung mit mehr Ballaststoffen anzureichern, sind:

- *Indische Flohsamenschalen.* Sie sind eine natürliche Quelle für lösliche Ballaststoffe. Kaufen Sie Flohsamenschalen aus Bioanbau.
- *Oligofruktose* und *Inulin.* Bei diesen Fruktooligosacchariden handelt es sich um lösliche Ballaststoffe, die auch als alternative Süßungsmittel verwendet werden, weil sie von Natur aus süß schmecken. Sie werden aus pflanzlichen Zuckerarten gewonnen

und sind als »Präbiotika« bekannt, was bedeutet, dass sie den guten Bakterien in Ihrem Darm als Nahrung dienen. Manche Menschen machen sehr gute Erfahrungen mit ihnen, während andere sie nicht vertragen. Fachleute sind heute zurückhaltender, was Oligofruktose und Inulin angeht, weil neue Forschungen zeigen, dass sie im Fall von bakterieller Überwucherung und Dünndarmproblemen nicht nur das Wachstum der guten, sondern auch der schädlichen Bakterien fördern. Wenn bei Ihnen eine bakterielle Überwucherung des Dünndarms oder eine andere Form bakterieller Fehlbesiedlung vorliegt, sollten Sie deshalb Oligofruktose und Inulin meiden. Falls Sie mit Fruktooligosacchariden experimentieren möchten, weist eine Studie darauf hin, dass Inulin eventuell die bessere Wahl ist, weil es die guten Darmbakterien dazu anregt, Butyrat zu produzieren, eine kurzkettige Fettsäure, die für die Energieversorgung der Zellen wichtig ist und entzündungshemmend wirkt.[8]

- *Kerne des steirischen Ölkürbis.* Die hüllenlosen Samen des steirischen Ölkürbis sind größer und grüner als die Kürbiskerne anderer Sorten. Unter Gesundheitsbewussten sind diese Kerne beliebt wegen ihrer besonderen Kombination von Ballaststoffen, Magnesium und Zink, die alle die Verdauung fördern. Kürbiskerne sind ein ausgezeichneter eiweiß- und mineralstoffreicher Snack. Sie können sie aber auch pressen und sich daraus Ihre eigene Kürbiskernbutter herstellen. Vor dem Verzehr müssen die Kerne aber unbedingt eingeweicht werden.

Probiotika. Darüber erfahren Sie mehr im Abschnitt »Tipps für eine gute Verdauung« ab Seite 220. (Im Übrigen sind auch die hier in diesem Abschnitt empfohlenen Maßnahmen generell gut für die Verdauung, nicht nur bei Verstopfung.)

Einläufe (speziell Kaffee-Einläufe). Wenn die Verstopfung sehr hartnäckig ist, kann ein Einlauf helfen. Dieses kostengünstige Hausmittel hat sich über Jahrtausende bewährt. Zwar sind Einläufe nicht unumstritten, doch viele angesehene Ärzte und Heilpraktiker empfehlen sie. Beispielsweise rät Dr. Natasha Campbell-McBride in ihrem Buch *GAPS – Gut and Psychology Syndrome: Wie Darm und Psyche sich beeinflussen.* – bei hartnäckiger Verstopfung zu Einläufen, weil es besser für den Körper ist, die aufgestauten Toxine auszuscheiden, als chronisch verstopft zu sein.[9]

Ein Einlauf-Set mit Gebrauchsanweisung, um zu Hause selbst Einläufe durchzuführen, bekommen Sie in der Apotheke. Sie können es aber auch im Internet bestellen. Achten Sie darauf, dass es aus medizinischem Silikon gefertigt ist, nicht aus dem billigeren

PVC. Benutzen Sie immer sauberes, gefiltertes Wasser und Biokaffee, den Sie unmittelbar vor dem Einlauf frisch mahlen.

Durchfall

Wie schon gesagt, Durchfall und Verstopfung stehen in in einem gewissen Zusammenhang, einige Maßnahmen ähneln sich also. (Weitere Informationen finden Sie im 3. Kapitel.)

- **Kräuter und Gewürze:**[10]
  - Indischer Kümmel
  - Kardamom
  - Koriander
  - Muskatnuss

- **Ausreichende Flüssigkeitszufuhr.** Trinken Sie genug Wasser (siehe Kapitel 5).

- **Probiotika.** Darüber erfahren Sie mehr im Abschnitt »Tipps für eine gute Verdauung« ab Seite 220.

- **Ernährungstipps** während und nach einem Durchfall:
  - Bananen und rotschalige Kartoffeln enthalten viel Kalium und können Durchfall lindern.[11] Sie können die Kartoffeln braten, kochen oder als Brei zubereiten. Bereiten Sie die Kartoffeln ganz ohne Fett und Öl oder mit nur ganz wenig davon zu. Um ihnen Geschmack zu geben, können Sie sie mit etwas Hühnerkraftbrühe übergießen. Oder Sie geben etwas gemahlenen Koriander und/oder indischen Kümmel dazu.
  - Biologisches Apfelmus. Bereiten Sie es selbst zu, indem Sie die geschälten Äpfel kochen oder dämpfen und zerstampfen. Fügen Sie etwas Zimt und Muskatnuss hinzu, um von der wohltätigen Wirkung dieser Gewürze zu profitieren.
  - Gekochtes Huhn, ohne Öle oder Fett zubereitet. (Fette und Öle sind oft schwer verdaulich, wenn man Durchfall hat oder sich gerade davon erholt.)
  - Hühnerkraftbrühe (das Rezept finden Sie auf Seite 302). Geben Sie, während Sie die Suppe erhitzen, etwas Koriandersamen dazu. Sehr empfehlenswert ist auch, zusätzlich mit indischem Kümmel zu würzen.
  - Heidelbeeren. Es heißt, dass die in Heidelbeeren enthaltenen Tannine bei Durchfall helfen.[12]

Blähungen, Völlegefühl und Verdauungsstörungen

Weitere Informationen hierzu finden Sie im 3. Kapitel. Hilfreich sind:

- **Kräuter und Gewürze:**[13]
  - Anissamen
  - Fenchel
  - Kamille
  - Koriander
  - Kurkuma
  - Pfefferminze. Versuchen Sie es mit ätherischem Pfefferminzöl: Mischen Sie einen Tropfen mit einem Teelöffel Trägeröl (etwa unraffiniertes, biologisches Mandelöl oder Jojobaöl) und reiben Sie den Bauch damit ein. Studien belegen, dass sich damit Krämpfe und Bauchschmerzen lindern lassen, die auf Blähungen oder das Reizdarmsyndrom (RDS) zurückzuführen sind.[14]

- **Rizinusölpackungen.** Zur Anwendung siehe Seite 215 unter »Verstopfung«.

- **Probiotika.** Darüber erfahren Sie mehr im Abschnitt »Tipps für eine gute Verdauung« ab Seite 220.

Säurereflux, Sodbrennen oder gastroösophageale Refluxkrankheit (GERD)

Säurereflux und GERD können vielfältige Ursachen haben. Doch die folgenden Maßnahmen versprechen Linderung. Der Reflux kann auf zu viel Magensäure hindeuten, paradoxerweise aber auch auf zu wenig. Im 3. Kapitel gehen wir ausführlicher darauf ein, was geschieht, wenn zum Beispiel der untere Schließmuskel der Speiseröhre in seiner Funktion gestört ist und eine der möglichen Ursachen für Sodbrennen, Reflux und GERD darstellt. Hilfreich sind:

- **Kräuter und Gewürze**[15]**:**
  - Fenchel
  - Ingwer
  - Kümmel
  - Kurkuma
  - Petersilie

Aloe-Vera-Saft. Seine Anwendung hat in der Volksmedizin eine lange Tradition, und auch heute verspricht er Abhilfe bei Reflux und GERD. Wenn Sie sich entscheiden, diesen Saft einzunehmen, verwenden Sie kein direkt aus der Pflanze gewonnenes Aloe-Gel (weil es Latex-Toxine enthalten kann) und keine abführend wirkende Rezeptur mit Aloe-Latex, Aloin oder Aloe-Emodin.[16] Verwenden Sie ökologisch erzeugten Saft ohne chemische Konservierungsmittel.

Magnesium. Siehe die Informationen über Magnesium am Ende dieses Kapitels.

Melatonin oder L-Tryptophan. Das schlaffördernde Hormon Melatonin kann, so wurde durch Studien nachgewiesen, GERD lindern, wenn es über einen Zeitraum von acht Wochen eingenommen wird. Zusätzliche Studien mit L-Tryptophan (diese Aminosäure wird im menschlichen Körper zu Serotonin, dem Glückshormon, umgewandelt) oder einer Kombination von Melatonin und L-Tryptophan belegen ebenfalls eine Wirksamkeit gegen GERD.[17] Das kann besonders hilfreich für Menschen sein, deren Symptome sich nach 16 Uhr verschlimmern oder die energetisch sensibel sind oder Stresshormone nur schwer abbauen (das heißt, sie fühlen sich in der Nacht übermäßig gestresst und ängstlich). Allerdings gibt es bei diesen Nahrungsergänzungsmitteln einige Gegenanzeigen, die beachtet werden sollten (zum Beispiel die Einnahme von Antidepressiva). Wir empfehlen, vor der Einnahme von Melatonin und/oder L-Tryptophan den Rat eines Arztes oder Heilpraktikers einzuholen.

Nahrungsmittel zur Vorbeugung gegen Verdauungsbeschwerden. Tomaten, Kaffee, Tee, Alkohol, kohlensäurehaltige Getränke, Zitrusfrüchte und Schokolade können Säurereflux, Sodbrennen oder GERD auslösen. Helfen kann Vollwertkost, wobei folgende Nahrungsmittel besonders empfehlenswert sind:[18]

- Bananen
- Grünes Blattgemüse
- Melonen

Außerdem sollten Sie bereits ein paar Stunden vor dem Zubettgehen nichts mehr essen, damit Ihr Körper genug Zeit hat, das Essen zu verdauen, ehe Sie sich hinlegen.

Allgemeine Maßnahmen für eine gute Verdauung. Säurereflux, Sodbrennen und GERD sind Symptome eines überlasteten Verdauungssystems. Daher wirken sich die im

Abschnitt »Tipps für eine gute Verdauung« aufgelisteten Maßnahmen sehr positiv aus. Bei hartnäckigen Symptomen sollten Sie aber ärztlich abklären lassen, ob eine der folgenden Ursachen vorliegt: eine Candida-Infektion (feststellbar durch eine Stuhluntersuchung), bakterielle Überwucherung im Dünndarm (Atem- oder Urintest auf organische Säuren) und bakterielle Infektion durch *H. pylori* (Antikörpernachweis im Blut oder Atemtest).

Tipps für eine gute Verdauung

Warmes Mineralienbad

Es eignet sich hervorragend bei Verstopfung und anderen Verdauungsbeschwerden. Geben Sie eine halbe bis eine Tasse mit einer der folgenden Zutaten in ein warmes Wannenvollbad:[19]

- Bittersalz
- Meersalz
- Roher, ungefilterter Apfelessig
- Seetangpulver

Oder verwenden Sie für das warme Bad die folgenden Produkte:

- Meeresmineralien-Bad, z. B. Medi-Soak von Premier Research Labs
- Eine halbe Tasse Magnesiumöl (von Health-and-Wisdom.com) mit einer halben Tasse Backsoda (Speisenatron)
- Eine Tasse Magnesium-Flocken von Ancient Minerals

Baden Sie 10 bis 30 Minuten und reiben Sie anschließend Ihren Bauch mit Rizinusöl oder nativem Olivenöl ein. Massieren Sie im Uhrzeigersinn (beginnend auf der rechten Körperseite und dann kreisförmig nach links).

Rizinusölpackungen

Packungen mit Rizinusöl haben viele positive Effekte, unter anderem bei schlechter Verdauung, Arthritis und Schmerzen im unteren Rücken. (Siehe Abschnitt »Verstopfung« Seite 215.)

Verdauungsenzyme

Verdauungsenzyme als Nahrungsergänzung versorgen Ihren Körper mit den für die Verarbeitung von Eiweiß, Kohlenhydraten und Fetten notwendigen Enzymen. Aus Pflanzen gewonnene Verdauungsenzyme eignen sich ausgezeichnet, um Ihre Verdauung zu unterstützen, weil sie in Magen und Darm gut wirksam sind.[20]

Wir haben ausgezeichnete Resultate mit Premier Digest von Premier Research Labs erzielt. Es enthält ein breites Spektrum an Verdauungsenzymen und ist frei von giftigen Füllstoffen. Ein gutes Beispiel ist Ahleas Klientin Marci, die an einem Hodgkin-Lymphom litt, mit Tumoren im Verdauungstrakt. Sie hatte sich dazu entschieden, die Krankheit mit einer Kombination aus Chemotherapie und Naturheilverfahren behandeln zu lassen. Als sie Ahlea aufsuchte, wurde ihr jedes Mal übel, wenn sie ein ärztlich verordnetes synthetisches Verdauungsenzym einnahm. Ahlea empfahl ihr stattdessen Premier Digest und einen Ernährungsplan, mit dem sie sich nicht nur besser fühlte, sondern obendrein Geld sparte. Mithilfe dieser Maßnahmen aus der Naturheilkunde bewältigte Marcia die Chemotherapie ohne Übelkeit und Haarausfall.

Probiotika

Probiotisch heißt wörtlich »für das Leben«. Ein richtig gewähltes Nahrungsergänzungsmittel kann die Besiedlung Ihres Darmtrakts mit guten Bakterien und Hefepilzen fördern. Weil heute so häufig und manchmal im Übermaß Antibiotika verordnet werden, untersuchen Forscher gegenwärtig, inwieweit heutige Gesundheitsprobleme mit durch Antibiotika verursachten Veränderungen der Darmflora zusammenhängen – mit anderen Worten: Möglicherweise haben viele Menschen heute zu wenig von den guten Bakterien im Darm, die bei der Verdauung helfen und so zu unserer Gesundheit beitragen.

Im 3. Kapitel haben Sie bereits Bekanntschaft mit den guten Bakterien gemacht. Daher wissen Sie, wie hart diese Bakterien dafür arbeiten, dass Sie gesund und bei Kräften bleiben. Wenn Ihr Immunsystem oder Ihre Verdauung Ihnen Probleme machen, sollten Sie über die Einnahme von Probiotika nachdenken. Wir halten ihren Einsatz für durchaus sinnvoll, und viele unserer Klienten machen mit ihnen gute Erfahrungen. Doch obwohl schon viele Menschen von der Einnahme probiotischer Nahrungsergänzungsmittel profitiert haben, mahnen neue Forschungsergebnisse zu einer gewissen Vorsicht. Bei chronischen Verdauungsproblemen sollten Sie zunächst unbedingt den Rat eines Arztes oder Heilpraktikers einholen oder sich aus anderen Quellen gründlich informieren, um sicherzugehen, dass die Einnahme von Probiotika das Richtige für Sie ist. Wenn ja, wählen Sie Probiotika, die ein breites Spektrum von Bakterienstämmen enthalten, nicht aus Milchprodukten fermentiert wurden und frei von Füllstoffen sind.

Magensäuremangel und der Magensäuretest

Im 3. Kapitel haben Sie erfahren, wie wichtig die Salzsäure (Hydrochlorsäure) im Magensaft ist. Sie hilft Ihrem Magen, die Nahrung aufzuspalten und in ihr enthaltene Krankheitserreger abzutöten. Ein Magensäuremangel kann sich durch diverse Verdauungsbeschwerden äußern. Studien belegen zudem, dass die Magensäureproduktion im Alter abnimmt.[21]

Ob Ihr Magen genug Säure produziert, können Sie durch einen einfachen Test feststellen, den Sie gleich morgens durchführen müssen, bevor Sie etwas essen oder trinken. Rühren Sie einen Viertel Teelöffel Backsoda in 175 ml Wasser ein und trinken Sie die gesamte Menge. Wenn Sie nach zwei bis drei Minuten aufstoßen müssen, haben Sie höchstwahrscheinlich genug Magensäure. Müssen Sie jedoch auch nach fünf Minuten noch nicht aufstoßen, leiden Sie sehr wahrscheinlich unter Magensäuremangel.[22] Wenn Sie aber nach dem Trinken das Wasser-Backsoda-Gemischs schnell und viel aufstoßen müssen, produzieren Sie vermutlich zu viel Magensäure.

Bei Magensäuremangel gibt es folgende Möglichkeiten:

- **Trinken Sie 110 ml Wasser mit dem frisch gepressten Saft einer halben Zitrone** 15 Minuten vor einer Mahlzeit. Damit wird die Magensäureproduktion auf sanfte und natürliche Weise angeregt.

- **Rühren Sie einen Esslöffel rohen, ungefilterten Bioapfelessig** in 250 ml Wasser. Trinken Sie diese Mischung 15 Minuten vor einer Mahlzeit. Manche Menschen erhöhen die Dosis bei Bedarf allmählich auf zwei oder drei Esslöffel. Auch dies ist ein sanftes, natürliches Hausmittel zur Anregung der Magensäureproduktion.

- **Schwedenbitter (Schwedenkräuter).** Magenbitter werden in Europa seit langer Zeit verwendet und stimulieren auf natürliche Weise die Magensäureproduktion und die Verdauung.[23] Geben Sie ¼ Teelöffel (1,2 ml) in Wasser oder sprühen Sie den Schwedenbitter aus einer Sprühflasche direkt auf die Zunge.

  Die meisten dieser Kräuterbitter bestehen aus einer in Alkohol angesetzten Kräutermixtur. Die Mischungen enthalten unter anderem meistens: Aloe, Angelikawurzel, Kampher, Mannastrauch, Myrrhe, Rhabarberwurzel, Sennesblätter und Zitwerwurzel. Wir schätzen die Biozitrusbitter von Urban Moonshine. Man erhält sie in einer Glasflasche oder einem Sprühfläschchen für die Handtasche. Die Rezeptur unterscheidet sich ein wenig vom Schwedenbitter und schmeckt etwas milder. Sie enthalten Löwenzahnwurzel und

-blätter, Klettenwurzel, Orangenschalen, Fenchelsamen, Ampferwurzel, Angelikawurzel, Enzianwurzel und Ingwerwurzel.

◎ **Nehmen Sie ein Magensäure-Ergänzungsmittel.** Das sanfteste, das wir gefunden haben, ist Premier HCI von Premier Research Labs. Es gibt auch andere Präparate auf dem Markt, doch wenn Sie sehr salzsäureempfindlich sind, lösen diese oft Sodbrennen aus. Premier HCI wirkt dagegen auch bei sehr empfindlichen Personen sanft.

Wenn Sie unsicher sind, was die Einnahme eines Magensäureergänzungsmittels (Hydrochlorsäure-Kapseln) angeht, sollten Sie sich von einem hierfür qualifizierten Arzt oder Heilpraktiker beraten lassen. Wenn Sie in Eigenregie vorgehen, beginnen Sie vorsichtig mit einer Kapsel nach der Mahlzeit und steigern Sie die Dosis allmählich. Wenn Sie ein warmes Brennen verspüren, das sich unangenehm anfühlt, nehmen Sie weniger als die Dosis, bei der das Brennen auftritt. Etwas in Wasser gelöstes Backsoda kann das brennende Gefühl stoppen.

Gallenblasenbeschwerden (einschließlich einer entfernten Gallenblase) und Probleme mit der Fettverdauung

Mindestens 10 Prozent aller Erwachsenen (darunter hauptsächlich Frauen) leiden unter Gallensteinen. Ab einem Alter von 60 Jahren steigt der Anteil bei den Männern auf 15 und bei den Frauen auf 40 Prozent. In den USA gehört die Entfernung der Gallenblase mit über 700 000 Eingriffen pro Jahr zu den häufigsten Operationen.

Interessanterweise hören wir von unzähligen Klienten, dass sich nach einer Gallenblasenentfernung erneut Verdauungsbeschwerden einstellen. Zu viele Patienten erhalten nach der Entfernung ihrer Gallenblase keine Informationen darüber, wie sie ihren Körper anschließend unterstützen können.

Wenn bei Ihnen nach dem Essen folgende Symptome auftreten, braucht Ihre Gallenblase vermutlich Unterstützung: Völlegefühl, Verdauungsbeschwerden, Müdigkeit, Durchfall, hellfarbiger Stuhl, Schwierigkeiten mit der Fettverdauung, Schmerzen im rechten Oberbauch, ein scharfer Schmerz unter dem Brustbein, Schmerzen zwischen den Schulterblättern oder Schmerzen in der rechten Schulter. Hier einige Vorschläge:[24]

◎ **Ochsengalle.** Die Einnahme zu den Mahlzeiten ist vor allem dann wichtig, wenn bei Ihnen die Gallenblase entfernt wurde. Wenn Sie unsicher sind, lassen Sie sich fachkundig beraten.

- **Bittere und saure Speisen.** Diese Speisen fördern die Verdauung. Hierzu zählen beispielsweise Löwenzahnblätter, Zitronen und milchsaures Gemüse (etwa Sauerkraut), jedoch nicht in Essig eingelegtes Gemüse, z. B. saure Gurken. (Gemüse, das in Essig eingelegt wurde, ist nicht fermentiert, außerdem wirkt Essig oder Tafelessig bei empfindlichen Personen als Excitotoxin.)

  Ebenfalls helfen kann es, wenn Sie Kräuterbitter, Zitronensaft oder rohen Apfelessig ins Wasser rühren (siehe Abschnitt »Magensäuremangel«.) Roher Apfelessig ist fermentiert und hat viele gesundheitliche Vorzüge – er unterscheidet sich stark von weißem Essig, bei dem es sich um fermentierten Ethylalkohol handelt.

Milchsaures Gemüse

Milchsaures Gemüse wird hergestellt, indem man Gemüse zerkleinert, in Salzwasser einlegt und unter Luftabschluss fermentieren lässt. Durch den Fermentationsprozess wird das Gemüse leichter verdaulich. Die enthaltenen Vitamine und Mineralstoffe sind für den Körper leichter verfügbar, und es bilden sich gute Bakterien. Fast überall auf der Welt hat die Milchsäuregärung eine lange Tradition – der saure Geschmack, den sie Speisen verleiht, fehlt heutzutage oft in der Ernährung. Er ist ein gutes Mittel gegen den Heißhunger auf Zucker und Kohlenhydrate.

Wenn Sie bisher noch kein milchsaures Gemüse gegessen haben, kann es sein, dass Sie anfangs leichte Blähungen bekommen werden, weil die guten Darmbakterien sich wieder in Ihrem Darm ausbreiten. Beginnen Sie, indem Sie einen Teelöffel von dem Gemüse zu Ihren Mahlzeiten essen. Nach und nach können Sie die Menge auf eine viertel bis halbe Tasse erhöhen. Manche trinken auch gerne den Saft, in dem das Gemüse eingelegt ist. Den meisten Menschen bekommt milchsaures Gemüse seht gut und es stärkt ihre Gesundheit, doch eine kleine Zahl Menschen verträgt es aus verschiedenen Gründen nicht. Hören Sie auf Ihren Körper – wenn Sie zunächst kein milchsaures Gemüse vertragen, ist es gut möglich, dass es Ihnen später, wenn Ihre Darmgesundheit sich verbessert hat, ausgezeichnet bekommt.

Sie können sich Ihr milchsaures Gemüse selbst herstellen (wie das geht, zeigen wir Ihnen in Kapitel 10) oder im Biomarkt kaufen. Achten Sie bei gekauftem Gemüse darauf, dass es natürlich in Salzlake eingelegt wurde, nicht in Essig. Tafelessig wirkt bei manchen Menschen als Excitotoxin, und in Essig eingelegtes Gemüse hat nicht die Gesundheitswirkung wie milchsaures Gemüse. Außerdem bevorzugen wir Einmachgläser statt Kunststoffgefäßen oder -beuteln, weil Gifte aus dem Kunststoff in das Gemüse gelangen können.

Lebensmittelkombinationen

Lebensmittel bewusst zu kombinieren, kann Abhilfe schaffen, wenn Sie unter Blähungen, Völlegefühl, Bauchschmerzen oder -krämpfen, Aufstoßen, Sodbrennen/Reflux (oder GERD), Kopfschmerzen oder einem anderen hier beschriebenen Symptom für schlechte Verdauung leiden. Durch das bewusste Kombinieren von Lebensmitteln können Sie Ihre Verdauung entlasten, weil Sie nur Lebensmittel zusammen verzehren, die auf ähnliche Weise verdaut werden. Lebensmittel, deren Verdauung nicht gleich lange dauert oder für die unterschiedliche Enzyme benötigt werden, können einen geschwächten Verdauungsapparat überfordern, was zu einer Vielzahl von Symptomen führt.

Besonders hilfreich ist das, wenn Sie Getreide essen, denn ein kranker Dünndarm kann es nur schwer verdauen. Viele Menschen mit Verdauungsbeschwerden verzichten während des Heilungsprozesses völlig auf Getreide und müssen deshalb weniger auf die richtige Kombination von Lebensmitteln achten.

Hier die vier Grundregeln der Lebensmittelkombination:

1. **Essen Sie Eiweiß nur zusammen mit nicht stärkehaltigem Gemüse.** Darunter versteht man tierisches Eiweiß (Fleisch, Eier, Milchprodukte und Fisch) und pflanzliches Eiweiß wie Nüsse und Samen.

- *Eiweiß lässt sich gut mit nicht stärkehaltigem Gemüse kombinieren*, zum Beispiel mit Blattkohl, Blumenkohl, Brokkoli, Grünkohl, grünem Salat, Gurken, Mangold, Möhren, Pak Choi, Paprika, Rosenkohl, Rucola, Spargel und Spinat.
- *Eiweiß passt nicht gut zu stärkehaltigen Lebensmitteln*, zum Beispiel zu Getreide, Brot und Gebäck sowie stärkehaltigem Gemüse wie Kartoffeln und Süßkartoffeln, Riesenkürbis, Yams, Pastinaken, Mais und Erbsen. Mit anderen Worten: Essen Sie nicht Fleisch und Kartoffeln zusammen oder einen Hamburger mit Brötchen. Stattdessen können Sie Fleisch mit gedämpftem Brokkoli essen oder einen Hamburger auf Salat. (Im 2. Teil des Buches finden Sie Richtlinien für gute Lebensmittelkombinationen.)

2. **Getreide lässt sich mit allen Gemüsen kombinieren** – also mit stärkereichem und stärkearmem Gemüse.

3. Essen Sie Obst für sich allein auf nüchternen Magen. Obst wird sehr schnell verdaut. Wenn Sie es mit Eiweiß oder Kohlenhydraten kombinieren, kann es zu lange im Verdauungstrakt verweilen, was zu Gärungsprozessen im Darm führt und unangenehme Symptome auslösen kann. Manche Menschen vertragen Obst mit Nüssen und Samen (zum Beispiel Apfel mit Mandelbutter), denn diese Kombination ist recht gut verdaulich. Melonen sollten Sie aber immer allein essen, denn sie werden von allen Früchten am schnellsten verdaut und sind mit keiner anderen Speise gut kombinierbar.

4. Fette und Öle können Sie mit allem kombinieren, außer mit Obst. Schlagen Sie in Kapitel 5 nach, welche Fette und Öle besonders gesund und empfehlenswert sind.

Wichtige Nahrungsergänzungsmittel für Ihre Gesundheit

CoQ10

Das Coenzym Q10 oder Ubichinol ist ein Antioxidans, das in jeder Körperzelle vorkommt. Es stärkt die Immunabwehr, wirkt energetisierend und hat einen günstigen Einfluss auf Herz, Muskeln und andere Organe. CoQ10 kommt reichlich in Rindfleisch, Sardinen und Innereien wie Herz, Leber und Niere vor. Viele Menschen, die sich von chronischen Krankheiten, Krebs oder Burn-out erholen, nehmen es als Nahrungsergänzungsmittel.[25]

Vitamin C

Viele Menschen nehmen zusätzlich Vitamin C ein, um sich gegen Erkältung und Grippe zu schützen. Doch dieses Antioxidans hat noch weitere gesundheitliche Vorteile: Es fördert die Bildung von Kollagen (das die Grundlage für das Bindegewebe in Haut, Knochen, Zähnen, Knorpel, Sehnen und Bändern ist), stärkt das Immunsystem, die Schilddrüse und andere Drüsen, unterstützt den Cholesterinstoffwechsel und hilft bei der Fettverbrennung.[26]

Beachten Sie, dass die Ascorbinsäure nur ein Element des in vollwertiger Nahrung vorkommenden Vitamin-C-Moleküls ist. Wir empfehlen, Ascorbinsäure nicht als Nahrungsergänzung einzunehmen, weil sie, wie wissenschaftliche Studien belegen, nachteilige gesundheitliche Wirkungen haben kann. Nehmen Sie stattdessen Vitamin C in vollwertiger Form zu sich, etwa in Form von Hagebutten, Camu-Camu oder gepuffertem Vitamin C 400.

Vitamin B_{12} und Vitamin-B-Komplex

Vitamin-B-Komplex enthält: Thiamin (B_1), Riboflavin (B_2), Niacin (B_3), Pantothensäure (B_5), Pyridoxin (B_6), Biotin (B_7), Folat und Vitamin B_{12}. Über Vitamin B_{12} (das »Schlüssel-Vitamin«, das für nahezu alle Organe und Körpervorgänge wichtig ist) haben wir Sie bereits informiert. Die B-Komplex-Vitamine sind in ihrer Gesamtheit hilfreich, weil sie das Gehirn unterstützen, stimmungsaufhellend, belebend und verdauungsfördernd wirken. Da sie wasserlöslich sind, werden Überschüsse mit dem Urin ausgeschieden.[27] Wählen Sie ein B-Komplex-Präparat, das die aktiven Formen von B_{12} (Methylcobalamin und Adenosylcobalamin) und Folat (L-5-Methyltetrahydrofolat) enthält. Vermeiden Sie Folsäure, die synthetische Form des Folats, weil über 40 Prozent der Menschen sie nicht verarbeiten können, sodass sie im Körper toxisch wirkt.

Triphala

Triphala gehört zu den beliebtesten Arzneien des Ayurveda, einer traditionellen indischen Heilkunst. Triphala wird aus den drei Früchten *Harada*, *Amla* und *Bihara* hergestellt. Es wirkt sanft, macht nicht abhängig und hat viele positive Wirkungen, unter anderem fördert es die Verdauung und reinigt den Darm, senkt den Cholesterinspiegel, verbessert die Leberfunktion, schützt Herz und Augen, hilft gegen Viren und wirkt entzündungshemmend.[28] Triphala aus kontrolliert biologischer Herstellung ist in Pulverform erhältlich.

Magnesium

Im 3. Kapitel haben Sie erfahren, dass Wissenschaftler Vitamin B_{12} als das Schlüssel-Vitamin für Gesundheit und Heilung bezeichnen. Magnesium betrachten wir als den Schlüssel-Mineralstoff. Je nachdem, welche Studie Sie lesen, ist Magnesium für 300 bis 800 enzymgesteuerte Prozesse im Körper verantwortlich. Es[29] …

- aktiviert Muskeln und Nerven.
- unterstützt die Verdauung.
- hebt die Stimmung (wirkt Depressionen und Angst entgegen).
- kann Blutgerinnsel verhüten.
- erzeugt Energie.
- hilft bei der Entgiftung, einschließlich des Abbaus von Schwermetallen.
- kann GERD/Sodbrennen/Reflux verhüten oder beseitigen.
- schützt Knochen und Zähne.

- verhindert das prämenstruelle Syndrom (PMS).
- fördert einen gesunden Schlaf und lindert möglicherweise die Schlafapnoe.
- fördert die Gesundheit von Nieren, Blase, Darm und Leber.

Magnesium ist so wichtig für viele Körperfunktionen, dass es als Heilmittel bei zahlreichen Beschwerden aufgelistet wird.

Magnesium: das »Schlüssel-Mineral«

Laut der Ärztin Carolyn Dean, Autorin des Buches *The Magnesium Miracle*, besteht bei schätzungsweise 80 Prozent aller US-Amerikaner ein Magnesiummangel. Das überrascht nicht, wenn man erfährt, dass dieser Mineralstoff in großer Menge verbrannt wird, wenn Sie unter Stress stehen. Je gestresster Sie sind, desto mehr Magnesium benötigen Sie.
Hier einige wichtige Informationen von Dr. Dean[30]:

- Magnesium wird bei der industriellen Landwirtschaft den Böden noch stärker entzogen als Kalzium. Dean schreibt dazu: »Vor 100 Jahren war unsere Ernährung reich an Magnesium, sodass mit der Nahrung täglich 500 Milligramm Magnesium aufgenommen wurden. Heute sind es, wenn wir Glück haben, gerade noch 200 Milligramm.«

- Deshalb sollte Magnesium als Nahrungsergänzung eingenommen werden. Schließlich erreichen zwei von drei US-Amerikanern nicht die empfohlene Tagesmenge von 500 Milligramm.

- Kalzium galt lange Zeit als Mineralstoff, der regelmäßig zusätzlich eingenommen werden sollte. Doch viele Experten befürworten das inzwischen nicht mehr, weil neue Informationen zeigen, dass wir über die Nahrung genug Kalzium aufnehmen. Die heutige Standardernährung weist einen Mangel an Magnesium und eine zu hohe Kalziumzufuhr auf. Es wird zehnmal mehr Kalzium aufgenommen als Magnesium. Das kann zu zahlreichen Gesundheitsproblemen beitragen. Weist der Körper zu viel Kalzium auf und gleichzeitig zu wenig Magnesium, kann dies zu Arthritis, Nierensteinen, Osteoporose, Arterienverkalkung und Herzkrankheiten führen.

➤ Um Vitamin D verstoffwechseln zu können, wird Magnesium benötigt. Wenn Sie Vitamin D in hoher Dosis einnehmen und bei Ihnen gleichzeitig ein Magnesiummangel besteht, bewirkt das in Ihrem Körper einen noch größeren Mangelzustand.

In der folgenden Tabelle, die auf Informationen von Morley Robbins basiert, werden die Stadien des Magnesiummangels dargestellt, von Stadium 1 mit milden Symptomen bis zu Stadium 4 mit lebensgefährlichen Symptomen. Wenn Sie in der Tabelle die Symptome markieren, unter denen Sie leiden, können Sie erkennen, ob bei Ihnen ein ernster Magnesiummangel vorliegt. Sollte das der Fall sein, gibt es erfreulicherweise die Möglichkeit, diesen Mangel zu beheben und Ihren Körper mit genügend Magnesium zu versorgen.

Symptome der Magnesiummangel-Stadien

1. Stadium: Milde tägliche Symptome	2. Stadium: Stärkere tägliche Symptome	3. Stadium: Ernste tägliche Symptome	4. Stadium: Lebensgefährliche Symptome
Appetitlosigkeit	Ängstlichkeit und Panikattacken	Andauernde Erfolglosigkeit	Alkoholismus
Benommenheit (Schwindel)	Arthritis	Arteriosklerose	Alzheimer-Krankheit
Dysmenorrhö (extreme Menstrualschmerzen)	Asthma	Blutgerinnsel	Amyotrophe Lateralsklerose
Gesichtszuckungen	Aufmerksamkeits-defizitsyndrom (ADS)	Chronisches Erschöpfungssyndrom (CES), myalgische Enzephalomyelitis (ME)	Eklampsie
Herzklopfen	Blasenentzündung	Chronische Nieren-krankheit	Emphysem (COPD)
Hyperglykämie	Bluthochdruck	Depression	Herzinfarkt
Hypoglykämie	Fettsucht	Diabetes	Herzinsuffizienz
Kopfschmerzen	Glutenempfindlichkeit	Endotheldysfunktion (Funktionsstörung der inneren Auskleidungs-schicht der Blutgefäße)	Herzkammerflimmern
Muskelkrämpfe, Zuckungen	Häufige Schwanger-schaften (verstärken den Magnesium-mangel)	Entzündliche Darm-erkrankung	Hungertod
Müdigkeit	Hyperlipidämie (erhöhte Cholesterin- und Triglyzeridwerte)	Epilepsie/ Krampfanfälle	Krebs (Brust, Darm, Prostata)
Nervosität	Insulinresistenz (Vorstufe des Diabetes)	Fehlgeburt	Nierenversagen
Raynaud-Syndrom	Konzentrations-störungen	Herzrhythmus-störungen	Parkinson
Reizbarkeit	Migräne	Hormonelles Ungleichgewicht	Plötzlicher Herztod
Schluckauf	Nebenhöhlen-entzündung	Hyperparahyreoi-dismus	Plötzlicher Kindstod

1. Stadium: Milde tägliche Symptome	2. Stadium: Stärkere tägliche Symptome	3. Stadium: Ernste tägliche Symptome	4. Stadium: Lebensgefährliche Symptome
Schwangerschaft (verstärkt den Magnesiummangel)	Nervenstörungen	Hypothyreose	Schlaganfall
Schwäche	Ohrinfektionen	Leberleiden	Schwere Fettsucht
Starkes Verlangen nach Zucker, Koffein, einfachen Kohlenhydraten	Osteopenie (Vorstufe der Osteoporose)	Multiple Sklerose	
Stimmungsschwankungen	PMS	Nierenkrankheit	
Übelkeit	Schlaflosigkeit	Osteoporose	
Vergesslichkeit / Konzentrationsschwäche	Schmerzen im oberen Rücken, erhöhter Cortisolspiegel	Schädel-Hirn-Trauma	
Verstopfung	Schmerzen im unteren Rücken, emotional bedingt	Verkalkte Mitralklappe (Mitralklappenprolaps)	
		Zerebralparese	
		Zöliakie	

Wie Sie Ihre Magnesiumversorgung testen lassen können

Da es wichtig ist, sich anzuschauen, wie es insgesamt um Ihre Versorgung mit wichtigen Mineralstoffen bestellt ist, empfehlen wir, mit einer Haarmineral-Analyse zu beginnen. Außerdem kommt auch ein Bluttest infrage.

Die für Sie passende Magnesiumform auswählen

Der Magnesiumexperte Morley Robbins empfiehlt, mehrere verschiedene Magnesiumformen einzunehmen, aber vergessen Sie nicht, dabei stets auf Ihren Körper zu hören. Morley, der als der »Magnesium-Mann« bekannt ist, hat übrigens kurz nach Louises 87. Geburtstag ihren Mineralien-Status untersucht und festgestellt, dass er besser ist als bei vielen Leuten, die nur halb so alt sind. Daran sieht man, wie gut Louise mit positiven Gedanken und gesundem Essen für sich sorgt!

In der nachfolgenden Tabelle, die auf Informationen von Morley Robbins basiert, stellen wir Ihnen verschiedene Magnesiumformen und deren Wirkungen vor.

Magnesiumformen und deren Wirkungen

Magnesiumform	Wirkung
Magnesiumcitrat oder -laktat	Geeignet für den Darm. Manche Menschen vertragen es sehr gut, andere nicht. Magnesiumcitrat ist meistens als Pulver erhältlich. Man kann es in heißes Wasser oder Tee einrühren. Verwenden Sie eine Sorte ohne Zitronensäure, denn manche Menschen reagieren darauf empfindlich. Magnesiumcitrat wirkt abführend. Nehmen Sie also nicht zu viel. Viele Menschen sprechen gut darauf an, anderen hilft es nicht.
Magnesiumglycinat	Diese chelatierte Form des Magnesiums gilt als besonders gut bioverfügbar und verursacht keinen lockeren Stuhl. Bei empfindlichen Personen kann diese Magnesiumform sich allerdings zu Glutamat oder Oxalaten umwandeln. Wenn bei Ihnen unerwünschte Nebenwirkungen auftreten, probieren Sie es mit einer anderen Magnesiumform.
Magnesiummalat Magnesiumtaurat	Laut dem Magensiumexperten Morley Robbins wirken diese Magnesiumformen am besten auf das Herz.
Meeresmineralien, die Magnesium enthalten – eine natürliche, ausgewogene Art, dem Körper Magnesium zuzuführen, zusammen mit einem breiten Spektrum anderer Mineralstoffe	Morley Robbins und seine Kollegen fanden heraus, dass eine Nahrungsergänzung mit einem breiten Spektrum an Mineralien und Magnesium eine besonders große Heilwirkung hat.
Magnesiumorotat	Man hat festgestellt, dass es in niedriger Dosierung bei multipler Sklerose, Stimmungsschwankungen, Alkoholismus, Krebs und gegen die Nebenwirkungen einer Strahlentherapie helfen kann.[31]
Magnesiummilch	Morley Robbins empfiehlt, anstelle von Säureblockern Magnesiummilch zu verwenden. Säureblocker enthalten Kalzium und können Magnesiummangel verursachen. Magnesiummilch hat diesen Nachteil nicht und man erzielt damit, laut Robbins, die gleiche Wirkung. Wählen Sie eine Magnesiummilch, die nur Magnesiumhydroxid und gefiltertes Wasser enthält.

Magnesiumform	Wirkung
Magnesiumöl	Magnesiumöl ist in Wasser gelöstes Magnesiumchlorid. Es ist also nicht wirklich ölig. Man sprüht es auf die Haut und reibt es ein. Weil es über die Haut und nicht durch den Verdauungstrakt absorbiert wird, kann es sehr hilfreich für Menschen mit stark belastetem Verdauungssystem sein. Die meisten Menschen reiben sich die Füße damit ein.
Magnesium-Badeflocken oder Epsom-Salz	Magnesium-Badeflocken (Magnesiumchlorid) eignen sich ebenfalls gut, um Magnesium über die Haut aufzunehmen. Man kann sie für Fußbäder und Vollbäder verwenden. Preisgünstiger ist Epsom-Salz für Bäder und Fußbäder, mit dem manche Menschen sehr gute Erfahrungen machen. Falls Sie aber empfindlich auf Schwefel oder Sulfate reagieren, ist Epsom-Salz möglicherweise nicht das Richtige für Sie.
Meiden Sie: Magnesiumglutamat, Magnesiumaspartat oder chelatiertes Magnesium (d. h. Magnesium mit Aminosäure-Chelaten oder Magnesiumchelat)	Dr. Carolyn Dean rät ihren Lesern, diese Magnesium-formen nicht zu verwenden, weil sie excitotoxisch wirken und damit gesundheitsschädlich sein können.[32] (Informationen zu Excitotoxinen finden Sie im 5. Kapitel.)

Gegenanzeigen für eine Magnesiumeinnahme

Personen mit Nierenfunktionsstörungen, Morbus Addison, Darmverstopfung, bestimmten Herzrhythmusstörungen (AV-Blockierung) oder Myasthenia gravis sollten Magnesium nicht oder nur in Absprache mit dem behandelnden Arzt erhalten. Wenn Sie Herzmedikamente einnehmen, sollten Sie ebenfalls zunächst Ihren Arzt befragen, denn die Einnahme dieses Mineralstoffs kann eine Reduzierung der Medikamentendosis notwendig machen, was ärztlich begleitet und überwacht werden sollte.[33] Auch sollten Sie sich mit Ihrem Arzt darüber beraten, in welchem zeitlichen Abstand Sie Ihre Herz- oder Blutdruckmedikamente und Magnesium einnehmen sollen.

Kräuter und Gewürze richtig anwenden

Kräuter und Gewürze stecken voller Antioxidantien und anderer heilenden Eigenschaften. Sie sind in der Küche wunderbare Gesundheitshelfer. Hier einige Verwendungsmöglichkeiten:

- **Geben Sie frische Kräuter in Salate, Smoothies und warme Mahlzeiten.** Man kann Kräuter frisch oder getrocknet kaufen. Wenn Sie Kräuter frisch genießen möchten, werden Sie sehen, dass die Gerichte im Rezeptteil dieses Buches viele frische Kräuter enthalten. Getrocknete Kräuter und Gewürze sind ebenfalls sehr gesund, und auch sie werden in unseren Rezepten genutzt.

- **Erhitzen Sie getrocknete Kräuter und Gewürze in einem gesunden Fett oder Öl.** Wenn Sie getrocknete Kräuter und Gewürze vor dem Gebrauch sanft in einem gesunden tierischen Fett oder Kokosöl erhitzen, entfalten sich ihr Aroma und ihre medizinischen Eigenschaften besser. Wenn in einem Rezept Kräuter und/oder Gewürze verwendet werden, erhitzen Sie beides einige Minuten in einer Pfanne, bevor sie verwendet werden. Wenn Sie mehr Erfahrungen in der Küche gesammelt haben, können Sie bei Bedarf die in einem Rezept angegebenen Gewürze durch Kräuter und Gewürze ersetzen, die über die gewünschten gesundheitlichen Wirkungen verfügen. Allgemein sind grüne Kräuter (Rosmarin, Thymian, Basilikum, Petersilie und Salbei) gut geeignet für herzhafte Gerichte, während Zimt, Kardamom, Ingwer, Nelken, Piment und Muskatnuss zu süßen Speisen passen (sie passen aber auch zu Currygerichten und anderen pikanten indischen Gerichten).

- **Streuen Sie Kräuter und Gewürze über Ihre Gerichte.** Streuen Sie frische Kräuter oder getrocknete Kräuter und Gewürze in Suppen, Eintöpfe, Salate oder Salatdressings, Eierspeisen, Fleisch, Fisch und in jedes andere Gericht. Viele entfalten ihr Aroma am besten, wenn sie mitgegart werden, aber wenn Sie sie zusätzlich (frische Kräuter vor allem) über das fertige Gericht streuen, wird es noch aromatischer, und Sie profitieren von den medizinischen Eigenschaften der frischen Kräuter. Sie können sich sogar gesundes Popcorn selbst herstellen:

Verwenden Sie Popcorn-Mais aus Bioanbau, Kokosöl oder frische Butter und Ihre Lieblingsgewürze. Probieren Sie auch Fenchel, Bockshornklee, Meersalz und Pfeffer oder Kurkuma und Meersalz.

- **Trinken Sie Kräutertees.** Sie können sich aus Kräutern (frisch oder getrocknet) und Gewürzen Ihre eigenen Gesundheitstees zubereiten. Verwenden Sie Teebeutel zum Selbstfüllen oder wiederverwendbare Teenetze aus Biobaumwolle. Es kann praktisch sein, Tee auf Vorrat zu kochen und in den Kühlschrank zu stellen, zum Beispiel in einem Einmachglas. Für einen Liter Kräutertee benötigen Sie vier bis acht Teelöffel Kräuter/Gewürze, also ein bis zwei Teelöffel pro Tasse. Gießen Sie den Tee in Ihrem Glasgefäß auf und lassen Sie ihn darin 30 bis 60 Minuten ziehen. Nehmen Sie den Teebeutel heraus und bewahren Sie den Tee im Kühlschrank auf. Sie können ihn vor dem Trinken erhitzen, ihn zimmerwarm genießen oder, wenn Sie Eistee mögen, gekühlt trinken.

- **Kauen Sie Samen.** In Indien, Deutschland und anderen Kulturen kauen die Menschen zum Beispiel Fenchel- oder Kümmelsamen, um die Verdauung zu fördern und Völlegefühle zu vermeiden, und Anissamen für einen frischen Atem. Kardamomkörner erfrischen ebenfalls den Atem und beugen außerdem Heißhungerattacken vor.

Weitere Heilmitel für Körper und Seele

Gesundheitliches Problem	Empfohlene Maßnahmen
Cholesterin-Probleme	• Shiitake-Pilze (Man kann sie im Naturkostladen kaufen oder in Kapselform als Nahrungsergänzung einnehmen.) • Kräuter und Gewürze – Basilikum, Curryblätter, Fenchelsamen, Ingwer, Knoblauch, Koriander, Kurkuma, Meerrettich, Oregano, Senfkörner, Zimt, Zitronengras • Kerne – Kürbiskerne (besonders vom steirischen Ölkürbis) und Sesamsamen (Samenkörner müssen vor dem Verzehr eingeweicht werden. Wie das geht, erfahren Sie im 5. Kapitel.) • Triphala • Magnesium • Oreganoöl
Energiemangel	• Grüner Tee (Ersetzen Sie Kaffee durch grünen Tee oder nehmen Sie Grüntee-Extrakt ein.) • L-Tyrosin • Vitamin-B-Komplex • Kräuter und Gewürze gegen geistige Erschöpfung – Safranextrakt, Salbei • Kräuter und Gewürze gegen körperliche Erschöpfung – Granatapfel • CoQ10 (siehe Abschnitt »Wichtige Nahrungsergänzungsmittel für Ihre Gesundheit« ab Seite 226)
Gelenkschmerzen	• Magnesium (Mehrere Formen helfen hier, siehe die Informationen über Magnesiumöl im vorigen Abschnitt, da man schmerzende Gelenke damit einreiben kann.) • Medizinische Pilze in Kapselform, als Tee oder als Pulver, von dem Sie eine Messerspitze in Ihren Smoothie geben können – Reishi, Zungenkernkeule • Kräuter und Gewürze – Fenchelkörner, Ingwer, Kurkuma, Lorbeerblatt, Rosmarin, Selleriesamen
Immunschwäche	• Grüner Tee (Ersetzen Sie Kaffee durch grünen Tee oder nehmen Sie Grüntee-Extrakt ein.) • Magnesium • Vitamin-B-Komplex • Kräuter und Gewürze – fast alle Kräuter und Gewürze stärken Ihr Immunsystem, weil sie reich an Antioxidantien sind. Besonders wirksam: Fenchelsamen, Ingwer, Knoblauch, Kurkuma, Meerrettich, Nelken, Oregano, Petersilie, Rosmarin, Safran, Thymian und Zimt[37]

Gesundheitliches Problem	Empfohlene Maßnahmen
	• CoQ10 (siehe Abschnitt »Wichtige Nahrungsergänzungsmittel für Ihre Gesundheit« ab Seite 226) • Medizinische Pilze in Kapselform, als Tee oder als Pulver, von dem Sie eine Messerspitze in Ihren Smoothie geben können – Reishi, Zungenkernkeule, Maitake, Lärchenschwamm und Shiitake
Heißhungerattacken	• Vollwertige Ernährung als Lebensweise (siehe die Vorschläge zum Thema Heißhungerattacken im 5. Kapitel) • Saure Speisen (zum Beispiel bestimmte Gemüse) • Bittere Speisen oder Getränke (Löwenzahnblätter, Magenbitter, Rucola) • Gewürze – Kardamom (Süßhunger), Nelken und Zimt (Harmonisierung des Blutzuckerspiegels), Kurkuma (Hunger auf Salziges) • Magnesium • L-Tryptophan (Aminosäure), wenn Heißhungerattacken mit Depressionen, Sorge, Angst, saisonal-affektiver Störung (SAD) oder mangelndem Selbstwertgefühl zusammenhängen. Die kleinste Darreichungsform sind Kapseln mit 500 mg. Beginnen Sie mit dieser Dosis. Manche Menschen benötigen bis 1.000 mg. Nehmen Sie kein L-Tryptophan, wenn Sie mit Antidepressiva behandelt werden, oder sprechen Sie vorher mit Ihrem Arzt. • Gamma-Aminobuttersäure (GABA) bei Heißhunger, der mit Stress, Überarbeitung/Überforderung zusammenhängt. Nehmen Sie 100–500 mg. Verwenden Sie reines Pulver ohne Füllstoffe. • Sprechen Sie mit Ihrem Arzt oder Therapeuten über die Aminosäuren: L-Tyrosin (wenn Sie glauben, unbedingt Kaffee zu brauchen oder generell ein starkes Verlangen nach anregenden Substanzen haben oder an Antriebsschwäche leiden) oder DL-Phenylalanin (wenn Ihr suchthaftes Verlangen mit emotionalem Schmerz zusammenhängt oder Sie sich mit Essen trösten oder belohnen). Für beide Aminosäuren gibt es auch Gegenanzeigen, und sie wirken energetisierend. Sie sollten sich also vor der Einnahme zunächst informieren, ob sie für Sie geeignet sind. (Siehe dazu das Buch »Was die Seele essen will« von Julia Ross.) • 5-Hydroxytryptophan (5-HTP) – 50 mg können bei abendlichem Heißhunger helfen. Allerdings wohl nicht für den Langzeitgebrauch geeignet. • Im Rezeptteil des Buches finden Sie Vorschläge für Mahlzeiten, die den Heißhungerattacken entgegenwirken.

Gesundheitliches Problem	Empfohlene Maßnahmen
Kopfschmerzen oder Migräne	• Ingwer • Pfefferminzöl (benutzen Sie für das ätherische Öl ein Trägeröl wie Mandelöl oder Jojobaöl. Reiben Sie die Stelle damit ein, wo Sie Schmerz oder Druck spüren, oder reiben Sie Ihren Bauch ein.) • Magnesium • Nacken oder Kopf kühlen und Wärmflasche an den Füßen • Fieberkraut (Feverfew)[34]
Schlaflosigkeit	• Magnesium • Kräuter und Gewürze – Koriander, Safran, Zitronengras • Vitamin-B-Komplex • L-Tryptophan, 5-HTP oder GABA (siehe die Abschnitte über Heißhungerattacken und Stimmungsschwankungen in dieser Tabelle). Wenn Sie GABA einnehmen möchten, käme eventuell das Nahrungsergänzungsmittel Zen-Mind von Nutricology infrage. Es enthält eine Kombination der Aminosäuren GABA und L-Theanin (eine beruhigend wirkende Aminosäure, die in grünem Tee vorkommt). • Entspannungsübungen wie Meditation, tiefes Atmen und Yoga eignen sich hervorragend, um den Körper zu entstressen und in den parasympathischen Modus zu gelangen, der für einen guten Schlaf notwendig ist.
Stimmungsschwankungen	• Vitamin-B-Komplex • L-Tryptophan (Aminosäure) – siehe unter Heißhungerattacken • 5-Hydroxytryptophan (5-HTP) – 50 mg können bei Stimmungsschwankungen helfen[35] • Johanniskraut – 300 mg als Tinktur • Magnesium (Depressionen, Ängstlichkeit, Reizbarkeit) • Kräuter und Gewürze, die gegen Depressionen wirken – Muskatnuss, Rosmarin, Safran, Salbei, schwarzer Pfeffer

Lieben Sie Ihren Körper, lieben Sie sich selbst

Die passenden Naturheilmittel zu entdecken, kann ein aufregendes Abenteuer sein, das viel Freude macht. Entdecken Sie, was Ihnen wirklich guttut und Ihr Wohlbefinden steigert! Dass wir uns gesund, ausgeglichen und froh fühlen, ist unser natürlicher Zustand. Die Heilmittel in diesem Kapitel können Ihren Körper auf sanfte Weise wieder in den Zustand natürlicher Gesundheit zurückbringen. Es ist ein wundervoller Akt der Selbstliebe, auf den eigenen Körper zu hören und ihm zu geben, was er braucht!

Ehe wir zum nächsten Kapitel kommen, nehmen Sie sich einen Moment Zeit nur für sich. Legen Sie eine Hand auf Ihre Brust und die andere auf Ihren Bauch und sprechen Sie folgende Affirmation:

Jeden Morgen erinnere ich mich daran,
dass ich mich dafür entscheiden kann, mich gut zu fühlen.

Ich liebe meinen Körper, und Gesundheit ist mein natürlicher Zustand.

Ich bin immer in der Lage, die für mich richtigen Entscheidungen zu treffen.

Ich erkenne meine intuitiven Fähigkeiten an.

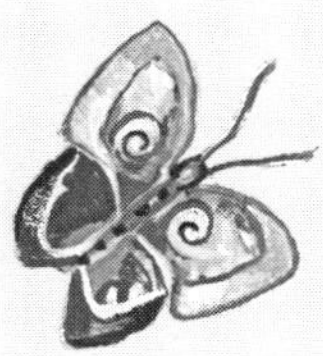

Beschließen wir nun Schritt sechs dieses Buches, indem wir Ihnen im nächsten Schritt noch einen Wegweiser an die Hand geben, der Ihnen zu optimaler Gesundheit verhilft.

7. KAPITEL

Schritt sieben: Ihr Wegweiser zur optimalen Gesundheit

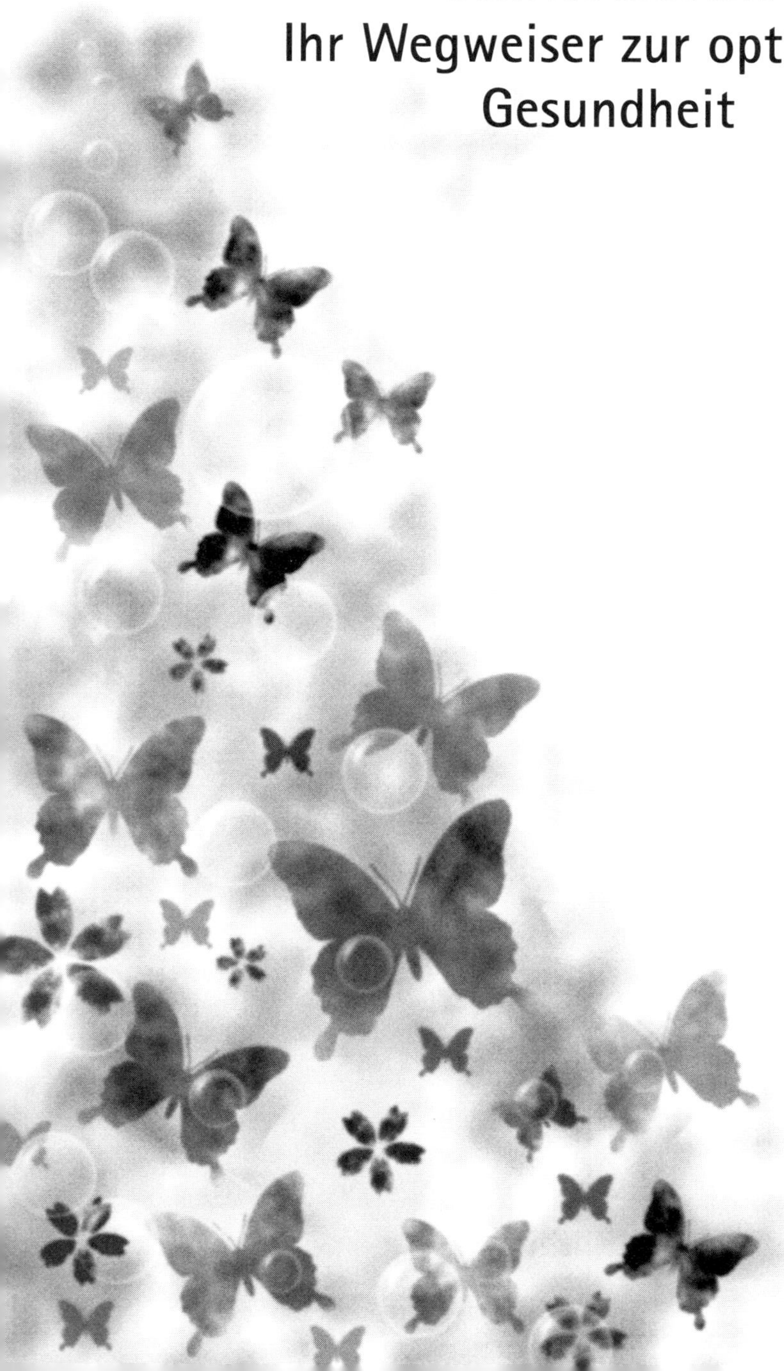

»Optimale Gesundheit beginnt mit jedem Gedanken, den Sie denken, und jedem Bissen, den Sie essen.«

– Louise

Atmen Sie dreimal tief durch. Beim Ausatmen lassen Sie los ... lösen Sie sich von allen Gedanken darüber, wo Sie gegenwärtig stehen. Lassen Sie, nur für diesen Moment, einmal alle Ihre Symptome unbeachtet. Stellen Sie sich vor, Sie wären ein unbeschriebenes Blatt und würden ganz von vorn beginnen. Sehen Sie sich selbst als blühend gesund und glücklich. Denken Sie daran, dass Ihr Körper Ihrem Geist glaubt. Daher schaffen Sie sich mit dieser Übung Ihre optimale Gesundheit.

Ihr zukünftiges Wohlbefinden erschaffen Sie sich hier und jetzt durch jeden Gedanken, den Sie denken – und hier die gute Nachricht: Sie können Ihre Gedanken selbst wählen, auch wenn das nicht immer einfach zu sein scheint. Veränderungen können Angst machen, weil wir uns in unbekanntes Territorium vorwagen, und wenn unser Gehirn etwas nicht kennt, reagiert es oft mit Angst. Jetzt vertrauen wir Ihnen ein Geheimnis an: Allen »Problemen«, die Sie durchs Leben schleppen, liegt nur ein einziger Glaubenssatz zugrunde: *Ich bin nicht gut genug.* Wenn Sie glauben, dass Sie nicht gut genug sind, geben Sie sich selbst innerlich auf. Und dann sagen Sie sich: *Es hat ja doch alles keinen Zweck. Mich zu ändern, funktioniert sowieso nicht.*

Aber in Wahrheit *sind* Sie gut genug! Was wäre, wenn Sie das wirklich glauben und verinnerlichen? Auf der Grundlage dieses Glaubenssatzes könnten Sie jeden anderen Gedanken ändern, der Ihrer Gesundheit und Ihrem Glück im Weg steht. Auf der Grundlage dieses Glaubenssatzes können Sie die Gedanken ändern, die Ihnen nicht länger dienlich sind. Und wenn Ihre einengenden Gedanken, Glaubenssätze und Gewohnheiten sich auflösen, können Ihre Gesundheit und Ihr Glück aufblühen. Laotse, der Vater des Taoismus, drückte es so aus: »Wenn ich mich von dem löse, was ich bin, werde ich zu dem, was ich sein kann.«

Im Taoismus, einer uralten Philosophie über ein Leben in Harmonie mit dem Universum, entstehen Ordnung und Gleichgewicht, wenn die Menschen nach Einklang mit der Natur streben.[1] Zu dieser Harmonie gelangen wir nicht, wenn wir Dinge zu erzwingen versuchen. Wir müssen sie zulassen. Denken Sie zum Beispiel an ein Samenkorn: Anfangs ist es inaktiv, klein und trocken. Es enthält alle Informationen, um eine komplette

Pflanze wachsen zu lassen, doch entwickeln kann es sich nur, wenn es liebevolle Fürsorge bekommt. Ein Samenkorn benötigt nährstoffreichen Boden, genug Sonnenlicht und Wasser, um sein Potenzial entfalten zu können. Auch wenn die Wissenschaftler das Wachstum von Samenkörnern inzwischen erforscht und dokumentiert haben, umgeben diesen Prozess immer noch viele Geheimnisse. Das Mysterium des Wachstums und der Entwicklung ist für uns alle faszinierend. Und es ist etwas, das wir niemals abkürzen oder umgehen können.

Zu den besonders faszinierenden Eigenschaften der Pflanzen gehört es, dass sie beim Keimen und Wachsen Heilung und Nahrung für alle Lebewesen auf dem Planeten ermöglichen. In seinem Buch *Your Brain on Food: How Chemicals Control Your Thoughts and Feelings* schreibt Gary L. Wenk, eine führende Autorität auf dem Gebiet der Gehirn-Gesundheit, über Pflanzen:

> *Wie ist es möglich, dass Pflanzen und Menschen so ähnliche Chemikalien für normale, alltägliche Funktionen nutzen? Pflanzen produzieren Chemikalien, die unser Gehirn beeinflussen können, weil uns eine gemeinsame Evolutionsgeschichte auf diesem Planeten verbindet. Selbst primitive einzellige Organismen produzieren viele Chemikalien, die auch in unserem Gehirn vorkommen. Ob Sie also nun eine Portion Brokkoli essen oder einen großen Haufen Amöben – die darin enthaltenen Chemikalien können die Funktion Ihrer Neuronen verändern und damit beeinflussen, wie Sie sich fühlen oder was Sie denken.*

Die Natur hat uns alles geschenkt, was wir brauchen, um gesund und glücklich zu sein. Wenn wir uns von natürlichem Essen ernähren, bringen wir uns in Einklang mit der Natur und erzeugen Harmonie. Als wir Menschen uns der Wissenschaft mit größerer Leidenschaft widmeten als der Natur, kamen wir etwas vom Weg ab. Krankheiten werden nicht durch unkontrollierbare Mächte verursacht. Vielmehr sind Krankheitssymptome eine Aufforderung: Unser Körper fordert uns dazu auf, wieder zur Natur zurückzukehren – zu natürlicher Nahrung, die mit dem Ziel wächst, uns alle zu ernähren; zu Gedanken und Glaubenssätzen, die es uns ermöglichen, wie ein Samenkorn zu unserem vollen Potenzial aufzublühen. Die Natur lädt uns ein, Muster und Angewohnheiten aufzugeben, die Stress und Überforderung erzeugen, und zu einer Lebensweise zu finden, bei der wir bestens mit all den Nährstoffen versorgt werden, die wir benötigen, um glücklich, vital und stark zu sein.

Damit Sie die gute geistige und körperliche Nahrung bekommen, die Sie benötigen, um gesund zu werden, ist es möglicherweise erforderlich, dass Sie sich Zeit und Ruhe gönnen und so Ihr Menschsein ehren. Schaffen Sie in Ihrem Leben Raum dafür, auf eine Weise zu essen, zu schlafen, zu denken und sich zu bewegen, die Sie in jeder Hinsicht blühen und gedeihen lässt.

Gesundheitliche Probleme sind eine Einladung zur Selbstliebe

In einer Gesellschaft, die die Heilkraft der Natur weitgehend vergessen hat, kann es geschehen, dass wir uns von Stress und Sorgen überwältigt fühlen. Im täglichen Bemühen, beruflich über die Runden zu kommen und gut für unsere Familien zu sorgen, passiert uns das immer wieder. Doch je weiter wir uns dabei von der Natur entfernen, desto mehr entfernen wir uns auch von uns selbst als menschliche Wesen.

Wir fangen dann an, zu denken und zu fühlen, als wären wir Maschinen, die ständig auf Hochtouren laufen und Dinge erledigen können, und wir vergessen, uns selbst zu ehren und gut für uns zu sorgen. Wir glauben, wenn wir menschlich und unvollkommen sind, wären wir nicht gut genug und verdienten es nicht, geliebt und akzeptiert zu werden. Das führt zu Stress und Disharmonie. Wir hetzen uns ab, leben und essen in ständiger Eile – und vergessen, uns selbst zu lieben. Dann treten Krankheitssymptome auf und erinnern uns daran, wieder zur Selbstliebe zurückzukehren. Doch unter unseren Ängsten, Zweifeln und Sorgen können wir tief in uns die Antworten finden, die uns, wie das Samenkorn, gedeihen und aufblühen lassen. Wir müssen nur innehalten und zuhören.

Wenn Sie lernen, dem Leben zu vertrauen, sich selbst zu lieben und auf Ihren Körper zu hören, kommen Sie wieder ins Gleichgewicht mit dem, was für Sie natürlich ist. Und Sie können sich ein Leben aufbauen, das auf Gesundheit und Glücklichsein ausgerichtet ist.

In jedem Kapitel dieses Buches stellen wir Ihnen Lösungen vor, die Ihnen dabei helfen. Denken Sie daran: Es beginnt damit, dass Sie lernen, sich selbst zu akzeptieren und zu lieben. Das ist der reiche, fruchtbare Boden, auf dem alles Gute wachsen und gedeihen kann. Von dort ausgehend, können Sie sich neue Gewohnheiten erschaffen, die Ihnen helfen, wirklich aufzublühen.

Hier folgt eine Zusammenfassung der sieben Schritte zu einer blühenden, vitalen Gesundheit:

- **Bei Schritt eins geht es darum, Gesundheit und Wohlbefinden in neuem Licht zu betrachten.** Beginnen Sie damit, sich selbst zu akzeptieren und zu lieben – die Spiegelarbeit und die Affirmationen im 1. Kapitel helfen Ihnen dabei. Wenn Ihnen Veränderungen

Angst machen oder sich unbehaglich anfühlen, nehmen Sie sich einfach noch einmal die Übungen in diesem Kapitel vor, die sich damit befassen, Veränderungen leicht und gut zu bewältigen.

- **Schritt zwei besteht darin, dass Sie sich selbst und Ihren Körper lieben lernen.** Mit der Visionsübung am Ende des 2. Kapitels können Sie sich gewissermaßen den Bauplan für Ihr künftiges Leben und den gewünschten Gesundheitszustand erschaffen. Das ist außerordentlich hilfreich, um sich über die eigenen Ziele klarzuwerden und gesunde neue Lebensgewohnheiten zu entwickeln.

- **Schritt drei erinnert Sie daran, wie Ihr Körper funktioniert** und warum Sie für Ihr Wohlbefinden eine gesunde, natürliche Ernährung benötigen. Dort finden Sie Informationen darüber, warum es wichtig ist, Ihren Körper mit guter Energie zu versorgen, sodass Ihr Blutzuckerspiegel optimal ist und Sie über die nötige Willenskraft verfügen, um konsequent bei Ihren neuen, gesunden Gewohnheiten zu bleiben. Denken Sie stets daran, dass das, was Sie essen, sich auf Ihr Gehirn auswirkt, also auf Ihre Gefühlslage, Ihr Gedächtnis, Ihren Schlaf und Ihre Fähigkeit, gute Entscheidungen zu treffen.

- **Bei Schritt vier lernen Sie, auf den eigenen Körper zu hören.** Was Experten zu sagen haben, kann uns ausgezeichnete Anregungen geben, aber für Ihren eigenen Körper sind Sie die beste Expertin oder der beste Experte. Wie Sie sich fühlen und was Ihre innere Führung Ihnen sagt, ist genauso wichtig wie der Rat anderer Leute (oder wichtiger!). Üben Sie sich darin, auf Ihren Körper zu hören, und entdecken Sie, wie einfach es ist, sich selbst und dem Leben zu vertrauen!

- **Bei Schritt fünf geht es darum, Lebensmittel und Gedanken zu wählen, die heilsam und wohltuend für Körper und Seele sind.** Hier lernen Sie, sich wirklich gut zu ernähren. Gesunde, vollwertige Lebensmittel auszuwählen mag etwas Planung und Umgewöhnung erfordern, aber Sie müssen ja nicht alles auf einmal umstellen und sich damit überfordern. Besser ist es, Schritt für Schritt vorzugehen, im für Sie passenden Tempo, und darauf zu vertrauen, dass jeder Schritt sich lohnt und Sie gesundheitlich voranbringt. Die Übung am Ende des 5. Kapitels wird Ihnen helfen, diese Veränderungen in die Tat umzusetzen.

Bei Schritt sechs machen Sie sich mit bewährten Hausmitteln vertraut, die auf natürliche Weise körperliche oder seelische Symptome lindern. Jede Veränderung – in der Ernährung oder dem Lebensstil – bringt uns innerlich in Bewegung. Während Sie neue Gewohnheiten entwickeln und sich von alten, ungesunden Mustern befreien, können Symptome auftreten, die ein natürlicher Teil jedes Reinigungs- oder Transformationsprozesses sind. Manchmal reagieren die Betroffenen auf diese Symptome damit, dass sie wieder in alte Gewohnheiten verfallen. Das muss aber nicht sein, denn wir stellen Ihnen natürliche Heilmethoden vor, die Ihren Körper in diesen Übergangsphasen unterstützen. Betrachten Sie Symptome als liebevolle Botschaften Ihres Körpers – sie sind eine Sprache, die Ihr Körper benutzt, um mit Ihnen zu kommunizieren. Nutzen Sie diese Botschaften, um auf Ihren Körper zu hören, und gehen Sie liebevoll in die Richtung, die das Leben sich für Sie wünscht. Die Hausmittel im 6. Kapitel wirken lindernd und heilend auf Ihren Körper ein, falls Symptome auftreten sollten.

Bei Schritt sieben geht es darum, sich auf den Weg zu machen und ganz konkret und liebevoll für den eigenen Körper zu sorgen. Im nächsten Abschnitt machen wir Ihnen Vorschläge, wie Sie im eigenen Rhythmus und Tempo Fortschritte machen können, ohne sich zu überfordern. Denken Sie daran, dass man auch mit kleinen Schritten eine große Wirkung erzielen kann!

Und was nun? Konkrete, liebevolle Schritte hin zu körperlichem und seelischem Wohlbefinden

Wir raten Ihnen, bei dieser Reise zur gesunden, vollwertigen Ernährung sanft und liebevoll zum eigenen Körper zu sein. Hier einige Vorschläge für die nächsten Schritte:

Wählen Sie einen Bereich, mit dem Sie beginnen möchten

Wenn eine natürliche Ernährung Neuland für Sie ist, beginnen Sie einfach, indem Sie sich eine der folgenden Vorschläge zur täglichen Gewohnheit machen. Es liegt bei Ihnen, ob Sie eine Ihrer bisherigen Mahlzeiten durch diese Angebote ersetzen, sie einer Mahlzeit hinzufügen oder sie zwischendurch als kleinen Imbiss verzehren. Dieser einfache Schritt ermöglicht es Ihrem Körper und Ihren Geschmacksnerven, sich allmählich an eine andere Art der Ernährung zu gewöhnen. (Die Rezepte für diese drei Ernährungsvorschläge finden Sie in Kapitel 10.)

- **Kraftbrühe.** Sie eignet sich besonders gut als belebender, Energie spendender Kaffee-Ersatz oder als nahrhafter Imbiss am Nachmittag. Sie können aber auch Ihr Frühstück, Mittag- oder Abendessen durch Brühe ergänzen. Kraftbrühe kann man in einer Thermosflasche aus Edelstahl sehr gut zur Arbeit mitnehmen.
- **Grüner Smoothie.** Ein Smoothie ist ein ideales Frühstück, aber Sie können ihn zu jeder Tageszeit genießen! Smoothies sind so gehaltvoll, dass Sie mit einem oder zwei schon fast Ihren täglichen Gemüsebedarf decken können.
- **Pürierte Suppen.** Pürierte Suppen sind leicht verdaulich – sie wirken heilend und reinigend und sind echte Stimmungsaufheller! Sie eignen sich als ganze Mahlzeit, aber auch als Imbiss für zwischendurch. Zum Frühstück eine pürierte Suppe zu essen, allein oder zusätzlich zu Ihrem sonstigen Frühstück, ist ein guter Weg, den Körper schon am Morgen mit gesundem Gemüse zu versorgen.

Wenn Sie schon etwas Erfahrung mit Vollwertkost gesammelt haben und tiefer in die Materie einsteigen wollen, aber wenig Zeit haben und deshalb öfter als Ihnen lieb ist, Fast Food und konventionelle Fertiggerichte essen, haben wir die Lösung für Sie! Im 10. Kapitel finden Sie eine Fülle von Gerichten, die einfach sind und sich schnell zubereiten lassen. Suchen Sie sich ein neues Rezept aus und ersetzen Sie eines Ihrer Fast-Food- oder Fertiggerichte durch diese gesündere Alternative. Oder vielleicht funktioniert es bei Ihnen mit den Hauptmahlzeiten schon sehr gut, aber Sie brauchen Anregungen für gesunde Snacks und Desserts. Auch da finden Sie im Rezeptteil viele Tipps.

Wenn Sie sich schon länger mit gesunder Ernährung beschäftigen, möchten Sie Ihr Wissen vielleicht weiter vertiefen. Hurra! Auch in diesem Fall wird Kapitel 10 für Sie überaus lohnend sein. Da Sie vermutlich schon viele gesunde Gerichte zubereitet haben, wählen Sie einfach die aus, die Sie besonders interessant finden. Oder lassen Sie sich von den Menübeispielen inspirieren, die wir Ihnen in Kapitel 9 vorstellen.

Bleiben Sie bei Ihren neuen Gewohnheiten

- Im zweiten Teil des Buches finden Sie Beispiel für Menüs, eine Einkaufsliste und Rezepte für Hauptgerichte, Snacks, Getränke und Desserts. Wir wünschen Ihnen viel Freude mit diesen neuen Rezepten! Die *große Einkaufsliste* ab Seite 276 zeigt Ihnen, welche Lebensmittel empfehlenswert sind und was Sie besser meiden sollten. Kopieren Sie sich die Liste und nehmen Sie die Kopie zum Einkaufen mit – dann sind die Zutatenlisten auf den Verpackungen für Sie kein Buch mit sieben Siegeln mehr!

- Genießen Sie die Zeit in der Küche! Manche Menschen kochen leidenschaftlich gern – wenn das auf Freunde oder Verwandte von Ihnen zutrifft, laden Sie sie doch ein, mit Ihnen zu kochen. Alle können etwas zu den Zutaten beisteuern, und später können sich alle von den köstlichen Gerichten etwas mit nach Hause nehmen. Sie können auch auf Vorrat kochen und einen Teil der Speisen für später einfrieren. Ahlea kocht gern mit ihrem kleinen Sohn, und er liebt es, seiner Mutter zu helfen. Louise, Heather und Ahlea organisieren oft Küchentage mit ihren Freundinnen, bei denen sie gemeinsam Mahlzeiten zubereiten und neue Rezepte ausprobieren. Dabei wird viel gelacht, Freundschaften werden vertieft, und alle lernen eine Menge. Wenn Freundinnen und Freunde gemeinsam kochen, geschieht Magie!

  Heather und ihr Mann gönnen sich regelmäßig romantische Kochabende zu zweit. Sie wählen ein Rezept aus und lernen, es gemeinsam zuzubereiten. Das können Sie mit Ihrem Partner/Ihrer Partnerin tun, aber auch mit Freunden. Auf diese Weise wird gesundes Kochen zum geselligen Vergnügen!

- Hören Sie konsequent auf Ihren Körper! Sie wissen doch, wie gut es sich anfühlt, wenn Ihr Partner oder Freunde Ihnen einfühlsam zuhören, ohne zu urteilen – und wie unglaublich schön es ist, geliebt und akzeptiert zu werden. Sie sind der Mensch, der am besten weiß, was Sie brauchen. Hören Sie Ihren Gedanken zu und achten Sie auf Ihren Körper. Je mehr Sie das tun, desto mehr werden Sie verstehen, was Sie wirklich brauchen.

  Machen Sie es sich zur festen Gewohnheit, sich durch Spiegelarbeit und Affirmationen zu ermutigen. Damit bereiten Sie den Boden für eine gesunde, erfüllte Zukunft. Das ist aktive Selbstliebe. So geben Sie sich, was Sie benötigen, um Ihr volles Potenzial zu entfalten.

Das ist Ihre wunderbarste Liebesgeschichte

Wir laden Sie ein, sich jeden Tag etwas mehr zu lieben. Darauf kommt es vor allem anderen an: Selbstliebe. Kleine, einfache Gesten der Liebe können viel bewirken, denn so erschaffen Sie sich nach und nach neue Lebensgewohnheiten, die Ihnen zu lebenslanger Gesundheit verhelfen werden.

Sie stehen dabei nicht in Konkurrenz zu anderen Menschen. Nein, Sie schaffen sich die Gelegenheit, auf Ihre eigene Weise Liebe zu leben. Tun Sie, was sich für Sie gut anfühlt. Lassen Sie sich von Ihrem Körper sagen, wann es Zeit ist, aktiv zu werden, und wann es Zeit ist, sich auszuruhen. Die Natur lehrt uns, ein Samenkorn in die Erde zu legen, es zu nähren und in seinem eigenen Tempo aufgehen und wachsen zu lassen. Und wir laden Sie ein, genau das zu tun.

Wir möchten den ersten Teil dieses Buches mit einer Affirmation beschließen, durch die Sie auf wunderschöne Weise Ihre persönliche Liebesgeschichte bejahen und bekräftigen können. Beginnen Sie, indem Sie eine Hand auf Ihre Brust und die andere auf Ihren Bauch legen. Atmen Sie tief durch und sprechen Sie die folgenden Worte:

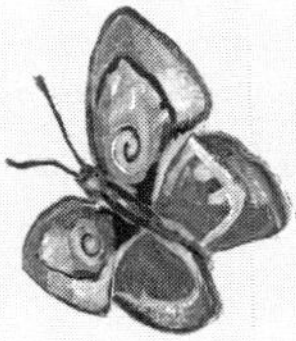

Das ist meine Liebesgeschichte. Ich wähle ausschließlich Gedanken, mit denen ich eine wunderbare Zukunft erschaffe. Und ich gehe jetzt in diese Zukunft hinein. Immer mehr öffne ich mein Herz. Immer mehr Liebe geht von mir aus und strömt mir zu. Bedingungslose Liebe und Akzeptanz sind die größten Geschenke, die ich geben und empfangen kann – und ich schenke Sie jetzt mir selbst. Ich lerne jetzt die Geheimnisse des Lebens kennen. Alles ist im Grunde sehr einfach: Je mehr ich mich selbst liebe, desto mehr fühle ich, dass das Leben mich liebt. Je mehr ich mich selbst liebe, desto gesünder bin ich. Je mehr ich mich selbst liebe, desto schöner wird mein Leben.

Ich gebe mir grünes Licht, mich auf den Weg zu machen, und ich öffne mich voller Freude für neue, liebevolle Ess- und Denkgewohnheiten. Je besser ich mich selbst körperlich und geistig ernähre, desto dankbarer werde ich für mein Leben sein. Es ist eine Freude für mich, wieder einen neuen Tag zu erleben. Alle Menschen auf dem Planeten sind durch Liebe miteinander verbunden, und diese Liebe beginnt damit, dass ich mich selbst liebe. Ich sende allen Menschen liebevolle Gedanken. Liebe und Vergebung bringen Heilung für mich und für uns alle. Mein Leben ist im Gleichgewicht, und mein Immunsystem ist stark. Ich bin gesund, geheilt und in Harmonie. Ich liebe das Leben, und das Leben liebt mich.

UND SO IST ES!

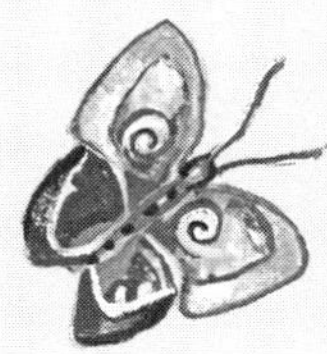

2. TEIL

ICH LIEBE MEINE KÜCHE – WIE MAN KÖSTLICHE UND GESUNDE MAHLZEITEN ZUBEREITET

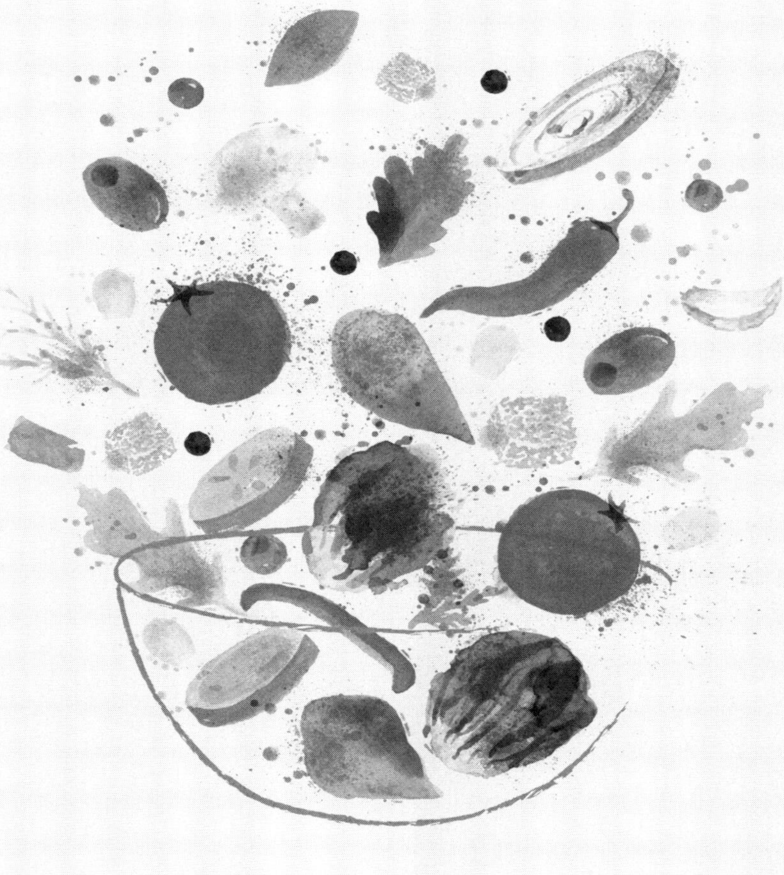

8. KAPITEL

Küchenvorbereitungen

Die richtigen Küchenutensilien sind wichtig – vor und während des Kochens. Legen Sie sich am besten zuerst einmal eine Grundausstattung zu. Kaufen Sie nach und nach weitere Utensilien, wenn Sie wissen, was Sie noch gut gebrauchen könnten. In diesem Kapitel erfahren Sie, was wir selbst benutzen und welche Markengeräte ihr Geld wirklich wert sind. Natürlich möchten wir, dass Sie sich in Ihrer Küche wohlfühlen, daher sollten Sie auch auf jeden Fall die Dinge benutzen, mit denen Sie persönlich am besten zurechtkommen.

Wenn Sie momentan etwas sparsamer haushalten müssen, dann gibt es viele Möglichkeiten, um sehr preiswert an Küchenhelfer zu kommen: beispielsweise in Gebrauchtwarenläden, auf eBay, auf dem Trödelmarkt oder von Freunden, die gerade entrümpeln.

Die Grundausstattung für jede Küche

- **Schneidebrett.** (Es gibt sehr viele günstige Schneidebretter – online und in Haushaltsgeschäften.)
- **Gemüseschäler.** Entfernt die Schalen von Obst und Gemüse mit Leichtigkeit.
- **Universalmesser.** Wenn Sie nur ein einziges Messer haben, dann sollte es eines von dieser Sorte sein. Es ist ein Alleskönner und ganz besonders gut geeignet, um damit Gemüse und Obst zu schneiden.
- **Tranchier- oder Filetmesser.** Um Fleisch von den Knochen zu lösen oder für präzise Schneidearbeiten.

- **Edelstahl- oder Glasschüsseln** mit luftdicht schließenden Deckeln aus Kunststoff. Damit ist es ganz leicht, Essen auf Vorat zu kochen und es danach im Kühlschrank aufzubewahren.
- **Einmachgläser.** Sie sind nicht nur sehr preiswert, sondern auch perfekt für die Lagerung von Lebensmitteln oder um Gemüse sauer einzulegen. Normalerweise finden Sie diese im Dutzend in vielen Lebensmittelgeschäften. Alternativ können Sie aber auch leere Gläser von eingelegtem Gemüse, Nussmusen oder Ähnlichem aufheben und wiederverwenden.

Die Stars: praktische Küchengeräte für den täglichen Gebrauch

- **Küchenmaschine.** Die Küchenmaschine kann Ihnen dabei helfen, viel Zeit zu sparen. Unsere Maschine ist sogar das am meisten benutzte Gerät in unserer Küche, da sie schneiden, würfeln, pürieren und stifteln kann. Wir haben gute Erfahrungen mit Marken wie KitchenAid und Cuisinart gemacht (über Internetversender erhältlich).
- **Excalibur-Dörrgerät.** Kekse, Cracker und Snacks können Sie in einem Dörrgerät trocknen lassen. Außerdem ist dieser Automat toll für alle, die nicht ständig auf den Ofen aufpassen wollen, denn es kann darin wirklich nichts anbrennen. Die Ausführung mit neun Einschüben ist sehr hilfreich, wenn Sie eine Familie haben oder eine Menge Snacks auf einmal zubereiten wollen, um diese anschließend einzufrieren oder im Kühlschrank aufzubewahren. Es gibt aber auch Excalibur-Geräte mit vier oder fünf Einschüben für kleinere Küchen.
- **Vitamix Mixer.** Louise macht täglich die allerbesten Smoothies in ihrem Vitamix. Das ist ein Hochgeschwindigkeitsmixer, der mehr kann als durchschnittliche Mixgeräte und daher seinen hohen Preis auch wirklich wert ist. Es handelt sich um ein echtes Multitalent, das Nüsse, Samen und Gewürze mahlen kann, das aber auch perfekt für die Zubereitung von Nussmusen, Smoothies und Suppen geeignet ist. Suchen Sie am besten auf eBay nach Sonderangeboten.
- **Schongarer.** Jeder von uns hat täglich Brühen, Suppen und andere Speisen in seinem Schongarer. Er erleichtert den Alltag sehr. Man muss sich mit einem Schongarer überhaupt keine Sorgen darüber machen, dass das Essen anbrennen könnte. Heather schwört auf ihren Crock-Pot®-Schongarer mit eingebautem Timer, den sie nun schon seit über zehn Jahren hat. Dieses Modell hat Einstellungen für vier, sechs, acht und zehn Stunden, danach schaltet es automatisch auf »Warmhalten« um. (Die meisten Schongarer verfügen inzwischen aber über ähnliche Timer.)

Beachten Sie, dass durch Schongarer aus Keramik eventuell Blei aus der Glasierung ins Essen gelangen kann. Viele Hersteller sind sich dessen bewusst und führen daher Modelle in ihrem Sortiment, die garantiert bleifrei sind.

Andere Geräte, deren Anschaffung sich lohnt

- **Kaffeemühle.** Zum Mahlen von Kräutern, Gewürzen oder kleinen Samen wie Chia- oder Leinsamen.
- **Entsafter.** Der berühmte Power Juicer™ von Jack LaLanne ist so beliebt, weil er einfacher zu benutzen und zu reinigen ist als der Champion Juicer. Trotzdem ist der Champion unglaublich vielseitig und kann nicht nur Säfte, sondern auch Nussmuse, Pasteten und andere Speisen zubereiten. Viele finden deshalb, dass er einfach der beste Entsafter ist und noch dazu der vielseitigste (und ganz einfach in der Verwendung).
- **Pürierstab.** Wählen Sie eine Ausführung mit mindestens 400 Watt, sodass Sie Suppen und Aufstriche leicht zubereiten können. Dieses Gerät hat außerdem noch einen Aufsatz, mit dem Sie Smoothies mixen können, was sehr praktisch für Reisen ist.

Küchenhelfer

Statt nun gleich loszulaufen und eine komplett neue Küchenausrüstung zu kaufen, sollten Sie erst einmal ein paar Rezepte ausprobieren und herausfinden, was Sie am dringendsten brauchen. Vieles können Sie aus zweiter Hand oder bei eBay kaufen, wenn Sie gerne auf Schnäppchenjagd gehen.

- **Glasbackformen.** Vermeiden Sie Aluminium- und Antihaftbackformen.
- **Abtropfsieb**
- **Knoblauchpresse**
- **Quadratische Küchenreibe oder Reibeisen.** Wenn Sie eine Küchenmaschine haben, dann brauchen Sie so etwas nicht. Aber für das gelegentliche Reiben von Zitronenschale und Nüssen können diese Utensilien ganz nützlich sein.
- **Rührschüsseln aus Glas oder Edelstahl** (kein Kunststoff). Falls Sie einen Pürierstab in Ihrer Schüssel verwenden wollen, dann sollte diese entsprechend tief sein. Praktisch sind auch Schüsseln mit Deckel, die Sie gleichzeitig als Vorratsdosen für den Kühlschrank verwenden können.
- **Silikonbackformen**
- **Salatschleuder.** Um Salat und Gemüse nach dem Waschen zu trocknen.
- **Silikonspatel.** Damit können Sie auch die letzten Reste von Soße, Teig oder Ähnlichem aus Schüsseln, Töpfen, Pfannen und Küchenmaschinenbehältern schaben.

- **Feinmaschiges Sieb.** Sehr hilfreich, um beispielsweise eingeweichte Körner abzubrausen, die eventuell bei einem gröberen Küchensieb durchfallen würden.
- **Schneebesen.** Ideal, um damit Nahrungsmittel zu einer lockeren und luftigen Konsistenz aufzuschlagen.
- **Messerset.** Auf die Qualität kommt es an! Wählen Sie am besten ein Set, das aus einem Kochmesser, einem Filetmesser, einem Universalmesser, einer Küchenschere und einem Messerschärfer besteht.
- **Töpfe und Pfannen.** Wir empfehlen Kochgeschirr aus Edelstahl. Am wichtigsten sind eine Schmorpfanne, ein Kochtopf und eine Bratpfanne. Falls Sie keinen Schongarer besitzen, dann brauchen Sie zusätzlich auch noch einen großen Suppentopf für Brühen, Suppen und Eintöpfe.

Vermeiden Sie Antihaftbeschichtungen, doch verzichten Sie nicht auf eine leichte Reinigung: Wir können von antihaftbeschichtetem Kochgeschirr nur abraten, da es mit giftigem Teflon beschichtet ist. Kochgeschirr aus Edelstahl ist sehr leicht zu reinigen, wenn Sie darin bei niedrigen Temperaturen kochen. Eier setzen nicht an, wenn sie darin langsam zubereitet werden. (Das macht sie gesünder und leichter verdaulich!) Verwenden Sie zum Reinigen heißes Wasser, Spülmittel und einen Scheuerschwamm. Falls doch einmal etwas angebrannt oder verkrustet sein sollte, hilft längeres Einweichen.

Wegzehrung

Es gibt heutzutage so viele wunderbare Möglichkeiten, um Essen mit zur Arbeit zu nehmen oder um Meersalz und Gewürze für unterwegs einzustecken. Wir empfehlen Behältnisse aus Edelstahl, Silikon oder Glas, wann immer das möglich ist. Manchmal gibt es gute Gründe, Kunststoffbehälter zu verwenden. Das ist völlig in Ordnung, solange Sie diese nicht für heiße Speisen verwenden. Hier sind einige unserer Favoriten, die Sie im Internet oder in Camping-Shops finden können:

- **Reisedosen und Camping-Behälter aus Silikon.**

- **Verschließbare Edelstahldosen.** Die Dosen gibt es in verschiedenen Ausführungen. Die Varianten mit Kunststoffdeckeln schließen luftdicht ab.

- **Isolierflaschen und Warmhalteboxen.** Diese Behälter sind praktisch für Suppen, Brühen, warme Mahlzeiten und Heißgetränke. Achten Sie darauf, dass das innere Gefäß aus Edelstahl oder Glas ist, sodass Ihr Essen nicht mit Kunststoff in Berührung kommt. Lassen Sie sich im Fachhandel beraten.

- **Gewürzdosen**. Diese Dosen eignen sich sehr gut, um damit Meersalz und frisch gemahlenen Pfeffer mit zur Arbeit oder ins Restaurant zu nehmen.

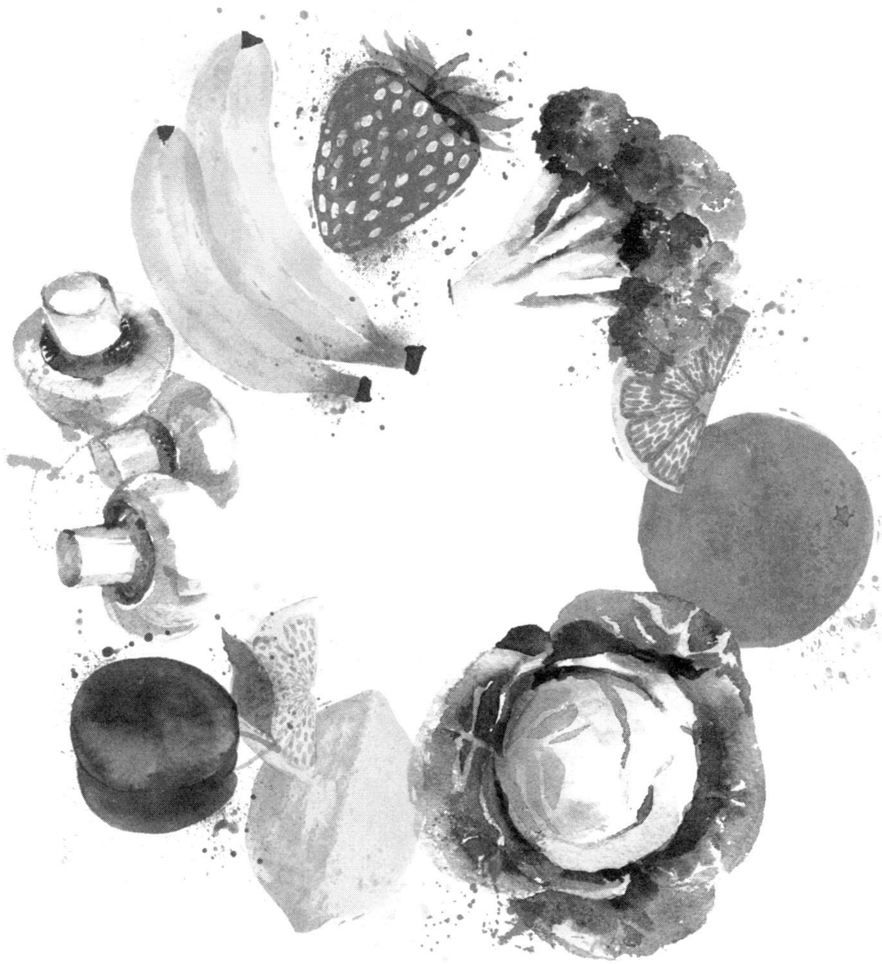

9. KAPITEL

Beispiele für Menüs und Mahlzeiten

Die Auswahlmöglichkeiten in diesem Kapitel zeigen, wie ein Speiseplan mit einfachen und gesunden Mahlzeiten aussehen könnte. Bereiten Sie etwas mehr von den Gerichten zu, so haben Sie für später etwas übrig. Bei den Beispielen für Menüs haben wir das nicht berücksichtigt. Doch wenn Sie Ihre Mahlzeiten für die Woche planen, können Sie das gerne tun. Sie können die Reste auch einfrieren und bei Bedarf wieder auftauen.

Am Anfang ist es sicherlich am besten, wenn Sie sich einen Plan für so viele Mahlzeiten, Snacks und Desserts wie möglich erstellen. Mahlzeiten vorzubereiten und in Portionsbehälter zu füllen, die sich bequem zur Schule oder ins Büro mitnehmen lassen, kann den Alltag sehr vereinfachen. Diese Zeit sollten Sie sich nehmen. Vielleicht müssen Sie dafür etwas anderes ausfallen lassen. So etwas zusätzlich in einem vollen Terminkalender einzuplanen, kann manchmal zu viel sein.

Ganz einfach ist es, wenn Sie sich pro Woche für vier Hauptgerichte entscheiden, die Sie an einem Tag kochen, an dem Sie dafür Zeit haben. Viele haben am Wochenende mehr Zeit – das wäre also ideal. Laden Sie Freunde ein oder kochen Sie mit Ihrer Familie – auf diese Weise macht es gleich noch mal so viel Spaß. Sie können die Mahlzeiten, die Sie im Laufe der Woche essen möchten, einfrieren und bei Bedarf über Nacht auftauen lassen.

Obst und Gemüse können Sie vorab waschen und in Stücke schneiden. Dann haben Sie einen Snack zur Hand, wenn es mal schnell gehen soll.

Über den Speiseplan

Die Menü- und Mahlzeitenbeispiele dienen dazu, Ihnen einige neue Ernährungsgewohnheiten für Ihre tägliche Routine, wie etwa Gemüse zum Frühstück in Form von Suppen oder Smoothies, vorzustellen. Die Vorschläge für Mittag- und Abendessen sind austauschbar. Wenn Sie es gewohnt sind, Fleisch, Fisch und Geflügel eher abends zu essen und nicht gleich große Veränderungen wollen, dann essen Sie einfach die Mittagsmahlzeiten abends und umgekehrt. Wenn Sie unter Verdauungsbeschwerden, Schlafproblemen oder anderen Symptomen leiden, die sich nachts verstärken (wie Bauchschmerzen, Sodbrennen, Kopfschmerzen, nächtliches Schwitzen und dergleichen), dann ziehen Sie den folgenden Speiseplan in Erwägung. Er wurde so entworfen, dass die Mahlzeiten, die schwerer zu verdauen sind (tierisches Eiweiß), als Mittagessen eingenommen werden können, wenn die Verdauungsenergie am stärksten ist. Das Abendessen ist vegetarisch, damit Ihr Körper abends und nachts nicht so schwere Verdauungsarbeit leisten muss. Diese Essgewohnheiten allein können viele Symptome auflösen, die sich während der Nacht verschlimmern. (Rezepte finden Sie im nächsten Kapitel.)

Frühstücksideen

- **Gedämpfte Apfelscheiben mit Zimt.** Einen Apfel (Granny Smith oder Gala) in Scheiben schneiden und in etwas heißem Wasser gar ziehen lassen oder dämpfen. Die Apfelscheiben anschließend mit einem Teelöffel Zimtpulver bestreuen. Sind auch püriert ein Genuss! Je nach Geschmack können Sie außerdem noch etwas Kokosöl oder Kokosraspel dazugeben.
- **Eine Schüssel mit frischen Beeren.** Wenn Sie Protein und/oder Fett benötigen, um Ihren Blutzucker stabil zu halten, dann essen Sie die Beeren doch zusammen mit ein paar Mandeln oder Kokosöl.
- **Eier.** Am leichtesten zu verdauen sind Rühreier oder pochierte Eier (langsam gegart) sowie weich gekochte Eier.
- **Suppe.** Eine tolle Art, Gemüse schon zum Frühstück zu essen! Einige großartige Ideen für Frühstückssuppen aus unserem Rezept-Kapitel sind: Grünkohl-Möhren-Suppe, Louises Lieblingskraftbrühe oder Gemüsebrühe oder Süße Zucchini-Kürbis-Suppe.
- **Smoothies.** Im nächsten Kapitel ab Seite 292 finden Sie einige besonders leckere Rezepte für diese beliebten Erfrischungen.
- **Resteessen vom Vortag.** Das ist wahres »Fast Food«! Reste müssen Sie nur aufwärmen und genießen. Vermeiden Sie das Aufwärmen in der Mikrowelle, da das Essen dadurch

verstrahlt wird und seine Nährstoffe verliert. Es ist qualitativ viel besser, wenn Sie die Reste in einem Topf oder in einer Pfanne erhitzen – es geht fast genauso schnell. Oder machen Sie es wie Ahlea: Sie kocht mit kleinen Keramiksuppentöpfen, die sie danach als Servierschüsseln nutzt. So reduziert sie ihr schmutziges Geschirr und hat weniger Abwasch.

- **Getreidefreie Waffeln oder Pfannkuchen** mit roher Butter (Ghee oder Kokosöl) und Ahornsirup, Honig oder Beeren.
- **Getreidefreies Brot** mit frischer Butter, Kokosöl oder Ghee. (Siehe Kapitel 10 ab Seite 320. Das Lebkuchen-Rezept ergibt ein wunderbares, leicht süßliches Frühstück. Es ist ideal, wenn Sie es gewohnt sind, Donuts zu essen und diese Gewohnheit ändern möchten.)
- **Eine Schüssel Quinoaflakes, Buchweizengrütze, Buchweizenflocken oder glutenfreie Haferflocken.** Sie können die Flocken in Packungen im Bioladen oder online kaufen und nach Packungsanleitung wie Porridge zubereiten. Wir empfehlen, die Flocken vorher einzuweichen (siehe nächstes Kapitel). Folgen Sie dann der Packungsangabe und reduzieren Sie das Kochwasser um ½ Tasse. Sie können dieses Frühstück sowohl süß als auch pikant zubereiten. Oder Sie fügen einfach nur etwas Kokosöl, frische Butter oder Ghee hinzu.
- **Süßes Quinoabrot.** Verwenden Sie das Rezept auf Seite 330. Überspringen Sie dabei den Teil mit dem Backen und machen Sie sich stattdessen einfach nur Pilaw.
- **Süßes Buchweizenbrot.** Verwenden Sie das Rezept auf Seite 329. Überspringen Sie dabei den Teil mit dem Backen und machen Sie sich stattdessen einfach nur Pilaw.

Ideen für Mittag- oder Abendessen

- Hähnchen-, Puten-, Lamm- oder Rindfleisch-Burger mit **Püree aus Möhren und grünem Gemüse** und einem kleinen Römersalat.
- **Lammgulasch aus dem Schongarer** mit **grünen Bohnen mit Lauch** und **Pink Pickles.**
- **Supereinfaches Hähnchen** für Vielbeschäftigte mit gedämpftem Brokkoli und Selleriemus.
- **Köstliches Kabeljaufilet** mit Salat und gedämpftem Kohlgemüse.
- **Grünkohl-Möhren-Suppe** mit getreidefreiem Rosmarinbrot.
- **Kräuter-Kartoffelpüree** mit Salat.
- **Hirsebrot** mit gemischtem Salat.
- **Glückssuppe** mit getreidefreiem »Roggen«-Brot.

- **Buchweizencreme** mit sautiertem Rosenkohl.
- **Weißkohl-Kürbis-Gemüse** mit getreidefreiem Rosmarinbrot.

Snackideen

- **Sellerie-Basilikum-Cracker** mit Pink Pickles.
- **Herzhafte Rote-Bete-Chips.**
- **Süß-pikanter Walnuss-Dattel-Mix.**
- **Würzige Sesamcracker** mit Kokosöl oder mit Püree aus Möhren und grünem Gemüse als Dip.
- **Ein Löffel von Ihrem Lieblingsnussmus.**
- **Apfelscheiben mit Mandelmus** und einer Prise Meersalz.
- **Möhren- und Selleriesticks** mit Tahin und einer Prise Meersalz.
- Eine Scheibe **getreidefreies »Roggen«-Brot** oder **getreidefreies Rosmarinbrot** mit Kokosöl, frischer Butter oder Ghee.
- **Geröstete Nori-Algen.** Dafür gibt es kein Extrarezept. Wir erklären hier kurz, wie man das leckere Meeresgemüse zubereitet. Die Nori-Alge steckt voller gesunder Mineralstoffe. Kaufen Sie Nori-Algen am besten im natürlichen Zustand, also nicht in Blättern (von denen manche glauben, dass diese Arsen enthalten könnten), sondern in kleinen Streifen. Legen Sie die Nori-Streifen auf einen Rost mit Backpapier und rösten Sie die Streifen im Ofen bei 200 °C. Die Nori-Algen werden knusprig wie Chips, verfärben sich leicht grün und sind eine köstliche Zwischenmahlzeit.
- **Rohe grüne Oliven.** Wählen Sie eine Marke, bei der Salzlake anstatt Tafelessig für die Zubereitung verwendet wird.

Dessertideen

- In Kapitel 10 finden Sie mehrere gesunde Dessert-Rezepte. Wenn sich Ihre Geschmacksnerven zu verändern beginnen, haben Sie vielleicht gar kein Bedürfnis mehr nach einer süßen Nachspeise. Ein Löffel Mandelmus oder Tahin mit ein wenig Meersalz bestreut ist dann möglicherweise perfekt für Sie.
- Für ein einfaches »Fast Food«-Dessert legen Sie ein paar Datteln ins Tiefkühlfach, damit Sie immer etwas parat haben, wenn der kleine Hunger nach etwas Süßem kommt. Vielleicht reicht Ihnen dann schon eine Dattel. Manche Menschen empfinden Datteln pur als viel zu süß und kombinieren sie daher mit Mandelmus, Tahin und etwas Meersalz.

Beispiel für einen fünftägigen Speiseplan

Diese Menübeispiele zeigen Ihnen, wie Ihre Mahlzeiten an fünf Tagen aussehen könnten. Beachten Sie, dass hier eine breite Auswahl präsentiert werden soll, während Sie dann im Alltag vielleicht lieber die gleiche Mahlzeit an mehreren Tagen aufwärmen und essen möchten.

Am einfachsten ist es, die doppelte oder dreifache Menge von einer Mahlzeit zuzubereiten und die Reste entweder in den nächsten Tagen zu verbrauchen oder für einen späteren Zeitpunkt einzufrieren.

Wenn es Ihnen nichts ausmacht, zwei oder drei Tage lang das Gleiche zu essen, dann kann es ganz toll sein, wenn Sie einfach nur etwas aus dem Kühlschrank nehmen müssen, um es aufzuwärmen. Für etwas mehr Abwechslung ändern Sie die Beilage oder probieren mal ein Mittagessen zum Frühstück aus.

Von den Desserts und Snacks werden Sie wahrscheinlich etwas mehr zubereiten. Die Reste können Sie in den Kühlschrank stellen und haben so immer einen gesunden kleinen Imbiss griffbereit. Hören Sie auf Ihren Körper, wenn sich der Hunger meldet. Mit einem gesunden Snack halten Sie Ihren Blutzuckerspiegel stabil. Denken Sie daran, dass ein stabiler Blutzuckerspiegel für stärkere Willenskraft und mehr Entscheidungskraft sorgt, ganz zu schweigen von einem glücklicheren und gesünderen Körper!

1. TAG

- **30 Minuten vor dem Frühstück:** eine Tasse von Louises Lieblingskraftbrühe oder Gemüsebrühe
- **Frühstück:** Quinoaflocken (als Frühstücksbrei mit pflanzlicher Milch)
- **Vormittagssnack:** Süß-pikanter Walnuss-Dattel-Mix
- **Mittagessen:** Supereinfaches Hähnchen für Vielbeschäftigte mit gedämpftem Brokkoli (siehe unter »Einfache Gemüsebeilagen« ab Seite 281) und Selleriemus
- **Nachmittagssnack:** Sellerie-Basilikum-Cracker mit rohem Sauerkraut
- **Abendessen:** Buchweizencreme mit gedämpftem Spargel (siehe unter »Einfache Gemüsebeilagen« ab Seite 281)
- **Dessert:** Süßer Kürbiskuchen

2. TAG

- **Eine Stunde vor dem Frühstück:** Großartiger grüner Smoothie
- **Frühstück:** Glückssuppe und zwei gekochte oder pochierte Eier. (Oder bereiten Sie eine schnelle Einlaufsuppe zu, lassen Sie dafür die Eier langsam in die heiße Suppe laufen. Die Eier garen in der Suppe.)
- **Mittagessen:** Putenburger mit Römersalat und gedämpften grünen Bohnen
- **Nachmittagssnack:** Ein oder zwei Schokoladenpralinen
- **Abendessen:** Grünkohl-Möhren-Suppe mit Hirsebrot
- **Betthupferl:** Ingwertee mit einem Teelöffel Honig

3. TAG

- **Frühstück:** Getreidefreie Waffeln (mit Kokosöl, frischer Butter oder Ghee sowie entweder etwas Honig, Ahornsirup oder Beeren)
- **Mittagessen:** Gebackener Seelachs mit gedämpften Zucchinischeiben
- **Nachmittagssnack:** eine Tasse von Louises Lieblingskraftbrühe oder Gemüsebrühe, dazu würzige Sesamcracker
- **Abendessen:** Quinoa-Brokkoli-Pilaw mit Lauch, dazu ein kleiner Salat
- **Dessert:** Süßes Buchweizenbrot mit etwas Honig oder rohe Schokoladenkekse. (Wenn Sie auf die richtige Kombination von Gerichten achten und Ihr Dessert direkt nach dem Abendessen verzehren, dann wäre süßes Buchweizenbrot die bessere Wahl.)

Es folgen zwei Tagesbeispiele für diejenigen, die Fleisch oder Fisch zum Abendessen genießen möchten.

4. TAG

- **Frühstück:** Zimt-Buchweizen-Brei
- **Vormittagssnack:** Sellerie-Basilikum-Cracker, dazu Einfache hausgemachte milde Salsa
- **Mittagessen:** Joels überraschend köstliche Algensuppe

- **Abendessen:** Lammgulasch aus dem Schongarer mit Püree aus Möhren und grünem Gemüse
- **Dessert:** »Fast-wie-Shortbread«-Kekse und Tulsitee

5. TAG

- **Frühstück:** Süßer Blaubeer-Bananen-Proteinshake
- **Mittagessen:** Hirsebrot auf gemischtem Salat
- **Nachmittagssnack:** Herzhafte Rote-Bete-Chips
- **Abendessen:** Köstliches Kabeljaufilet und Louises heilsames Spargelpüree
- **Dessert:** Limettenpudding

Getränke-Ideen und Limonadenersatz

- **Wasser:** Entwickeln Sie in erster Linie eine Liebe zu Wasser! Haben Sie eine Abneigung dagegen, dann versuchen Sie, Wasser mit Zitronenscheiben, frischem Zitronensaft oder einigen Tropfen Bio-Granatapfel-Direktsaft aufzupeppen.
- **Kräutertees:** Brennnessel-, Löwenzahn-, Ingwer-, Tulsi-, Pfefferminz- und Kamillentee sind eine wunderbare Wahl.

Hier ist eine kleine Anleitung für unseren Lieblingstee: eine halbe Tasse losen Tee zusammen mit acht Tassen Wasser in einem Topf aufkochen. Dann den Tee je nach Teesorte und persönlichem Geschmack bei kleiner Hitze ein bis sechs Minuten köcheln lassen. Das Wasser durch ein feines Sieb in Teegläser oder einen hitzebeständigen großen Glaskrug abgießen. Ist heiß wie eisgekühlt ein Genuss!

- **Kirsch- oder Granatapfelsprudel:** Eine tolle Idee, um ungesunde Limonadengetränke auf gesunde, erfrischende Art zu ersetzen. Mixen Sie einfach einen Esslöffel Sauerkirsch- oder Granatapfel-Direktsaft in ein Glas kohlensäurehaltiges Mineralwasser. Wenn Sie möchten, können Sie auch noch etwas frischen Zitronensaft oder Stevia hinzufügen.

Heißhungergelüste: Ideen für Alternativen

- **Brot.** Jedes unserer Brotrezepte ist ein guter Ersatz für herkömmliches Brot. Nüsse an sich sind schon ein gute Alternative zu Brot und können das Verlangen danach ganz stillen. Probieren Sie Paranüsse, Macadamianüsse, Mandeln oder Walnüsse.
- **Pommes frites.** Die Kartoffeln in Scheiben schneiden, mit Kokosöl beträufeln und im Ofen bei 180 °C etwa 20–30 Minuten backen, bis die Scheiben weich sind. Oder probieren Sie die Kartoffelbrei-Alternativen im nächsten Kapitel aus. Herzhafte Rote-Bete-Chips sind auch eine gute Abwechslung. Wenn Sie möchten, bereiten Sie diese wie Pommes frites zu.
- **Nudeln.** Ein Problem bei Nudeln ist, dass sie fast immer aus Mehl und sehr oft aus Weizenmehl hergestellt werden. Jedes Mehlprodukt, auch wenn es glutenfrei ist, ist normalerweise nicht eingeweicht und deshalb schwerer verdaulich. Eine Alternative zu Nudeln ist Quinoa oder Hirse mit viel frischer Butter oder Ghee. Eine weitere Möglichkeit sind Zucchini-Spaghetti, die Sie mit speziellen Spiralschneidern leicht selbst herstellen können – und dazu eine selbst gemachte Tomatensoße oder eine gekaufte Soße aus biologisch angebauten Tomaten ohne schädliche Zusatzstoffe. (Lesen Sie die Zutatenliste und benutzen Sie die Tabelle in Kapitel 5.) Und wenn das alles nichts für Sie ist und Sie immer noch die gewohnten Nudeln wollen, dann verwenden Sie mal Sobanudeln aus 100 Prozent Buchweizen, die es im Bioladen zu kaufen gibt. (Lesen Sie sorgfältig die Zutatenliste, manchmal enthalten auch Sobanudeln außer Buchweizen noch Weizenmehl.)
- **Süßigkeiten.** Jedes von unseren Dessert-Rezepten kann Ihr Verlangen nach etwas Süßem befriedigen. Auch unsere Zucchini-Kürbis-Suppe ist von Natur aus süß und kann ebenfalls als Snack bei süßen Gelüsten gegessen werden. Um dem Verlangen nach Süßem entgegenzuwirken, sind auch eine Tasse Tee mit Honig oder Stevia oder sauer eingelegtes Gemüse eine gute Wahl. Der säuerliche Geschmack kann das Verlangen nach Süßem stillen.
- **Donuts.** Probieren Sie unsere Rezepte für getreidefreies Gebäck wie getreidefreie Pfannkuchen oder Waffeln aus.
- **Eiscreme.** Das nächste Kapitel enthält ein exquisites Lebkucheneis-Rezept für diejenigen, die etwas mehr für die Rezeptzutaten ausgeben wollen. Wir zeigen Ihnen auch, wie man das ohne Eiscrememaschine hinbekommen kann. Sie können alternativ dazu auch ein paar Datteln in den Kühlschrank legen, dann herausnehmen und zerdrücken, wenn Sie Lust auf Eiscreme haben. Gefrorenes Bananenpüree ist ebenfalls eine tolle Alternative zu »Eiscreme«. Beachten Sie, dass gefrorenes Essen eine Belastung für

Ihr Verdauungssystem sein kann. Also sollten Sie auch die Rezepte für Rohe Schokoladenkekse und Limettenpudding im Auge behalten, da beide in Geschmack und Konsistenz an Eiscreme erinnern. Vielleicht wollen Sie auch mal Nussmus mit ¼ Teelöffel Honig als süßen Snack probieren. Den sollten Sie allerdings zimmerwarm genießen.

- **Chips und Salsa.** Bereiten Sie eines der Rezepte für hausgemachte Cracker mit milder, hausgemachter Salsa als gesunde Version zu. Sie können auch ein Cracker-Rezept mit rohem Biogemüse (Grünkohl oder Wirsing) ausprobieren, um einen Chips-und-Salsa-Geschmack zu erhalten. Schauen Sie sich auch das Rezept für Pink Pickles an oder kaufen Sie sauer eingelegtes Gemüse im Bioladen.

Einkaufsliste für die Rezepte

Wir haben diese Liste erstellt, damit Sie für die Planung mit unseren Rezepten ein zusätzliches Hilfsmittel haben. Vielleicht kopieren Sie sich diese Liste und benutzen die Kopie ab und an nebenher, wenn Sie Ihre Gerichte für die nächste Woche festlegen. Wenn Sie erst einmal wissen, welche Rezepte Sie nachkochen möchten, können Sie damit die Zutaten checken, die Sie kaufen wollen.

Am Ende dieses Kapitels bieten wir Ihnen auch noch eine gesonderte große Einkaufsliste für Ihre laufenden Einkäufe an, damit Sie stets den Überblick über Tabu-Lebensmittel(zusätze) und empfehlenswerte Nahrungsmittel behalten. (Denken Sie daran, dass es natürlich besser ist, Ihre Lebensmittel ausschließlich beim Biobauern oder im Bioladen zu kaufen. Aber das haben wir schon in Kapitel 5 ausführlich behandelt.)

- **Wie man diese Liste benutzt:** Diese Einkaufsliste enthält alle Zutaten aus dem Rezeptteil dieses Buches. Sie müssen nicht alle Zutaten auf dieser Liste einkaufen, sondern nur die, die Sie für Ihr jeweiliges Rezept benötigen. Eine gute Idee ist es, sich erst einmal darüber klar zu werden, welche Rezepte Sie ausprobieren möchten, dann die Zutaten zu checken und die jeweiligen Mengen aufzuschreiben.
- **Wie viel man kaufen sollte:** Jeder kocht für eine unterschiedlich große Anzahl von Personen in seinem Haushalt, also schauen Sie in jedem Rezept nach, wie viele Portionen es ergibt, und wie viele Zutaten Sie dafür benötigen.

Gemüse (möglichst in Bioqualität)

- Algen: Wenn Sie Gemüsebrühe kochen wollen, jedoch kein Gemüse haben, dann können Sie ebenso gut eine Brühe aus Algen kochen. Verwenden Sie dazu einfach je ein bis drei Streifen bzw. Blätter Kombu, Wakame oder Nori.
- Avocado (eigentlich eine Frucht)
- Blumenkohl
- Brokkoli
- Chinakohl
- Grüne Bohnen
- Grünkohl
- Gurken
- Kartoffeln
- Knoblauch
- Kräuter (frisch):
  - Basilikum
  - Dill
  - Schnittlauch
  - Kresse

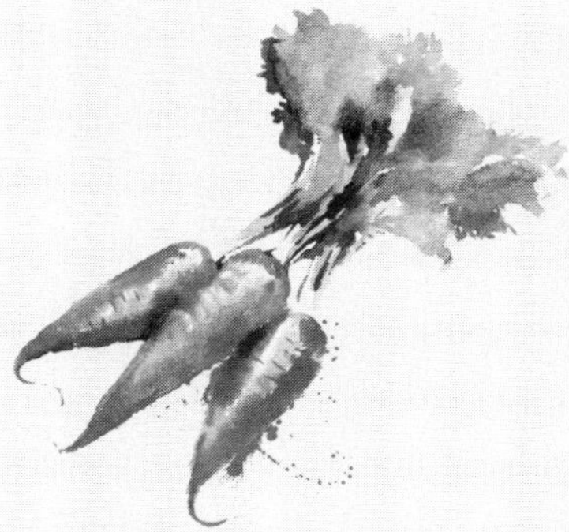

- Kürbis
- Lauch
- Lauchzwiebeln
- Mangold
- Möhren
- Petersilie
- Pilze (Shiitake und Maitake, getrocknet)
- Rosenkohl
- Rote Bete
- Salat:
  - Baby-Spinat
  - Endivie
  - Feldsalat
  - Friséesalat

- Kopfsalat
  - Radicchio
  - Römersalat
- Sellerie
- Spargel
- Speiserüben
- Sprossen (Radieschensprossen, Erbsensprossen, Sonnenblumensprossen)
- Tomaten (vermeiden bei Problemen mit Nachtschattengewächsen)
- Weißkohl
- Zucchini
- Zwiebeln (rote, weiße)
- Sauer eingelegtes Gemüse: Bereiten Sie das Gemüse nach dem Rezept auf Seite 339 »Pink Pickles« selbst zu. Dafür benötigen Sie folgende Zutaten:
  4 Süßkartoffeln
  1 Kopf Rotkohl
  1 Bund frischer Dill
  1 Packung Kelp-Algen
  ½ Tasse frisches Basilikum
  1 Tasse gehackte Zwiebel
  1 Stück frischer Ingwer
  (Wenn Sie Gemüse nicht selbst sauer einlegen möchten, dann achten Sie beim Kauf auf Sorten im Glas ohne Essig, möglichst mit Milchsäure vergoren.)

Obst/Süßungsmittel (möglichst in Bioqualität)

- Bananen (für Smoothies, speziell die fruchtige Variante – oder für die Eiscreme im Snack-Kapitel)
- Beeren:
  - Blaubeeren
  - Brombeeren
  - Erdbeeren
  - Gefrorene Beeren (für Smoothies)
  - Himbeeren

- Datteln (Medjool-Datteln)
- Erythrit oder Xylit (Birkenzucker) – bitte vermeiden, falls Sie an Reizdarmsyndrom, Dünndarmproblemen oder sonstigen Verdauungsbeschwerden leiden
- Grüne Äpfel (Granny Smith)
- Honig (in Rohkostqualität)
- Limetten
- Orangen
- Stevia
- Zitronen
- Zuckerrohrmelasse (erhältlich im Reformhaus, Bioladen oder übers Internet)

Getreideähnliche Pflanzen (möglichst in Bioqualität)

- Buchweizen
- Buchweizenflocken
- Hirse
- Quinoaflocken

Tierisches Eiweiß – Fleisch, Geflügel, Fisch, Eier

(möglichst Fleisch, Eier und Geflügel aus kontrolliert biologischer Landwirtschaft und Wildfisch)

- Eier
- Hackfleisch (Rind, Lamm, Huhn oder Pute)
- Hähnchen
- Kabeljau
- Knochen: Wenn Sie eine Brühe aus Knochen kochen wollen, aber keine Knochen zur Hand haben, dann können Sie diese auch direkt beim Metzger oder in der Fleischabteilung Ihres Supermarkts oder Bioladens kaufen. Fragen Sie danach und lassen Sie sich beraten. Andere preiswerte und nährstoffreiche Möglichkeiten sind Hühnerhälse, Hühnerflügel oder Hühnerbeine.
  Man braucht nur ein Kilogramm Knochen für eine Kraftbrühe.

- Lammfleisch
- Pute (Keule, Brust)

Nüsse und Samen (möglichst in Bio- und Rohkostqualität)

- Hanfsamen
- Haselnüsse
- Leinsamen (lassen sich auch zu Mehl vermahlen)
- Macadamianüsse
- Mandeln
- Paranüsse
- Pinienkerne
- Sesamsamen
- Sonnenblumenkerne
- Walnüsse

Nussmuse

(möglichst rohe und vorgekeimte Biomuse wählen – leider sind diese nicht überall erhältlich und zudem teurer)

- Cashewnussmus
- Haselnussmuss
- Macadamianussmus
- Mandelmus
- Paranussmus
- Tahin (Sesammus)

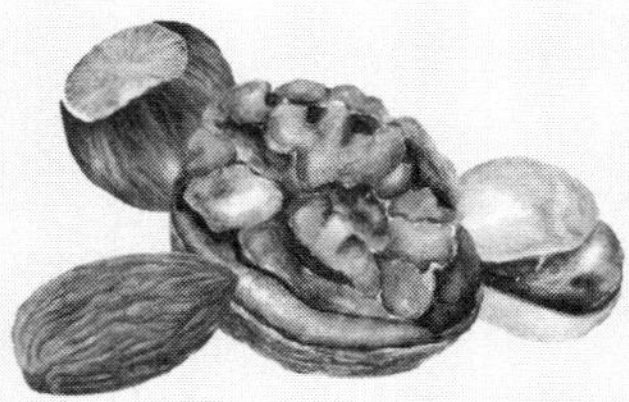

Salz, Gewürze und getrocknete Kräuter

(möglichst in Bioqualität)

- Basilikum, getrocknet
- Bockshornklee, gemahlen
- Cayennepfeffer
- Currypulver (Curry ist kein Gewürz, sondern eine Gewürzmischung, wählen Sie eine ohne künstliche Zusatzstoffe und benutzen Sie im Zweifel nur Kurkuma)
- Dill
- Fenchel, gemahlen
- Gewürznelke
- Herbamare® (Frischkräuter-Meersalz)
- Himalaya-Salz
- Ingwer, gemahlen
- Kardamom, gemahlen
- Koriander, gemahlen
- Kräuter der Provence, getrocknet (streufähige Kräutermischung)
- Kreuzkümmel, gemahlen
- Kümmel
- Kurkuma
- Lorbeerblätter
- Meersalz
- Muskatnuss
- Oregano
- Rosmarin
- Schwarzer Pfeffer
- Thymian
- Trocomare® (pikante Version von Herbamare®, enthält zusätzlich Paprika und Meerrettich)
- Vanilleschote oder Vanille, gemahlen
- Zimt, gemahlen
- Zitronengras, gemahlen

Würzmittel und Co.

- Apfelessig
- Backnatron
- Hühnerbrühe (in Bioqualität, ohne Zucker und ohne künstliche Zusatzstoffe)
- Kakaobutter
- Kokosmehl
- Kokosraspel
- Kuzu (oder Kudzu, natürliches Bindemittel)
- Mandelmehl
- Oliven (grüne, in Rohkostqualität)
- Roher Kakao (Kakaopulver in Rohkostqualität)
- Senf (möglichst mit Apfelessig hergestellt)
- Tamari
- Weißwein (zum Kochen, in Bioqualität)

Gesunde Fette und Öle

(möglichst in Bioqualität und kalt gepresst)

- Borretschöl
- Fette von Tieren, die mit Gras oder auf Weiden gefüttert wurden – wie frische Butter, Ghee, Schweineschmalz, Lamm- oder Rindertalg, Gänse-, Hühner- oder Entenfett
- Hanföl
- Kokosöl
- Kürbiskernöl
- Lebertran
- Leinsamenöl (Kühlregal)
- Macadamianussöl
- Olivenöl (extra virgine)

Tee und Getränke (möglichst in Bioqualität)

- Brennnesseltee
- Granatapfel-Direktsaft
- Ingwertee
- Kamillentee
- Löwenzahntee
- Mineralwasser mit Kohlensäure
- Pfefferminztee
- Sauerkirsch-Direktsaft
- Tulsitee (indisches Basilikum)

Extrazutaten für Smoothie-Rezepte

(entweder aus dem Bioladen, Reformhaus oder im Internet bestellen)

- Lebepur Weizengraspulver
- Sunwarrior ORMUS Supergreens
- Sunwarrior Protein Powder, geschmacksneutral

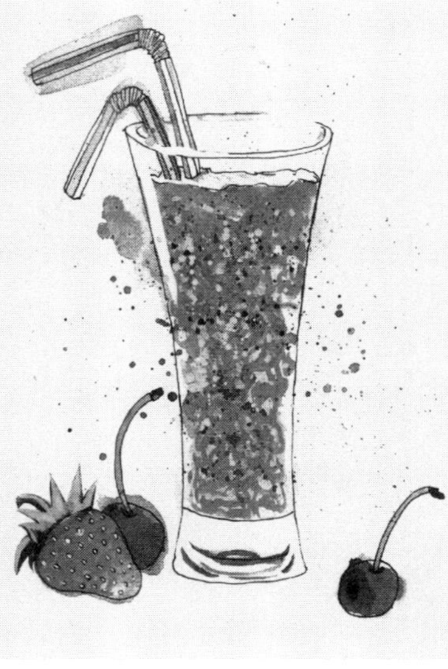

No-Gos: Bitte nicht einkaufen!

Diese Liste enthält Nahrungsmittel und Nahrungsmittelzusätze, die Sie vermeiden sollten.

➤ **Süßungsmittel**

Acesulfam-K
Agavensirup – irreführend, da er in Bioläden angeboten wird, jedoch viel mehr Fruktose als etwa Glukose-Fruktose-Sirup aus Mais enthält
Aspartam
Fruchtzucker
Gerstenmalz
Isomalt
Lactitol
Maltit
Maltodextrin
Maltose
Mannit
Milchzucker
Puderzucker
Rohrzucker
Saccharin
Saccharose
Sorbit
Sucralose
Traubenzucker
Zucker
Zuckerrübensirup

➤ **Excitotoxine**

Aromen oder Aromastoffe – dahinter verstecken sich oft nicht näher bezeichnete Chemikalien
Bouillon oder Fertigbrühe
Carrageen

Eiweißkonzentrate
Gewürzmischungen – obwohl Kräuter und Gewürze wunderbar sind, verstecken sich in Fertigmischungen häufig Geschmacksverstärker wie Glutamat
Hydrolysiertes Eiweiß und hydrolysierte Substanzen allgemein
Maisstärke (bei empfindlichen Menschen können allergische Reaktionen auftreten)
Modifizierte Stärke
Molkeneiweiß
Natriumglutamat (sowie alle anderen Glutamate)
Natürliche Aromastoffe
Sojaprotein
Sojasoße
Tafelessig (bei empfindlichen Menschen können allergische Reaktionen auftreten)
Zitronensäure

➤ **Glutenhaltiges Getreide und Produkte daraus**
Bier
Brauner Reissirup
Couscous
Croûtons (außer glutenfreie)
Dinkel
Gerste (Gerstenmalz oder Gerstenextrakt)
Gluten
Haferflocken (außer als »glutenfrei« gekennzeichnete)
Hartweizen
Kamut
Malz (gekeimte und gedörrte Gerste)
Roggen
Seitan
Udon
Verdickungsmittel
Weizen (einschließlich Kleie, Keime und Stärke und Weizenmehl)

- **Andere**

  Butylhydroxyanisol (BHA, E 320)
  Butylhydroxytoluol (BHT, E 321)
  Kaliumdisulfit (E 224)
  Kaliumhydrogensulfit (E 228)
  Künstlich angereicherte Nahrungsmittel
  Künstliche Lebensmittelfarbstoffe
  Milchprodukte (außer Ghee oder Butter aus kontrolliert biologischer Landwirtschaft)
  Natriumdisulfit (E 223)
  Natriumsulfit (E 220)
  Schwefeldioxid (E 220)
  Sulfite
  Ultrapasteurisierte Lebensmittel

- **Fette und Öle**

  Vermeiden Sie raffinierte, gehärtete oder teilweise gehärtete Fette und Öle sowie Transfette

  Canola-Öl
  Distelöl
  Erdnussöl
  Frittiertes oder Nahrungsmittel, die in raffinierten oder gehärteten Fetten gekocht wurden (beispielsweise Margarine).
  Maisöl
  Margarine
  Salat-Dressings – die meisten herkömmlichen Fertigprodukte enthalten Öle von schlechter Qualität.
  Sojaöl

Große Einkaufsliste

Dies ist eine große Einkaufsliste für Ihren täglichen Lebensmittelbedarf, die über unsere Rezeptvorgaben hinausgeht.

Obst und Gemüse

- Ein Regenbogen farbiger Gemüsesorten
- Obst und Gemüse mit vielen Antioxidantien:
  - Artischocken
  - Endivien
  - Grünkohl
  - Kopfsalat
  - Löwenzahn
  - Römersalat
  - Rucola
  - Frische Kräuter wie Basilikum, Minze, Petersilie, Rosmarin, Thymian und Salbei
  - Heidelbeeren und dunkle Weintrauben

Tierisches Eiweiß

- Fleisch (aus kontrolliert biologischer Landwirtschaft)
- Geflügel und Eier (aus kontrolliert biologischer Landwirtschaft)
- Wildfisch

Gesunde Fette und Öle (in Bioqualität und kalt gepresst)

- Borretschöl
- Hanföl
- Kokosöl (nativ)

- Kürbiskernöl
- Lebertran
- Leinöl (Kühlregal)
- Macadamianussöl
- Olivenöl (extra virgine)
- Tierische Fette aus kontrolliert biologischer Landwirtschaft wie frische Butter, Ghee, Schweineschmalz, Lamm- und Rindertalg, Gänse-, Hühner- oder Entenfett

Natürliche Süßungsmittel (in Bioqualität)

- Ahornsirup (Grad B)
- Früchte (beispielsweise frische Äpfel)
- Honig
- Medjool-Datteln
- Stevia
- Xylit oder Erythrit (Birkenzucker; Vorsicht bei bestimmten Verdauungsstörungen wie Reizdarmsyndrom)

Nüsse und Samen

(in Bio- und Rohkostqualität, ungesalzen und ungeröstet)

- Walnüsse, Haselnüsse, Leinsamen, Mandeln
- Nuss- und Samenmuse – möglichst in Rohkostqualität und ohne schädliche Zusatzstoffe
- glutenfreie getreideähnliche Pflanzen (in Bioqualität) – Amaranth, Buchweizen, Hirse und Quinoa
- Meersalz, Gewürze und gemahlene oder getrocknete Kräuter. Achten Sie auf Bioqualität bei Kräutern und Gewürzen, wählen Sie bei Salz Meersalz oder Himalaya-Salz und bei Zimt möglichst den aus Sri Lanka (Ceylon-Zimt).

10. KAPITEL

Die Rezepte

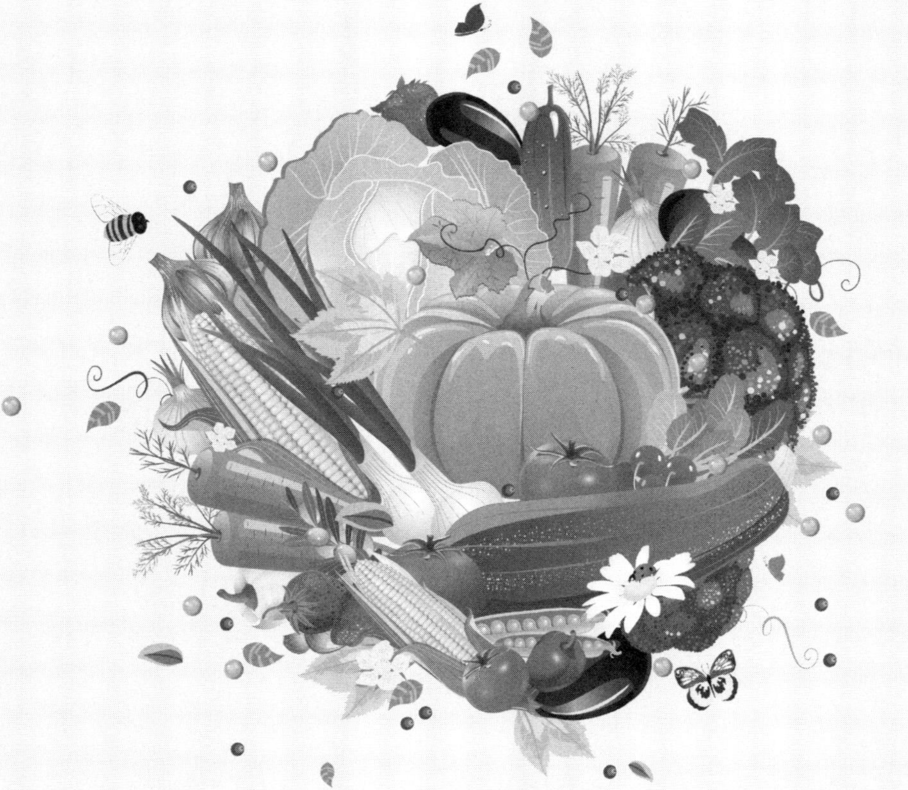

Bevor wir mit den Rezepten anfangen, wollten wir Sie daran erinnern, dass die richtige Vorbereitung bei getreideähnlichen Pflanzen, Bohnen, Nüssen und Samen das A und O ist. Alle enthalten Phytinsäure. Die Säure bindet Mineralstoffe im Körper, und das kann zu Mineralstoffmangel führen. Durch Einweichen wird die Phytinsäure entfernt, sodass Sie Nüsse, Samen, Getreide und Bohnen leichter verdauen können.

In den Rezepten werden die Mengen einiger Zutaten in Tassen angegeben. Verwenden Sie zum Abmessen eine 250-ml-Standardtasse.

Nüsse und Samen einweichen

- Geben Sie Nüsse und Samen in eine Edelstahlschüssel. (Beachten Sie, dass 2–3 Tassen Nüsse und Samen ausreichen für Hauptrezepte, während 1–2 Tassen für einen Snack genügen. Wenn Sie mehr machen wollen, um danach einen Teil einzufrieren, dann nehmen Sie bis zu 6 Tassen auf einmal zum Einweichen.)
- Gießen Sie genügend Quellwasser dazu, sodass sie vollständig bedeckt sind.
- Pro Tasse mit Nüssen etwa einen Teelöffel Meersalz hinzufügen.
- Mit einem Deckel oder einem Teller abdecken und 8–12 Stunden einweichen lassen. Das können Sie vor dem Zubettgehen tun.
- Die Nüsse und Samen nach der Einweichzeit in einem Sieb gut abspülen. Danach können sie 3–7 Tage im Kühlschrank aufbewahrt werden. Tiefgekühlt halten sie bis zu 2 Monate.
- Sie können Nüsse und Samen außerdem trocknen: Lassen Sie sie im Ofen bei niedrigster Stufe trocknen. Wenn Sie ein Dörrgerät haben, dann lassen Sie die Nüsse und Samen bei 42 °C noch 2–5 Stunden trocknen. So verarbeitet halten sie sich ein paar Wochen im Kühlschrank und einige Monate im Tiefkühlfach.

Getreide und getrocknete Bohnen einweichen

Geben Sie das Getreide und die Bohnen in eine Edelstahlschüssel (nehmen Sie die gleichen Mengen wie bei den Nüssen).

- Gießen Sie genügend Quellwasser dazu, sodass sie vollständig bedeckt sind.
- Dem Wasser einen Esslöffel Apfelessig beimischen.
- Mit einem Deckel oder einem Teller abdecken und das Getreide 8–12 Stunden einweichen lassen, die Bohnen 12–24 Stunden.
- Die Bohnen und Getreidekörner nach der Einweichzeit in einem Sieb gut abspülen.
- Die eingeweichten Körner oder Bohnen können bis zur Verarbeitung einige Tage im Kühlschrank aufbewahrt werden. Tiefgekühlt halten sich Getreide und Bohnen sogar 1 Monat.

Gemüse

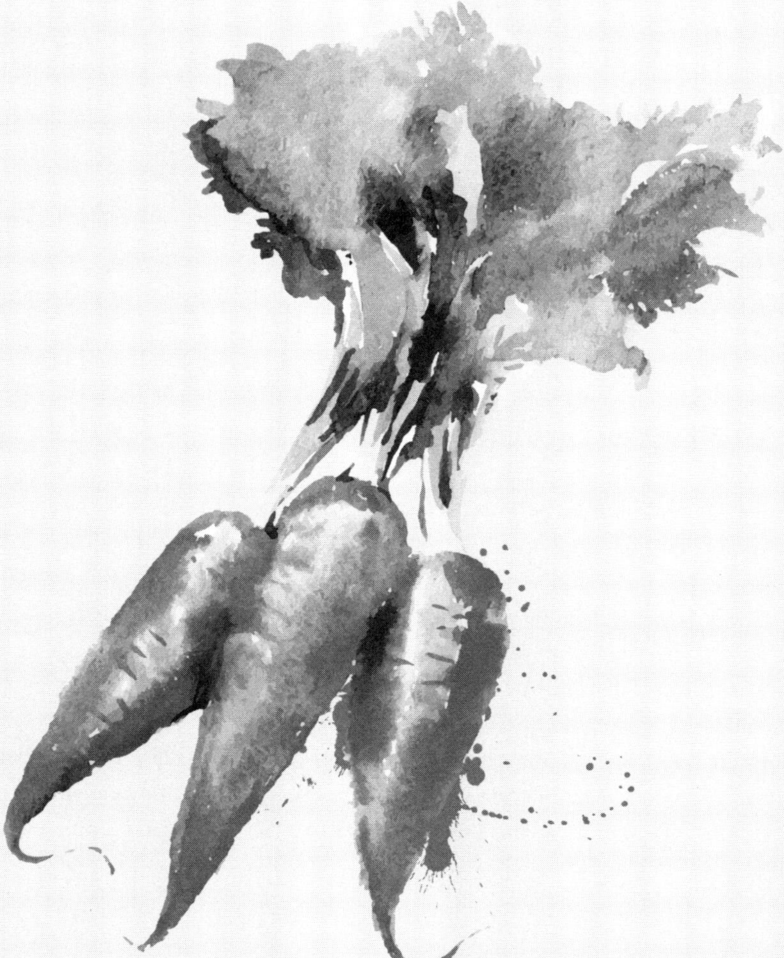

Einfache Gemüsebeilagen

Gedämpfte, gekochte oder sautierte Gemüsebeilagen sind einfach zuzubereiten und oftmals in weniger als 10 Minuten auf dem Tisch. Und das geht so:

Suchen Sie sich Gemüsesorten aus, die Sie gerne kochen möchten. Sie können so gut wie jedes Gemüse nehmen. Hier sind ein paar Vorschläge:

- Spargel (die holzigen Enden 2 cm lang abschneiden und für Kraft- oder Gemüsebrühe aufheben)
- Blumenkohl
- Brokkoli
- Chinakohl
- Grüne Bohnen
- Grünkohl
- Kürbis
- Mangold
- Möhren
- Rosenkohl
- Sellerie
- Speiserübe
- Weißkohl
- Zucchini

Waschen Sie das Gemüse und bereiten Sie es vor. Denken Sie daran, die Enden und Reste für Ihre Kraft- oder Gemüsebrühe aufzuheben!

Überlegen Sie sich, wie Sie das Gemüse servieren möchten:

- **Geschnitten, gewürfelt oder gehackt.** Sie können Gemüse mit einem Messer schneiden oder eine Küchenmaschine benutzen. Mit dem richtigen Zubehör schneidet die Küchenmaschine auch Gemüsestreifen in wenigen Sekunden (die langen Schlitze schneiden Scheiben, die kleinen Löcher Julienne-Streifen). Wenn Sie die Impulstaste mehrmals drücken, schneidet die sogenannte S-Klinge grobe Gemüsestücke. Oder alles wird fein gehackt, je nachdem, wie lange Sie die Taste betätigen.
- **Zerstampft oder püriert.** Wenn Sie zerstampftes oder püriertes Gemüse in der Konsistenz von Kartoffelpüree machen wollen, zerkleinern Sie zuerst das Gemüse (in beliebig große Stücke) und kochen oder dämpfen Sie es gar. Gießen Sie danach das Wasser ab und fangen Sie ⅓ Tasse davon zum Mixen auf. Fügen Sie Meersalz, Pfeffer sowie ausgewählte Kräuter und Gewürze hinzu und pürieren Sie alles in Ihrer Küchenmaschine mit der S-Klinge gut durch. Alternativ können Sie das Gemüse auch im Topf mit einem Pürierstab fein pürieren. Das geht sehr leicht und besonders schnell. Wenn Sie gar keine Geräte zur Verfügung haben, nehmen Sie einen Kartoffelstampfer. Achten Sie nur darauf, dass das Gemüse auch richtig gar ist.

Tipps für das Garen:

➤ **Vorschläge für das Dämpfen oder Kochen.** Geben Sie 2–4 Tassen Gemüse in 2 Tassen Wasser, fügen Sie ½ Teelöffel Salz und ¼ Teelöffel Pfeffer hinzu (sowie sonstige Gewürze, die Sie mögen). Kochen oder dämpfen Sie das Gemüse etwa 5 Minuten oder so lang, bis es so weich oder fest ist, wie Sie es mögen. Gießen Sie das Wasser ab; fügen Sie ½ Teelöffel Meersalz hinzu und träufeln Sie Ihr gesundes Lieblingsfett oder -öl darauf (siehe Kapitel 5).

➤ **Vorschläge für das Sautieren/Anbraten.** Erwärmen Sie 2 Esslöffel gesundes Bratfett oder -öl bei kleiner Hitze (Kokosöl oder gesundes Tierfett wie frische Butter, Ghee oder unser beliebtes Entenfett). Fügen Sie ¼ Teelöffel Pfeffer hinzu sowie Gewürze und Kräuter, die Sie mögen, und erwärmen Sie beides etwa 2 Minuten. Achten Sie darauf, dass das Fett nicht zu heiß wird. Geben Sie das Gemüse Ihrer Wahl dazu (siehe Liste Seite 281) und garen Sie es bei mittlerer Hitze. Stellen Sie den Topf beiseite, sobald das Gemüse gar ist, und servieren Sie es.

➤ Pr**obieren Sie Ihr Gemüse, nachdem Sie es gekocht haben.** Würzen Sie es mit Meersalz und/oder frisch gemahlenem Pfeffer. Vielleicht braucht das Gemüse nach dem Garen auch noch ein wenig gesundes Fett oder Öl. Öl wie Leinöl, Olivenöl oder ein anderes Öl auf den Tisch stellen, sodass man sich ganz nach eigenen Geschmacksvorlieben selbst bedienen kann. Übrigens: Für gekochtes Gemüse kann Kürbiskernöl eine wunderbare Ergänzung sein.

➤ **Seien Sie kreativ.** Zu den meisten Gemüsesorten passen Thymian, Basilikum und Rosmarin sehr gut; alternativ dazu können Sie eine Mischung aus Kurkuma, Piment oder Fenchel (jeweils ½ Teelöffel) nehmen. Wenn Sie Kräuter und Gewürze hinzufügen wollen, experimentieren Sie einfach und schauen Sie in Kapitel 6 nach, wie Sie damit auch gleich Ihre Gesundheitsprobleme beheben können!

PÜREE AUS MÖHREN UND GRÜNEM GEMÜSE

Eine stärkefreie Alternative zu Kartoffelpüree

Zubereitungszeit: 20 Minuten

Das ist ein Wohlfühlessen vom Feinsten – herzhaft, lecker und gesund! Das Püree ist als stärkefreie Alternative zu Kartoffelpüree absolut zu empfehlen.

Zutaten:

2 mittelgroße Möhren, geschält
Möhrengrün von 1 Bund Möhren, gehackt
1 Bund Spargel, geschält · 2 EL Kokosöl
½ Zwiebel, gehackt
2 EL Rosmarin, getrocknet
1 EL Oregano, getrocknet
2 TL Meersalz · 2 TL Zitronengras, gemahlen
1 TL schwarzer Pfeffer, gemahlen
½ TL Koriander, gemahlen

Zubereitung

➤ 2 Tassen Wasser in einem Topf aufkochen. Die Möhren dazugeben und etwa 3 Minuten kochen lassen. Das gehackte Möhrengrün dazugeben und 1 weitere Minute mitkochen. Den Spargel hinzufügen und etwa 2 Minuten mitkochen, bis er etwas weich ist. Inzwischen das Kokosöl, die Zwiebel und die Gewürze in einen Wok oder eine Bratpfanne geben. Alles bei mittlerer Hitze leicht andünsten, bis die Zwiebel glasig ist.

➤ Den Topf mit dem Gemüse vom Herd nehmen und das meiste Wasser abgießen (dabei Wasser 2 cm hoch im Topf lassen). Die Möhren und das Möhrengrün in den Wok geben und bei mittlerer Hitze 2 Minuten garen. Danach den Wok vom Herd nehmen. Den Spargel dazugeben, das Gemüse mischen und mit dem Pürierstab nach Belieben grob oder fein und cremig pürieren.

Serviervorschlag: Das Püree als Hauptgericht oder mit einem Salat servieren. Oder mit Hühnerfleisch vermischt, dann erinnert es geschmacklich an eine Geflügelpastete. Nach Belieben mit Meersalz oder Herbamare® würzen.

SELLERIEMUS

Eine stärkefreie Alternative zu Kartoffelpüree

Sie werden diese Kartoffelpüree-Alternative einfach lieben!

Zutaten:

3 Knollensellerie
4 Tassen Wasser oder Kraftbrühe
1 EL Rosmarin, getrocknet · 1 EL Thymian, getrocknet
½ EL Dill, getrocknet
2 TL Meersalz · 2 TL Pfeffer, gemahlen
Optional: **½ Tasse gewürfelte Zwiebel und 1 gehackte Knoblauchzehe**
Optional: **Wenn Sie Fleisch dazu servieren, fügen Sie ½ Tasse Bratenfett hinzu, nachdem Sie das Wasser abgegossen haben.**

Zubereitung:

➤ Den Sellerie putzen, schälen und in grobe Stücke schneiden (etwa 6 Tassen).
➤ Optionaler Schritt für mehr Geschmack: 1 Esslöffel Kokosöl, frische Butter oder Ghee in einer Bratpfanne erhitzen und langsam zerlassen. Die Kräuter, Gewürze und nach Belieben Zwiebelwürfel und/oder Knoblauch hinzufügen und 3 Minuten anbraten oder so lange, bis die Zwiebelwürfel glasig sind. 1 Tasse Wasser in die Pfanne gießen und alles vermischen.
➤ Das Wasser oder die Kraftbrühe in einem Topf aufkochen. Alle vorbereiteten Zutaten in den Topf geben und so lange kochen lassen, bis der Sellerie weich ist. Er ist gar, wenn Sie mit einem Messer oder einer Gabel hineinstechen können.
➤ Die nährstoffreiche Kochflüssigkeit bis auf ½ Tasse in eine Glas- oder Edelstahlschüssel gießen und für andere Gerichte verwenden (besonders, wenn Sie mit einer Kraftbrühe kochen). Den Sellerie mit einem Kartoffelstampfer oder mit einer Gabel zu Mus zerdrücken. Leichter und schneller geht das Pürieren mit einem Pürierstab. Oder den Sellerie und ½ Tasse Flüssigkeit in einem Mixer oder in einer Küchenmaschine so lange mixen, bis es Kartoffelpüree ähnelt.
➤ Das Mus mit Salz und Pfeffer abschmecken.

Serviervorschlag: Zusammen mit Fleisch, Gemüse oder Eiern haben Sie schnell ein leckeres Hauptgericht zubereitet.

LOUISES HEILSAMES SPARGELPÜREE

Portionen: 7

Das Spargelpüree ist nicht nur einfach köstlich, es heilt sogar! Dieses Püree benutzte Louise als Teil ihres Heilnahrungsprogramms, als bei ihr Krebs diagnostiziert worden war – und zwar mit großer Wirkung! Ihre positiven Gedanken und ihre gesunde Ernährung beseitigten auf natürliche Weise den Krebs.

Zutaten:

2 Tassen Spargel, zerkleinert
Optional zum Würzen:
1 TL Meersalz · ¼ TL Pfeffer
1 EL Kokosöl, frische Butter oder Ghee

Zubereitung:

➤ 1 Tasse Wasser in einem Topf aufkochen. (Sie können alternativ auch Brühe verwenden.)

➤ Den Spargel vor dem Zerkleinern von den holzigen Enden befreien (etwa 1 cm) und für die Zubereitung von Kraft- oder Gemüsebrühen aufbewahren (siehe Louises Lieblingskraftbrühe und Gemüsebrühe im Suppenabschnitt).

➤ Den Spargel entweder kochen oder im Schongarer 5 Minuten dämpfen, bis er weich ist. Die Flüssigkeit abgießen, wenn Sie diese nicht als Basis für weitere Gerichte aufheben wollen.

➤ Den gegarten Spargel abkühlen lassen und so lange in einem Mixer oder in einer Küchenmaschine pürieren, bis er eine kartoffelpüreeähnliche Konsistenz hat. Alternativ können Sie auch einen Kartoffelstampfer oder eine große Gabel benutzen.

Serviervorschlag: Louises Heilpraktiker schlug ihr vor, täglich 3 Portionen davon zu essen.

Louise gab das Püree in eine Warmhaltebox, sodass sie während des gesamten Tages den Spargel essen konnte, wann immer sie Appetit darauf hatte. Dieses Püree passt zudem gut als Beilage zu jedem Hauptgericht.

KRÄUTER-KARTOFFELPÜREE

Zubereitungszeit: 25 Minuten

Das Püree könnte Ihr neues Lieblingsessen werden. Es ist lecker und herzhaft und wärmt die Seele. Und es ist ganz besonders empfehlenswert, wenn Sie der Winterblues erwischt haben sollte!

Zutaten:

2 TL Ghee · ¼ Zwiebel, gehackt
2 TL Kräuter der Provence oder Herbamare® (oder Meersalz statt Herbamare®)
1 EL Rosmarin, getrocknet · 1 EL Oregano, getrocknet
2 TL Basilikum, getrocknet · 1 TL Koriander, gemahlen
1 TL Koriander, gemahlen · 2 Knoblauchzehen
10 kleine neue Kartoffeln · 1 Tasse Kresse, klein geschnitten
1 EL Kokosöl

Zubereitung:

➤ ¼ Tasse Wasser, 1 Teelöffel Ghee, die gehackte Zwiebel, die Kräuter der Provence und alle anderen Kräuter in einen Topf geben. Alles so lange dünsten, bis die Zwiebel glasig ist. Dann 4 Tassen Wasser dazugießen und aufkochen.
➤ Inzwischen den Knoblauch schälen, hacken, ebenfalls in den Topf geben und alles weitere 5 Minuten kochen lassen. Die Kartofeln schälen, hinzufügen und alles bei kleiner Hitze köcheln lassen.
➤ Wenn die Kartoffeln gar sind, die Kresse dazugeben und alles 1 weitere Minute köcheln lassen.
➤ Das Wasser abgießen und die Zutaten in eine Glas- oder Edelstahlschüssel geben. Kokosöl und übriges Ghee dazugeben und alles gut durchmixen.

Serviervorschlag: Passt gut zu einem großen grünen Salat mit Rucola und Schnittlauch. Träufeln Sie etwas Leinöl über den grünen Salat und verteilen Sie die Kartoffeln darauf. Schon haben Sie eine köstliche Mahlzeit für Herbst oder Winter, die Ihrer ganzen Familie schmecken wird. Diese Kartoffeln schmecken auch super mit Buchweizencreme (siehe Rezept Seite 318) oder zu grünem Gemüse.

GRÜNE BOHNEN MIT LAUCH

Zutaten:

2 TL Kokosöl

½ Stange Lauch, in dünne Ringe geschnitten (etwa 2 Tassen)

1 TL Thymian, getrocknet

½ TL Ingwer, gemahlen

½ TL Kurkuma, gemahlen

⅛ TL Cayennepfeffer, gemahlen

¼ TL Meersalz

2 Tassen grüne Bohnen, gehackt

2 Tassen Kürbis, gewürfelt

Zubereitung:

➤ Das Kokosöl in einer Pfanne bei kleiner Hitze erwärmen. Den Lauch sowie die Kräuter und Gewürze (außer Meersalz) hinzufügen. Dann alles etwas erhitzen, damit sich das Aroma und die heilsamen Eigenschaften der Zutaten entfalten können.

➤ Die grünen Bohnen und die Kürbiswürfel hinzufügen und bei kleiner Hitze 5–10 Minuten dünsten, bis alle Gemüsesorten weich sind. Vielleicht noch etwas Öl oder Wasser dazugeben, wenn die Pfanne während des Garens zu trocken wird. Mit Meersalz würzen.

➤ Die Pfanne vom Herd nehmen und das Gemüse allein oder zusammen mit Ihrem Lieblingsgericht servieren. Es passt zu Fleisch, Geflügel oder auch zu Fisch. Träufeln Sie auch mal Leinöl, Olivenöl oder Kürbiskernöl über das Gemüse – das ist richtig lecker!

WEISSKOHL-KÜRBIS-GEMÜSE

Zubereitungszeit: 55 Minuten
Portionen: 4–6

Dieses Rezept ist so köstlich, dass selbst Freunde und Verwandte, die gar nicht so sehr auf gesundes Essen stehen, äußerst angetan sein werden. Von Natur aus süß und sehr nahrhaft, so ist dieses Gericht das perfekte Festessen. Es schmeckt aber auch sehr gut als heißer Snack an kalten Tagen.

Zutaten:

2 Tassen Kürbis, gewürfelt
1 kleiner Weißkohl
1 EL Kokosöl
Herbamare® oder Meersalz
Schwarzer Pfeffer, nach Belieben

Zubereitung:

➤ Den Backofen auf 180 °C vorheizen.
➤ Eine Glasbackform etwa 2 cm hoch mit Wasser füllen. Die Kürbiswürfel dazugeben und im Backofen in 30 Minuten garen.
➤ Inzwischen den Weißkohl putzen, waschen und die Weißkohlblätter ablösen. Die Kohlblätter in einen Mixer geben und grob zerkleinern. Oder die Blätter mit einem Messer in Streifen oder mundgerechte Stücke schneiden.
➤ Den gegarten Kürbis aus dem Ofen nehmen und abkühlen lassen. Den zerkleinerten Weißkohl mit 2 Tassen Wasser im Schongarer 5–10 Minuten dämpfen, bis er weich ist.
➤ Den gedämpften Weißkohl und den Kürbis mit etwas Wasser in eine Pfanne geben und bei kleiner Hitze erwärmen. Kokosöl, Herbamare® oder Meersalz und nach Belieben Pfeffer hinzufügen und alles 2–5 Minuten dünsten.

Serviervorschlag: Das Gericht warm mit anderem Gemüse, Algen oder Fisch servieren. Schmecken Sie das Gemüse nach Belieben mit Herbamare® ab.

SALATE UND DRESSINGS

Salate sollten Sie immer vorrätig haben, weil Salat wunderbares Fast Food ist. Heather hat viel Routine darin, extraviel Salat vorzubereiten und in einer Glasschüssel mit luftdicht abschließendem Deckel aufzubewahren. Für eine Mahlzeit nimmt sie ihn einfach aus dem Kühlschrank. Die vorbereiteten Salate nimmt sie in verschiedenen Behältnissen auch zur Arbeit mit.

Während Salate für eine einfache, gesunde Ernährung stehen, kommen manche Menschen besser mit warmem, gekochtem Essen zurecht, besonders wenn ihr Verdauungssystem geschwächt ist oder ihnen ständig kalt ist. Bei vielen Rezepten in diesem Buch wird daher zum Salat ein warmes Gericht als Beilage vorgeschlagen. Das wärmt den Salat etwas, und so wird er bekömmlicher für Ihren Körper. Wenn Sie es eilig haben und Fleisch- und Geflügelgerichte mögen, aber keinen Salat essen, dann kombinieren Sie Ihr warmes Gericht mit grünem Gemüse wie Grünkohl anstatt mit Salat. Das ist zu jeder Jahreszeit, besonders aber im Winter, sehr bekömmlich.

Hier ist eine allgemeine Regel für großartige Salate:

➤ Nehmen Sie Ihren Lieblingssalat und kombinieren Sie diesen immer wieder mit anderen Salatsorten! Hier sind einige Vorschläge: Römersalat, gemischter Salat, Rucola, Endiviensalat.
   - Und dazu wählen Sie noch eine bis drei der folgenden Gemüsesorten für Ihren Salat aus: Radicchio, Möhren, grüne Bohnen, Erbsen, Sprossen, Lauch, Schnittlauch, Petersilie, Radieschen, Zwiebeln oder Lauchzwiebeln oder Zucchini.
   - Hacken Sie alles klein: Heather gibt alles in ihre Küchenmaschine und drückt dann vier- bis sechsmal auf die Impulstaste, sodass sie nichts mehr klein schneiden muss. Wenn Sie keine Küchenmaschine haben, dann schneiden Sie alles so klein, wie Sie es für Ihren Salat haben möchten. Dabei können Sie nichts falsch machen. Manche leben sich gern künstlerisch aus, während sie Gemüse schneiden und einen Salat zusammenstellen – bei anderen muss es einfach nur schnell gehen.

➤ Dann kommt das Dressing dazu. Sie können es sich ganz einfach machen und nur Ihr Lieblingsöl über den Salat träufeln, beispielsweise Hanföl, Kürbiskernöl, Olivenöl, Leinöl oder Macadamianussöl. Um das Öl mit einer gewissen Säure auszubalancieren, geben Sie eine der folgenden Zutaten hinzu: 1 Spritzer Apfelessig, 1 Teelöffel saure Gurkenwürfel, 1 Teelöffel Biosenf oder etwas frisch gepressten Zitronensaft.

Oder bereiten Sie dieses gesunde Dressing zu:

1 Tasse von Ihrem Lieblingsöl
⅓ Tasse Apfelessig
½ TL Meersalz
¼ TL schwarzer Pfeffer

- ➤ Dann alle Zutaten verrühren oder in einem Mixer gut durchmixen. Und schon haben Sie eine einfache, leckere Vinaigrette!
- ➤ Werden Sie kreativ und experimentieren Sie mit verschiedenen Geschmacksnoten: Ein paar Spritzer Zitronensaft, ein bisschen Senf oder getrockneter Thymian sind nur ein paar Variationsmöglichkeiten.

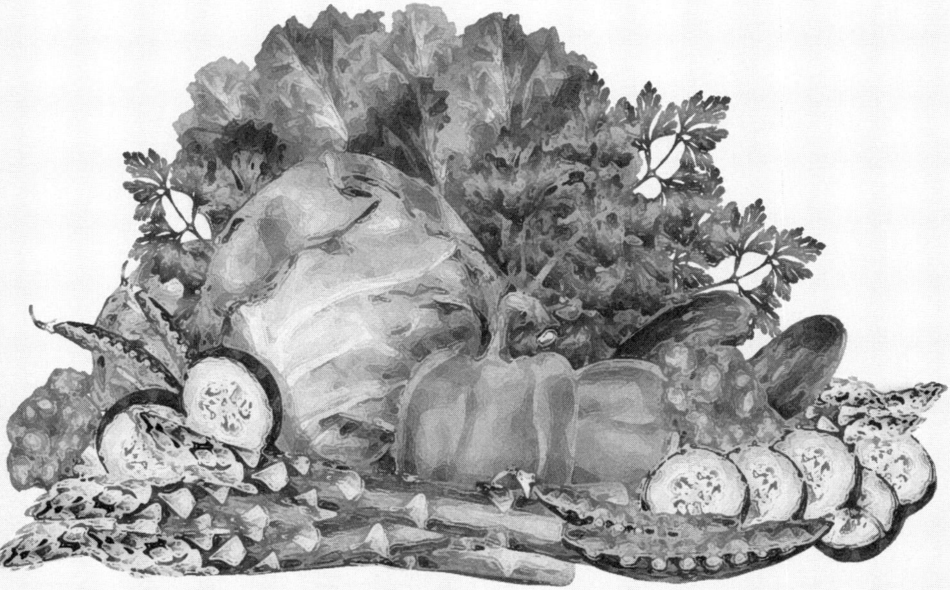

Smoothies

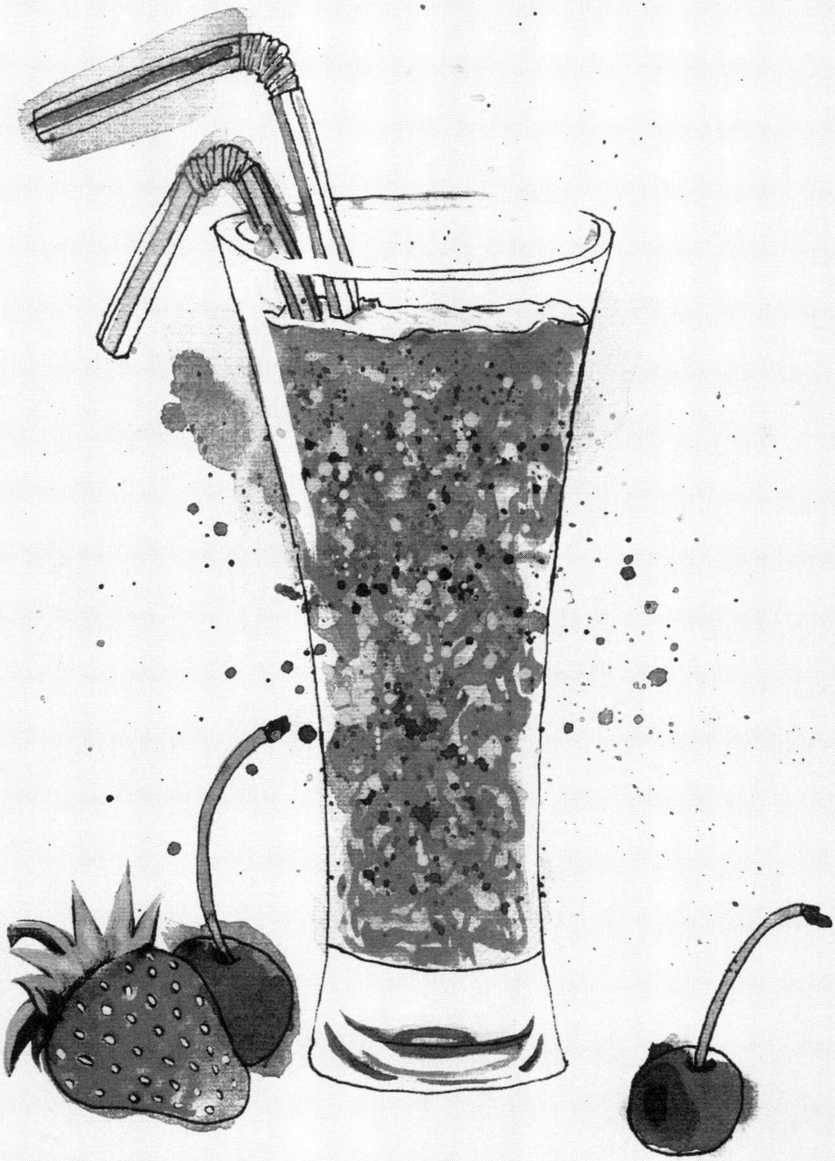

Dieser Abschnitt enthält ein paar einfache grüne Smoothies, die leicht zu mixen sind und das Verdauungssystem nicht überfordern. Wir haben außerdem eine Fruchtvariante mit aufgenommen, die jeden dazu bringen wird, Smoothies zu trinken – selbst Kinder.

Wenn Sie Smoothies mögen, dann seien Sie kreativ mit den Gemüsesorten und Zutaten, die Sie verwenden, denn das ist wirklich eine tolle Methode, um Ihr Lieblingsgemüse, gesunde Fette sowie Heilkräuter und Gewürze verstärkt in Ihren Speiseplan zu integrieren. Manche geben außerdem noch ihr Lieblingsproteinpulver oder grüne Superfoods in Pulverform dazu, was eine großartige Möglichkeit ist, den Smoothie mit noch mehr Nährstoffen anzureichern.

GROSSARTIGER GRÜNER SMOOTHIE (leicht verdaulich)

Zubereitungszeit: 10 Minuten
Portionen: 2–4 Personen (etwa 4 Becher)

Grüne Smoothies klingen für den Durchschnittsbürger nicht gerade sehr verlockend – und schon gar nicht für Kinder, die oft am liebsten nur Süßigkeiten und Fast Food essen würden. Doch dieses Rezept macht den Einstieg in die Welt der Smoothies leicht, denn es schmeichelt so ziemlich jedem Gaumen.

Die Apfelsorte Granny Smith besitzt genau die richtige leichte Süße, um gut mit den verschiedensten Gemüsesorten harmonieren zu können. Äpfel der Sorte Granny Smith haben zudem eine höhere Nährstoffdichte als jeder andere Apfel. Außerdem ist die Kombination von Granny Smith mit Gemüse sehr leicht bekömmlich, was wiederum das Verdauungssystem entlastet. Alle anderen Obst-Gemüse-Kombinationen vertragen sich nicht gut, nicht nur geschmacklich, sondern vor allem bei Verdauungsproblemen.

Zimt unterstützt die Verdauung und wirkt entzündungshemmend. Trinken Sie diesen Smoothie zum Frühstück oder als Snack zwischendurch – und schon haben Sie jede Menge pflanzliche Powerstoffe intus!

Zutaten:

1 grüner Apfel (Granny Smith)
2 Tassen Quellwasser
2 Tassen Kopfsalat oder Römersalat
4 Möhren, geschält

2 große Stangen Staudensellerie
2 TL frisch gehackte Petersilie oder Sprossen
1 TL Zimt, gemahlen

***Optional:* ¼–½ Avocado. Mit einem gesunden Fett wird der Smoothie sättigender und cremiger. Falls Sie jedoch Probleme mit der Fettverdauung haben oder generell oft an Verdauungsbeschwerden leiden, dann bereiten Sie diesen Smoothie ohne die Avocado zu und essen Sie lieber etwas später, wenn Sie wieder Hunger verspüren, einen Snack oder eine leichte Mahlzeit.**

***Optional:* 1 Messlöffel grünes Pulver Ihrer Wahl hinzufügen (beispielsweise Sunwarrior ORMUS Supergreens oder Lebepur Weizengraspulver)**

Zubereitung:

➤ Den Apfel waschen, entkernen und in Scheiben schneiden. Die Apfelscheiben zusammen mit allen anderen Zutaten in einen leistungsstarken Mixer geben. (Vitamix oder Blendtec sind die Stars unter den Mixgeräten, aber auch ein einfacher Smoothie-Maker wie der NutriBullet oder Mr. Magic erfüllt den Zweck. Je niedriger die Geschwindigkeit des Mixers, desto kleiner sollten Sie die Zutaten vorher schneiden.)
➤ Alle Zutaten in einem Mixer fein pürieren.
➤ Den Smoothie in Gläser füllen und servieren.

Serviervorschlag: Wer es etwas süßer mag, kann den Smoothie zum Schluss mit etwas Stevia abschmecken.

Denken Sie daran: Die Verdauung beginnt im Mund! Um die Verdauungssäfte anzuregen, sollten Sie Ihren Smoothie schluckweise genießen und praktisch kauen.

HOLUNDER-FENCHEL-IMMUNBOOSTER

Zubereitungszeit: 5 Minuten
Portionen: 4

Dieser Smoothie leuchtet in tiefem Orange und überrascht mit einer lieblich-süßen Note. Schwarzer Holunder hilft dem Immunsystem und schützt vor Erkältungen und Grippeerkrankungen.

Kardamom und Fenchel unterstützen die Verdauung, wobei Fenchel zudem gut für die Gesundheit unserer Augen ist. Genau wie auch der Bockshornklee, der außerdem noch für Ausschüttungen des Kuschel- und Liebeshormons Oxytocin sorgt, sodass wir uns durch diesen Smoothie einfach super fühlen!

Zutaten:

4 Stangen Staudensellerie
3 große Möhren, geschält
2 Tassen Römersalat
2 Tassen Quellwasser
2 EL schwarzer Holunder-Direktsaft (Er wird auch Muttersaft genannt – im Reformhaus erhältlich oder im Internet. Zur Erkältungszeit sollten Sie 1 Flasche davon im Haus haben. Oder statt Holundersaft ½ Apfel verwenden.)
1 TL Fenchel, gemahlen · 1 TL Bockshornklee, gemahlen
½ TL Kardamom, gemahlen
Stevia, nach Belieben

Optional: **1 EL Kokosöl (Mit einem gesunden Fett wird der Smoothie sättigender und cremiger. Falls Sie jedoch Probleme mit der Fettverdauung haben, dann bereiten Sie diesen Smoothie einfach ohne das Kokosöl zu. Essen Sie lieber etwas später, wenn Sie wieder Hunger verspüren, einen Snack oder eine leichte Mahlzeit.)**

Zubereitung:

➤ Alle Zutaten in einen leistungsstarken Mixer geben und fein pürieren. Den Smoothie in Gläser füllen.

➤ Nach Belieben etwas Stevia dazugeben, falls Sie es etwas süßer mögen, und/oder frisch gepressten Zitronensaft untermixen.

EINFACHER GEMÜSE-SMOOTHIE

Zutaten:

½ kleine Gurke
½ Avocado
2 Tassen frische grüne Bohnen
½ Tasse frisches Basilikum
1 Tasse frisches Koriandergrün (Wenn Sie keinen Koriander mögen, nehmen Sie Petersilie, Römersalat oder Rucola.)
5 Schnittlauchhalme
½ Tasse Wasser
½ Tasse Kokoswasser (alternativ ½ Tasse Wasser mit etwas Stevia)

Zubereitung:

➤ Das Gemüse waschen, putzen oder schälen und klein schneiden. Die Kräuter waschen.
➤ Alle Zutaten in einen Mixer geben und ganz fein pürieren. Eventuell noch etwas mehr Wasser dazugießen, falls Sie eine dünnflüssigere Konsistenz bevorzugen.
➤ Den Smoothie in Gläser füllen und servieren.

SÜSSER HEIDELBEER-BANANEN-PROTEINSHAKE

Ein toller Einstiegs-Smoothie!

Portionen: 2 große Smoothies

Frucht-Smoothies sind eine wunderbare Art, sich an das Trinken von Smoothies zu gewöhnen, wenn Sie für grüne Smoothies noch nicht bereit sind. Süße Smoothies sind auch prima, wenn Sie gerade erst anfangen, sich gesund zu ernähren oder einfach eine Naschkatze sind, die Milchshakes und dergleichen liebt. Wenn man sich erst einmal an Smoothies gewöhnt hat, dann ist es sehr empfehlenswert, auch mit grünen Smoothies zu experimentieren, um so noch mehr Nährstoffe zu bekommen!

Das ist das Rezept, mit dem Heather ihren Mann dazu bewegen konnte, Smoothies zu trinken. Es ist wirklich sehr einfach zuzubereiten. Dieser Smoothie steckt voller sekundärer Pflanzenstoffe, ist reich an Proteinen und schmeckt zudem noch wie ein sahnig-süßer Milchshake.

Zutaten:

1 Banane
1–1½ Tassen frische oder tiefgekühlte Heidelbeeren (oder Kirschen)
1 Messlöffel Sunwarrior Classic Protein Powder – geschmacksneutral (z. B. im Internet bestellbar)
1 Messlöffel grünes Pulver (Nehmen Sie Ihre Lieblingssorte oder probieren Sie eines der folgenden Produkte aus: Sunwarrior ORMUS Supergreens oder Lebepur Weizengraspulver. Weizengras gehört im Unterschied zu Weizen zu den grünen Gemüsen und nicht zu den Getreidesorten.)
2–4 TL Lieblingsnussmus (z. B. Mandelmus, Haselnussmus)
2 Tassen ungesüßter Biomandeldrink (oder selbst gemacht, siehe Rezept Seite 333; oder 2 TL Nussmus mit 2 Tassen Wasser mixen)

Zubereitung:

➤ Die Banane schälen und mit den übrigen Zutaten in einen Mixer geben und gut pürieren.
➤ Den Smoothie in Gläser füllen und genießen!

Suppen

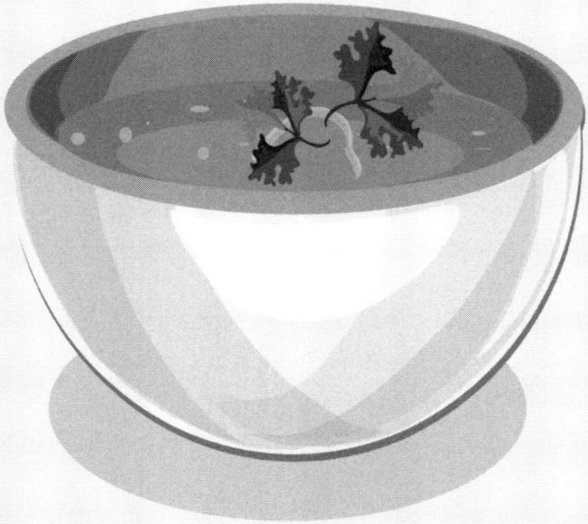

Wenn Sie diese Suppen zubereiten, fühlen Sie Liebe und Dankbarkeit oder sagen Sie einige Ihrer Affirmationen auf. Jedes Mal, wenn Sie mit Wasser kochen, kann die Energie der Liebe und Dankbarkeit das Essen und Ihre Gesundheit verwandeln.

Nehmen Sie das herrliche Aroma wahr, wenn Sie Suppe löffeln. Essen Sie die Suppe in Liebe und Dankbarkeit und fühlen Sie, wie sich Ihr Körper mit strahlender Gesundheit und wohliger Wärme füllt!

SCHNELLE CHINAKOHLSUPPE

Zubereitungszeit: 15 Minuten
Portionen: 2–4

Diese Suppe lässt sich leicht nachkochen und schmeckt überraschend lecker! Wenn Sie am Vortag zu viel gegessen haben sollten, wirkt sie beruhigend auf Ihr Verdauungssystem. Manche unserer Klienten essen sie gleich mehrmals über den ganzen Tag verteilt, wenn sie das Bedürfnis haben, ihren Körper zu entschlacken.

Zutaten:

2 TL Ghee
1 TL Koriander, gemahlen · 1 TL Fenchelsamen
1 TL Currypulver · 2 Köpfe Chinakohl, klein geschnitten
1 TL Meersalz · 1 großer oder 2 kleine Kürbisse, klein geschnitten
1 TL Kokosöl

Zubereitung:

➤ 1 TL Ghee in einer Pfanne zerlassen. Die Gewürze hinzufügen und alles etwa 1 Minute sautieren. Dann 2 Tassen Wasser dazugießen und aufkochen. Den Chinakohl und das Meersalz dazugeben und alles 3 Minuten köcheln lassen. Den Kürbis hinzufügen und alles weitere 2 Minuten köcheln lassen.
➤ Das Kochwasser bis auf ½ Tasse abgießen. Die gegarten Zutaten mit dem aufgefangenen Kochwasser pürieren. So bekommt die Suppe eine gute Konsistenz (nicht zu wässrig und nicht zu dick).
➤ Die Suppe zum Schluss mit übrigem Ghee und Kokosöl abschmecken.

SÜSSE ZUCCHINI-KÜRBIS-SUPPE

Zubereitungszeit: 25 Minuten
Portionen: 6 Personen

Diese Suppe ist von Natur aus auf eine feine köstliche Art süß. Und sie hebt die Stimmung, wenn Sie sich mies fühlen. Kardamom, Fenchel und Kreuzkümmel unterstützen die Verdauung besonders gut. Und diese Gewürze helfen auch dabei, Körper und Geist wieder in Balance zu bringen. Servieren Sie diese Suppe Ihrer Familie und Ihren Freunden. Sie werden davon bestimmt mehr haben wollen!

Zutaten:

1 EL Ghee oder frische Butter
1 Zwiebel, gewürfelt · 1½ TL Kardamom, gemahlen
1 TL Fenchel, gemahlen
¼ TL Cayennepfeffer · ¼ TL Koriander, gemahlen
2 TL Kreuzkümmel
4 Tassen Kürbis, gewürfelt
1 Stück frischer Ingwer (etwa 2 EL gewürfelt)
1 großer Zucchino, in Scheiben geschnitten

Zubereitung:

➤ Ghee oder Butter zerlassen. Die Zwiebelwürfel und Gewürze (bis auf den frischen Ingwer) darin sautieren, bis die Zwiebelwürfel glasig sind.
➤ Den Kürbis, die Ingwerwürfel und Zucchinischeiben in einen Schongarer geben und mit Wasser bedecken. Sie brauchen etwa 6 Tassen Wasser oder etwas weniger, wenn die Suppe sämiger sein soll. Normalerweise tendieren wir zu dickeren, herzhaften Suppen, obwohl diese dünnere Suppe auch ganz köstlich ist. Probieren Sie es einfach aus und finden Sie heraus, was Ihnen mehr zusagt! Wenn Sie keinen Schongarer haben, nehmen Sie einen großen Suppentopf (die Suppe dann bei kleiner Hitze köcheln lassen).
➤ Die Zwiebel-Gewürz-Mischung hinzufügen und alles köcheln lassen, bis der Kürbis weich ist. Die Suppe mit einem Pürierstab oder in einem Mixer pürieren.
➤ Nach Belieben mehr frische Butter und Meersalz dazugeben. Wir mögen es, jede Person selbst entscheiden zu lassen, wie viel Ghee, frische Butter oder Meersalz sie noch hinzufügen möchte.

GLÜCKSSUPPE

Zubereitungszeit: 20 Minuten, wenn der Kürbis vorgegart ist; sonst 1 Stunde
Portionen: 6–8

Heathers Mutter hatte einen Trick, ihre Kinder dazu zu bekommen, Gemüse zu essen, als sie klein waren: Sie kochte eine »Glückssuppe«. Sie war sehr clever, wenn es darum ging, Heather und ihre Schwester dazu zu bewegen, grünes Gemüse zu essen. Der Name der Suppe hilft sicher dabei, Kinder für Gemüse zu begeistern! Sie ist so lecker, sämig und bekömmlich, dass Sie sie bestimmt mögen werden.

Zutaten:

2 Tassen Kürbis, gekocht
2½ EL Kokosöl · 2 EL Currypulver
1½ TL schwarzer Pfeffer, gemahlen
1 TL Kurkuma · 1 TL Koriander, gemahlen
1 TL Kreuzkümmel, gemahlen
je 1 Prise Fenchel, Zimt und Ingwer, gemahlen
2 Tassen Lauch, in dünne Ringe geschnitten
3 Tassen Chinakohl, klein geschnitten
2 Tassen Zucchini, in Scheiben geschnitten
2 TL Meersalz

Zubereitung:

➤ Rohen Kürbis in grobe Stücke schneiden und in eine Backform geben. Wasser etwa 4 cm hoch dazugießen. Den Kürbis im Backofen bei 180 °C in etwa 45 Minuten garen. (Alternativ dazu können Sie ihn auch tagsüber in einen Schongarer geben. Dann Wasser etwa 6 cm hoch auf den Kürbis gießen, den Schongarer abdecken und den Timer auf die niedrigste Stufe einstellen. Den Kürbis so lange garen, bis Sie mit einem Messer ganz leicht einstechen können.)

➤ 1 EL Kokosöl in einem Topf bei kleiner Hitze erhitzen. Alle Gewürze und den Lauch dazugeben und 2–3 Minuten anbraten.

➤ 2 Tassen Wasser in einen Topf gießen und aufkochen. Den Chinakohl und die Zucchinischeiben hinzufügen und alles bei kleiner Hitze 2–3 Minuten köcheln lassen. Mit Meersalz würzen. Den Topf vom Herd nehmen und den Kürbis unterrühren.

➤ Das Gemüse mit einem Pürierstab, in einem Mixer oder in einer Küchenmaschine fein pürieren, bis die Suppe cremig ist. Das übrige Kokosöl dazugeben und unterrühren.

Serviervorschlag: Träufeln Sie in jede Suppentasse ein paar Tropfen Leinöl. Das gibt dem Ganzen den letzten Pfiff!

LOUISES LIEBLINGSKRAFTBRÜHE ODER GEMÜSEBRÜHE

Kraftbrühe ist wunderbar geeignet, um den Verdauungstrakt zu pflegen und zu heilen und den Körper zu energetisieren. Sie ist reich an Vitaminen, Mineralstoffen und Proteinen. Wenn Sie Vegetarier sind, lassen Sie die Knochen und Fleischreste weg und kreieren Sie ein heilsames Gemüse-Elixier für den ganzen Tag.

Wenn Sie möchten, können Sie auch nur die Knochen nehmen und kein Gemüse. Diese Brühe können Sie sowohl zwischendurch trinken als auch als Grundlage für Suppen und Eintopfgerichte verwenden!

Tipp: Sammeln Sie die Zutaten dafür, wie sie anfallen. Sammeln Sie beispielsweise während mehrerer Wochen alle anfallenden Knochen und Fleischreste in einer Gefrierbox im Tiefkühlfach. Auch Gemüsereste, Schalen und die abgeschnittenen Gemüseenden können Sie sammeln und vorübergehend einfrieren, beispielsweise Zwiebelschalen, Möhrenschalen, Knoblauchschalen, Salatreste, Artischockenspitzen, Spargelenden, Kohlstrünke und Erbsenschoten.

Fügen Sie noch 1 oder 2 Algen hinzu – wegen der zusätzlichen Mineralien.

Falls Sie nicht genügend Fleisch oder Knochen zusammenbekommen, dann können Sie auch beim Metzger oder im Bioladen nach Nackenstücken, Füßen und Hühnerflügeln fragen. (Diese Teile sind meist sehr preiswert, enthalten jedoch eine Menge an Nährstoffen.) Weitere Optionen sind Lammrücken, Knochenmark oder Rindfleischknochen. Sammeln Sie alles in Ihrem Behältnis, bis Sie bereit sind, die Brühe zu kochen.

Vegetarische Variante: Wenn Sie Vegetarier sind, dann lassen Sie Fleisch und Knochen ganz weg und verwenden Sie nur die Gemüsereste. Falls Sie mit dem Sammeln erst angefangen und daher noch nicht genug Reste haben, können Sie trotzdem ganz schnell eine nahrhafte Brühe zubereiten: Kochen Sie eine Algenbrühe. Sie brauchen dafür 1–3 Streifen

Kombu-, Wakame-, Nori- oder Kelp-Algen und 4 Tassen Wasser. Wenn die Brühe fertig ist, nehmen Sie die Algen heraus, um sie in anderen Gerichten zu verwenden.

➤ Geben Sie alles, was Sie für die Brühe gesammelt haben direkt aus dem Tiefkühlfach in einen großen Edelstahlkochtopf mit Deckel. Alternativ dazu können Sie auch Ihren Schongarer nehmen, das ist sogar einfacher!

➤ Gießen Sie Wasser dazu, sodass die Knochen, das Fleisch und das Gemüse bedeckt sind. Geben Sie ¼ Tasse Weinessig dazu, damit die Mineralstoffe den Knochen entzogen werden.

➤ Die Mischung nach Belieben mit Meersalz und Pfeffer würzen. Fangen Sie mit einer kleinen Menge an (ungefähr 1 TL) und geben Sie eventuell mehr dazu, wenn die Brühe fertig ist.

➤ Den Topf abdecken und alles bei großer Hitze aufkochen. Sobald das Wasser kocht, die Brühe bei kleiner Hitze die ganze Nacht über köcheln lassen. Je länger sie kocht, desto mehr Nährstoffe gehen aus den Knochen und Gemüseresten in die Brühe über.

➤ Geben Sie am nächsten Morgen den Topfinhalt in ein Sieb. Sie behalten nichts von den Fleischresten, Gemüseresten oder Knochen, denn es geht nur um die Flüssigkeit, die jetzt einen unglaublich hohen Nährwert hat.

➤ Stellen Sie die Brühe in den Kühlschrank. Wenn sie abgekühlt ist, entfernen Sie einfach die Fettschicht, die sich darauf gebildet hat.

➤ Nun haben Sie etwas, das den Körper nährt. Trinken Sie täglich 1 oder 2 Tassen davon: Louise nimmt immer eine am Morgen zu sich und eine vor dem Zubettgehen. Sie können mit der Brühe auch köstliche, geschmacksintensive Suppen oder Eintöpfe zubereiten und Gemüse oder Pilaws würzen.

Brühe aufbewahren. Brühe, die Sie nicht innerhalb von fünf Tagen verbrauchen, können Sie auch in kleinen Gefrierboxen einfrieren. Das klappt sogar mit Eiswürfelbehältern. So haben Sie immer kleine Portionen Kraftbrühe griffbereit, die Sie beispielsweise zum Würzen von Gerichten verwenden können.

Fangen Sie am besten sofort nach dem Zubereiten dieser nährstoffreichen Brühe wieder mit dem Sammeln der Zutaten an. Ihr Körper wird es Ihnen danken!

JOELS ÜBERRASCHEND KÖSTLICHE ALGENSUPPE

Zubereitungszeit: 25 Minuten
Portionen: 4–6

Diese Suppe schmeckt wirklich erstaunlich gut und begeistert sogar diejenigen, die sonst eigentlich nichts mit Algen am Hut haben. Sie ist so facettenreich im Geschmack und gleichzeitig äußerst gesund und heilsam. Meeresalgen sind sehr gut für Ihre Schilddrüse, was wiederum Ihren Körper energetisiert. Wenn Sie Einlaufsuppe mögen, wird Ihnen die Algensuppe noch besser gefallen!

Zutaten:

4 Tassen Gemüsebrühe oder Hühnerbrühe
1 Tasse Algen-Mischung (Es gibt spezielle Mischungen aus Meeresgemüse bereits fertig im Bioladen und Reformhaus – beispielsweise »Salade de Pêcheur« von Lima. Sie können sich aber auch gern Ihre eigene Mischung zusammenstellen – beispielsweise aus Nori-, Wakame-, Kelp-, Dulse- oder Arame-Algen.)
100 g Kabeljaufilet
2 EL Tamari (nach Belieben mehr) oder Apfelessig
2½ EL Kokosöl
2 Eier

Zubereitung:

➤ Die Brühe in einen Topf gießen und aufkochen. Die Meeresalgen-Mischung hinzufügen und alles bei kleiner Hitze 15–20 Minuten köcheln lassen.
➤ Dann den Kabeljau, Tamari oder Apfelessig und das Kokosöl dazugeben und alles weitere 3–5 Minuten köcheln lassen, bis der Fisch flockig wird und anfängt zu zerfallen.
➤ Die Eier verquirlen. Den Topf vom Herd nehmen und langsam die verquirlten Eier in die Suppe gießen. Die Eier gerinnen, während die Suppe abkühlt. (Dabei können Sie zusehen.) Diese sanfte Garemethode sorgt dafür, dass die Eier nicht übermäßig lange gekocht und somit schwer verdaulich werden.
➤ Die Algensuppe in kleinen Suppenschüsseln servieren und genießen.

GRÜNKOHL-MÖHREN-SUPPE

Zubereitungszeit: 25 Minuten
Portionen: 4

Diese Suppe hat einen köstlichen, nicht zu deftigen Geschmack – ist leicht süßlich und perfekt für jede Jahreszeit.

Zutaten:

1½ TL Kokosöl
¼ Zwiebel, gehackt
1 Tasse Grünkohl (frisch gehackt, tiefgekühlt oder aus dem Glas)
2 Tassen Wasser (Fügen Sie mehr oder weniger hinzu, je nachdem, wie dick oder dünn Sie Ihre Suppe mögen – 2 Tassen ergeben eine mittlere, nicht zu wässrige Konsistenz.)
2 große Möhren, grob gewürfelt
1 TL Thymian, getrocknet
1 TL Meersalz

Zubereitung:

➤ ½ Teelöffel Kokosöl in einem Topf erhitzen. Die Zwiebel darin dünsten, bis sie glasig ist. Dann alle Zutaten bis auf das übrige Kokosöl und das Meersalz hinzufügen. Alles aufkochen und bei kleiner Hitze 15 Minuten köcheln lassen. Das restliche Kokosöl und das Meersalz dazugeben und untermischen. Das Gemüse bei kleiner Hitze in weiteren 5 Minuten garen. Zum Schluss alles mit dem Pürierstab, in einem Mixer oder in einer Küchenmaschine pürieren. Für einen besonders köstlichen Geschmack nach Belieben noch 2 Teelöffel Currypulver unter die Suppe rühren.

➤ Heiß servieren und genießen! Die Suppe je nach persönlichem Geschmack noch mit Herbamare®-Kräutersalz, Ghee oder Kokosöl verfeinern.

PUTENEINTOPF ODER GEFLÜGELBRÜHE

Dieser Eintopf erinnert an ein Thanksgiving-Dinner – allerdings ohne die ganze Arbeit! Ein wunderbar herzhaftes Essen für kalte Tage oder wann immer Ihnen nach etwas Deftigem zumute ist.

Zutaten:

1 EL Ghee
½ Zwiebel, gehackt
1 Tasse Lauch, in feine Ringe geschnitten
4 Knoblauchzehen, gehackt
1 EL Thymian · 2 TL Basilikum
⅓ TL Kardamom, gemahlen
1 TL Dill
1 TL italienische Kräutermischung, getrocknet oder tiefgekühlt
3 Tassen Wasser
600 g Putenfleisch (Dunkles Fleisch ist eine gesunde und preisgünstige Variante. Sie können aber auch die helle Putenbrust nehmen oder eine Mischung aus hellem und dunklem Fleisch. Wenn es Ihnen nur um die Brühe geht, dann reichen auch Putenknochen.)
1 Tasse Chinakohl, klein geschnitten
3 Tassen Brokkoliröschen
2 TL Meersalz

Zubereitung:

➤ Das Ghee in einem Topf zerlassen. Die gehackte Zwiebel, den Lauch, den Knoblauch, die Gewürze und Kräuter dazugeben und 5 Minuten anbraten, bis die Zwiebel glasig ist.
➤ 1 Tasse Wasser und das Putenfleisch hinzufügen. Das Fleisch zugedeckt 15 Minuten köcheln lassen, bis die Außenseiten des Putenfleisches zu bräunen beginnen. Das sorgt für eine konzentrierte Suppengrundlage.
➤ Inzwischen 2 Tassen Wasser in einem Suppentopf aufkochen. Chinakohl und Brokkoliröschen dazugeben und alles bei kleiner Hitze aufkochen. Die Puten-Gewürz-Mischung hinzufügen und 15–20 Minuten mitgaren. Nach etwa 5 Minuten mit Meersalz würzen.
Servieren Sie den Eintopf in großen Suppenschüsseln.

Varianten:

➤ Garen Sie mit dem Brokkoli und Chinakohl 1 Tasse klein geschnittene Möhren und/oder 1 Tasse klein geschnittenen Rotkohl mit. Das sorgt für eine schöne Farbe.

➤ Sie können daraus auch eine Art Kraftbrühe zubereiten, indem Sie nur die Putenknochen mit ein bisschen Fleisch daran verwenden statt Putenfleisch. So entsteht eine leicht verdauliche und geschmacksintensive Geflügelbrühe.

➤ Für diejenigen, die nicht auf Nahrungsmittelkombinationen achten: Dieses Gericht schmeckt zusammen mit Kartoffeln (ungefähr 1 Tasse Kartoffelwürfel) auch sehr gut. Alle anderen sollten die Kombination von stärkehaltigem Gemüse mit tierischen Proteinen eher vermeiden.

Fleisch, Geflügel und Fisch

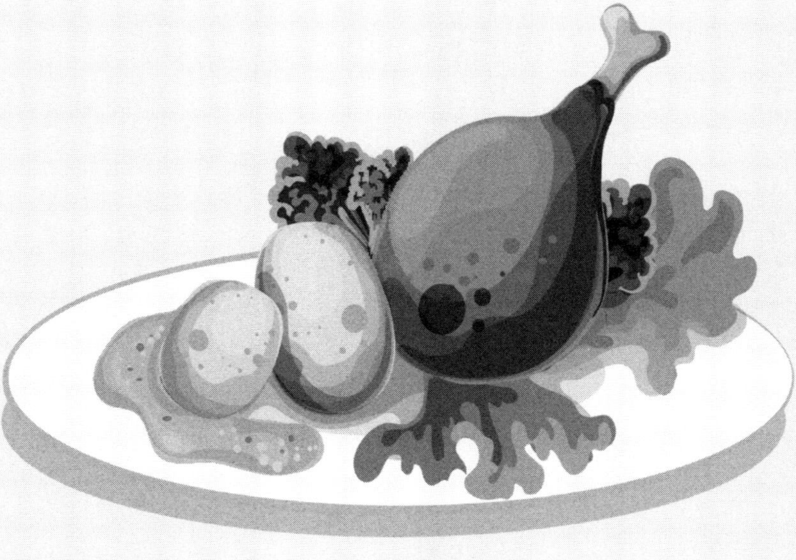

Vergessen Sie Fast-Food-Restaurants, denn Sie können gesunde Burger auch ganz schnell zu Hause zubereiten. Selbst wenn Sie nichts im Voraus geplant haben, lohnt es sich, Fleisch aus kontrolliert biologischer Landwirtschaft vom Rind, Huhn, Lamm oder Pute zur Hand zu haben. Louise kauft gerne Gehacktes oder Geflügel ein, macht daraus Burger und friert sie ein, sodass sie die Burger bei Bedarf schnell auftauen und servieren kann. So sind immer Burger griffbereit, auch wenn Sie mal nicht zum Einkaufen kommen!

Wie sieht es mit Brötchen aus? Da Brötchen meist aus Mehl bestehen, das das Verdauungssystem eher belastet, empfehlen wir, den Burger lieber ohne Brötchen zu essen. Stattdessen empfehlen wir unser getreidefreies Rosmarinbrot (siehe später im Kapitel). Oder essen Sie ihn mit einem Salat. Beides sorgt für eine bessere Bekömmlichkeit nach den Prinzipien der optimalen Nahrungsmittelkombination.

EINFACHE BURGER

Kann man tiefgekühlte Fleischburger kochen? Ja, das geht. Geben Sie Wasser oder Kraftbrühe etwa 2 cm hoch in einen Topf und erhitzen Sie die Brühe bei kleiner Hitze. Fügen Sie den unaufgetauten Burger hinzu und lassen Sie ihn langsam gar ziehen. Wenn er fast aufgetaut ist, können Sie gesundes Fett wie frische Butter dazugeben. Oder Sie lassen den Burger einfach weiter in Wasser oder Kraftbrühe kochen. Kraftbrühe ist ideal und verleiht dem Burger einen guten Geschmack!

Großartige Burger aus Rind-, Puten-, Hühner- oder Lammfleisch zubereiten:

➤ 500 g Gehacktes ergeben 4–6 Burger. Formen Sie das gewürzte Fleisch zu Burgern.

➤ Gesundes Fett wie frische Butter, Ghee, Entenfett (wundervoll für Lammburger) oder Rindertalg in einer Bratpfanne erhitzen und langsam zerlassen.

➤ Erhitzen Sie darin Kräuter oder Gewürze Ihrer Wahl, beispielsweise ¼ TL gemahlenen Pfeffer mit ½ TL Thymian, ½ TL Kurkuma und ¼ TL Kardamom oder Fenchel. Sie können die Kräuter und Gewürze in Öl oder in Kraftbrühe erhitzen, damit sie ihre Heilwirkungen entfalten können.

➤ Braten Sie die Burger darin auf beiden Seiten an. Lassen Sie sie dann bei kleiner Hitze weitergaren. Wenn Fleisch gebraten wird, schrumpft und wellt es sich ein bisschen. Wir nehmen gerne das Messer zu Hilfe, um durch Hineinstechen herauszufinden, wie gar das

Fleisch schon ist. Wenn es außen braun und innen noch ein bisschen rosa ist (medium), dann servieren wir unsere Burger. Wenn Sie es lieber durchgebraten mögen, lassen Sie die Burger noch etwas in der Pfanne, bis sie so sind, wie Sie sie mögen. (Beachten Sie, dass weniger durchgebratenes Fleisch leichter verdaut wird). Das gesunde Braten dauert bei kleiner Hitze 5–10 Minuten. Planen Sie mehr Zeit ein, wenn Sie tiefgekühlte Burger verwenden.

➤ Servieren Sie die Burger mit Gemüse, einem Salat oder Senf. (Nehmen Sie Senf aus Apfelessig und Meerrettich, das schmeckt sehr gut auf Burgern!) Wenn Sie nicht auf Brot als Beilage verzichten können, dann probieren Sie doch dazu unser getreidefreies »Roggen«-Brot oder getreidefreies Rosmarinbrot aus. Das sind wirklich tolle Rezeptvorschläge sowie sehr gute Nahrungsmittelkombinationen. Da die Brotscheiben den Burger aber nicht so zusammenhalten wie herkömmliche Hamburger-Brötchen, legt man sie neben den Burger und serviert das Ganze so.

GEBACKENER SEELACHS

Zubereitungszeit:
25 Minuten für die Schlemmerschicht, 15–20 Minuten für den Fisch
Portionen: 8

Dieses Rezept wurde von einem sehr bekannten Rezept, entdeckt unter allrecipes.com, abgeleitet. Es ist großartig für eine Dinner-Party oder ein Festessen, wenn man etwas mehr Zeit zum Kochen hat.

Zutaten:

- **2 Tassen frische Maitake-, Reishi- oder Shitake-Pilze (alternativ Steinpilze)**
- **1 Tasse Kresse**
- **1 Bund Staudensellerie**
- **2 große Möhren**
- **1 EL Ghee**
- **2 EL Kokosöl**
- **2 TL Oregano**
- **1½ TL Thymian**

1 TL Dill
⅛ TL schwarzer Pfeffer, gemahlen
4 Knoblauchzehen, gehackt
2 EL Petersilie, gehackt
1 EL Koriandergrün, gehackt
1 TL Herbamare® (alternativ Meersalz)
½ TL Meersalz
¼ Tasse Bioweißwein oder Apfelessig
250 g Krabben, gegart
8 Seelachsfilets

Zubereitung:

➤ Den Backofen auf 180 °C vorheizen.

➤ Für die Schlemmerschicht die Pilze, die Kresse und das Gemüse in einem Mixer oder in einer Küchenmaschine fein pürieren und die Masse beiseitestellen. Ghee und das Kokosöl in eine Pfanne geben und langsam zerlassen. Oregano, Thymian, Dill und Pfeffer sowie den Knoblauch dazugeben und 3 Minuten dünsten. Dann die Pilz-Gemüse-Mischung, Petersilie, Koriander, Herbamare®, Meersalz und Wein oder Essig dazugeben und alles bei kleiner Hitze 15 Minuten köcheln lassen. Die Pfanne vom Herd nehmen und die Masse abkühlen lassen. Die Krabben dazugeben und untermischen.

➤ Wenn Sie die Schlemmerschicht vorbereiten möchten, dann können Sie die Masse so lange in den Kühlschrank stellen, bis der Fisch zubereitet wird. Vielleicht bereiten Sie die Schlemmermasse auch schon einen Tag, bevor die Gäste kommen, zu. So wird der Geschmack intensiver und die Vorbereitungszeit ist am Tag der Einladung kürzer.

Optional: **Die Seelachsfilets vor dem Backen 2 Stunden in eine Marinade aus 6 EL Olivenöl, dem Saft von 1 Zitrone und 3 gehackten Knoblauchzehen legen.**

Den Fisch backen: **Die Seelachsfilets flach in eine Backform legen. Die Schlemmerschicht auf dem Fisch verteilen. (Wenn Sie davon etwas übrig haben, dann können Sie die Schlemmermasse auch für einen köstlichen Eintopf verwenden oder mit etwas Wasser zu einer wunderbaren Suppe verdünnen.)**

➤ Den Fisch mit der Schlemmerschicht im Backofen 15–20 Minuten garen, bis sich der Fisch leicht zerteilen lässt.

KÖSTLICHES KABELJAUFILET

Zubereitungszeit: 15 Minuten
Portionen: 2

Kabeljau ist ideal, wenn Sie eine feine, leicht bekömmliche Mahlzeit zubereiten möchten. Mit einer würzigen Gemüsebeilage kombiniert, haben Sie ein leckeres und gesundes Gericht!

Zutaten:

200 g Kabeljaufilet
1 EL Kokosöl
1 EL Currypulver
½ TL Thymian
5 Koriandersamen

Zubereitung:

➤ Den Kabeljau mit 2 Tassen Wasser in einen Topf geben. Das Kokosöl, das Currypulver, den Thymian und die Koriandersamen hinzufügen. Dann alles aufkochen und den Fisch bei kleiner Hitze in 5–7 Minuten garen.
➤ Servieren Sie das Kabeljaufilet mit einem gemischten Salat sowie ½ Tasse Gemüse pro Person als Beilage. Träufeln Sie Hanföl darüber und schmecken Sie es mit Herbamare® ab.
➤ Wenn Sie möchten, können Sie die entstandene Fischbrühe als Basis für eine Suppe verwenden.

LAMMGULASCH AUS DEM SCHONGARER

Dieses Rezept ist wirklich ganz einfach. Das Fleisch wird superzart und saftig. Sie können das Gericht am Abend zuvor oder aber erst am Morgen zubereiten, sodass es zum Mittag- oder Abendessen fertig ist. Außerdem bekommen Sie eine leckere Lammbrühe, die Sie als Snack genießen oder als Basis für andere Gerichte verwenden können.

Zutaten:

3 Tassen Lammgulasch (von der Keule)
4 Tassen Quellwasser
1 EL Rosmarin, getrocknet
1 EL Thymian, getrocknet
1 EL Basilikum, getrocknet
2 TL Meersalz
1 TL schwarzer Pfeffer, gemahlen
1 TL Piment, gemahlen

Zubereitung:

➤ Alle Zutaten in einen Schongarer geben. (Wenn Sie keinen Schongarer haben, können Sie dieses Gericht auch in einer Schmorpfanne oder in einem Schmortopf bei kleiner Hitze zubereiten.)

➤ Entscheiden Sie, wann Sie das Lammgulasch essen wollen: Wenn es früh am Morgen ist und Sie das Gericht mittags essen wollen, dann stellen Sie den Schongarer auf eine hohe Stufe ein. Wenn es Abend ist und Sie das Lammgulasch am nächsten Morgen zur Arbeit mitnehmen wollen – oder falls es am Morgen ist und Sie möchten, dass das Lamm abends fertig ist, dann benutzen Sie die niedrigste Einstellung oder die 8-Stunden-Einstellung Ihres Schongarers, je nachdem, wann Sie essen möchten.

Das war's schon!

Servieren Sie das Gulasch mit gedämpftem oder gedünstetem Gemüse. Und schon haben Sie ein leichtes, köstliches Gourmet-Gericht. Und vergessen Sie nicht, die Brühe aufzuheben – zum Trinken für zwischendurch oder für ein anderes Rezept!

SUPEREINFACHES HÄHNCHEN FÜR VIELBESCHÄFTIGTE

Zubereitungszeit: 20 Minuten Vorbereitung, 2–4 Stunden Garzeit
Portionen: 6–8

Hähnchen aus artgerechter Haltung ist ideal für ein leckeres, nährstoffreiches Gericht. Obwohl die Werbung einem erzählen will, dass die weiße Hähnchenbrust das Beste ist, wussten schon unsere Vorfahren, dass das dunkle Fleisch voller wichtiger Fettsäuren und Nährstoffe ist, also greifen Sie zu; Ihr Körper wird Sie dafür lieben!

Sie können Hähnchen schnell und ganz leicht im Schongarer zubereiten, mit der Garantie, dass nichts anbrennen oder überkochen kann. Wenn Sie superviel zu tun haben, sich aber trotzdem ein zartes, hausgemachtes Hähnchengericht wünschen, dann ist dies hier das perfekte Rezept für Sie!

Wenn Sie das Hähnchen direkt beim Bauern kaufen, dann suchen Sie sich einen Biobauern, bei dem Sie sicher sein können, dass das Hähnchen frei herumläuft und bestes, einheimisches Futter bekommt und nicht mit Soja oder genmanipuliertem Futter gefüttert wird. Vergessen Sie billige Hähnchen aus dem Supermarkt und unterstützen Sie lieber die Biobauern in Ihrer Gegend!

Zutaten:

1 Brathähnchen (etwa 1–2 kg), aus kontrolliert biologischer Landwirtschaft
½ Tasse Olivenöl (alternativ Kokosöl)
2 EL Rosmarin, getrocknet
2 EL Thymian, getrocknet
2 EL Basilikum, getrocknet
½ TL Meersalz
½ TL schwarzer Pfeffer, gemahlen
4 Knoblauchzehen, geschält
1 EL Apfelessig
***Optional:* ½ Tasse gehackte Zwiebeln und 1 Tasse Lauch, in dünne Ringe geschnitten**

Zubereitung:

➤ Das Brathähnchen von den Innereien und dem Hals befreien. Beide Teile in den Kühlschrank stellen, denn sie sind sehr nährstoffreich und wichtig für andere Rezepte. Der Hals kann für Kraftbrühe verwendet werden (siehe Louises Lieblingskraftbrühe in diesem

Kapitel). Aus den Innereien können Sie eine köstliche Innereien-Pastete zubereiten. (Es gibt eine Menge Rezepte online, besonders wenn Sie nach Rezepten für einen empfindlichen Darm suchen.)

➤ Das Hähnchen mit Quellwasser waschen und in den Schongarer legen. Etwa 1 Tasse Wasser hinzufügen. Manche Schongarer-Rezeptbücher empfehlen, das Hähnchen zuerst ohne Wasser braun anzubraten. Wir finden, dass man diesen Schritt überspringen kann. Wenn Sie das Vorbräunen aber mögen und die Zeit dafür haben – dann nur zu! Wir finden jedenfalls, dass das nicht unbedingt nötig ist, um ein herrlich aromatisches und saftiges Hähnchengericht zuzubereiten.

➤ Das Olivenöl mit Rosmarin, Thymian, Basilikum, Meersalz und Pfeffer in einer kleinen Schüssel verrühren. Mit der Hand die Haut am Rand der Hähnchenbrust leicht anheben und eine Öffnung suchen, dann das Kräuteröl unter der Geflügelhaut verreiben. Das sorgt dafür, dass die Aromen der Kräuter direkt ins Fleisch einziehen können. Es ist aber auch in Ordnung, das Kräuteröl nur von außen auf die Hähnchenhaut zu pinseln.

➤ Den Knoblauch und den Apfelessig zu dem Wasser im Schongarer geben. Den Timer auf die gewünschte Zeit (4–8 Stunden) einstellen. Der Schongarer wird dann automatisch die Temperatur so regeln, dass alles zur eingestellten Zeit fertig ist.

➤ Unser Favorit ist die 4-Stunden-Einstellung. Wir geben das Hähnchen um 8 Uhr morgens in den Schongarer, und zur Mittagszeit ist es fertig. Wenn Sie zur Arbeit müssen, können Sie auch die 8-Stunden-Einstellung wählen. Mit einem Schongarer hat man viele Möglichkeiten!

➤ Das Hähnchen können Sie auch ohne Schongarer im Ofen zubereiten. Dann den Backofen auf 180 °C vorheizen. Das Hähnchen mit etwas Wasser in einen speziellen verschließbaren Bräter von Pyrex legen. Das Hähnchen in den Ofen schieben und die Temperatur ausschalten. Das Hähnchen im Ofen so lange garen, bis das Ofenthermometer etwa 70 °C anzeigt (das sollte nach 1–2 Stunden der Fall sein).

➤ Das Hähnchen können Sie am Vorabend zubereiten, um für den nächsten Tag gleich etwas zum Mittag- oder Abendessen zu haben. Zum Mitnehmen geben Sie am nächsten Morgen ein oder zwei Keulen, ein bisschen Salat, zwei Avocados, etwas Olivenöl und Apfelessig zusammen in eine isolierte Warmhaltebox.

Serviervorschlag: Servieren Sie gedämpfte Möhren und Brokkoli dazu. Wenn Sie möchten, können Sie den Brokkoli und die Möhren sogar gleich mit dem Hähnchen in den Schongarer geben. So ist alles gleichzeitig fertig. Wie bequem das doch ist!

Zerealien, Pilaws, Brote, Waffeln und Pfannkuchen (glutenfrei)

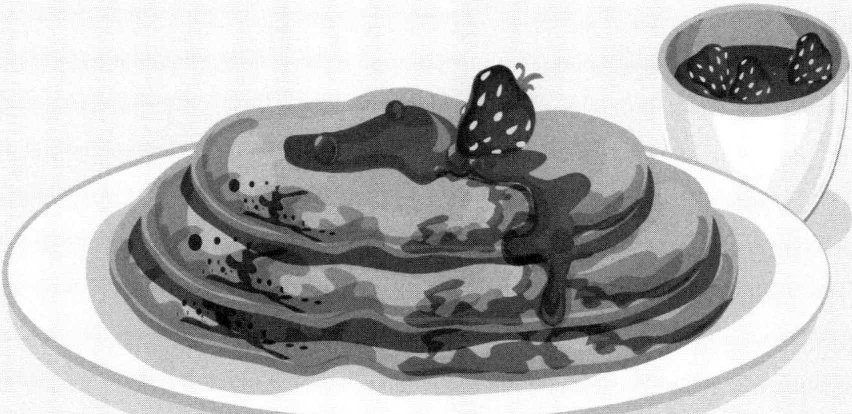

ZIMT-BUCHWEIZEN-BREI

Zubereitungszeit: 15 Minuten, plus Einweichzeit
Portionen: 4

Das ist ein köstliches, süßes Frühstück, das morgens sowohl mit Gemüse als auch mit einem Smoothie kombiniert werden kann. (Beachten Sie, dass Sie die Buchweizenflocken am Vorabend einweichen sollten. Siehe dazu die Anleitung für das Einweichen von Getreide, Nüssen, Samen und Bohnen am Anfang des Kapitels.)

Zutaten:

1 Tasse Wasser
2 Tassen eingeweichte Buchweizenflocken
1 EL Zimt, gemahlen
½ TL Meersalz
1 EL Ghee oder frische Butter
Stevia, Honig oder Ahornsirup (nach Belieben)

Zubereitung:

➤ Das Wasser in einem Topf aufkochen. Die Buchweizenflocken hinzufügen und alles noch einmal aufkochen. Dann die Hitze reduzieren und das Ganze köcheln lassen.
➤ Den Brei mit Zimt und Meersalz würzen und bei kleiner Hitze 10 Minuten garen oder so lange, bis das Wasser völlig aufgesogen ist. Wenn die Flocken mehr Wasser brauchen, einfach noch ¼–½ Tasse dazugießen. Das Ghee oder die frische Butter hinzufügen und untermischen.
➤ Nach Belieben noch Stevia, Honig oder Ahornsirup hinzufügen, wenn Sie es etwas süßer mögen.

BUCHWEIZENCREME

Zubereitungszeit: 15 Minuten, plus Einweichzeit
Portionen: 4

Dies ist eine pikante Buchweizenvariante, die zu jeder Tageszeit fantastisch schmeckt. Beachten Sie, dass Sie die Buchweizenflocken am Vorabend einweichen sollten (8–12 Stunden; siehe Anleitung für das Einweichen auf Seite 279.)

Zutaten:

1 Tasse Wasser
2 Tassen eingeweichte Buchweizenflocken
½ EL Kurkuma, gemahlen
¼ TL Koriander, gemahlen
1 TL Kreuzkümmel, gemahlen
1 TL Meersalz
½ EL Kokosöl
½ EL Ghee

Zubereitung:

➤ Das Wasser in einem Topf aufkochen. Die Buchweizenflocken hinzufügen und alles noch einmal aufkochen. Dann die Hitze reduzieren und das Ganze köcheln lassen.
➤ Alle Gewürze und Meersalz hinzufügen und untermischen. Das Ghee und das Kokosöl dazugeben, kurz bevor das Wasser aufgesogen ist.
➤ Servieren Sie das Gericht zusammen mit einer Gemüsebeilage oder einem gemischtem Salat. Nach Belieben mit Meersalz oder Herbamare abschmecken.

QUINOA-BROKKOLI-PILAW MIT LAUCH

Zubereitungszeit: 25 Minuten, plus Einweichzeit
Portionen: 4–6

Dieses Gericht schmeckt sehr lecker – sowohl warm als auch kalt. Wir benutzen es als Grundnahrungsmittel für Tagesausflüge oder bei Flugreisen, weil es nicht aufgewärmt werden muss und gut schmeckt. Auf Flügen, wenn wir kein Olivenöl oder anderes Öl mitnehmen dürfen, geben wir etwas Ghee dazu. Das sorgt für gesundes Fett und ein gutes Aroma. Auch wenn kalte Speisen über den ganzen Tag verteilt nicht immer eine Freude sind, ist dieses Gericht eine Ausnahme. Es schmeckt wirklich supergut und ist etwas, das Sie auf jeden Fall mal ausprobieren sollten!

Beachten Sie, dass Sie die Quinoa am Vorabend einweichen sollten (8–12 Stunden; siehe Anleitung auf Seite 279).

Zutaten:

Ghee
½ Tasse Lauch, in dünne Ringe geschnitten
2 TL Currypulver
2 Tassen eingeweichte Quinoa
1 Tasse Brokkoliröschen, fein gehackt
Meersalz, nach Belieben

Zubereitung:

➤ 1 EL Ghee langsam zerlassen. Den Lauch und das Currypulver darin 3 Minuten sautieren. 1 Tasse Wasser in einem Topf aufkochen. Die Quinoa, den Brokkoli und den Lauch hinzufügen. Die Hitze reduzieren und alles 15 Minuten köcheln lassen, bis die Quinoa gar ist. Die Quinoa ist gar, wenn sie glasig ist und keine weißen Flecken mehr in der Mitte der Körner zu sehen sind.

➤ Nach Belieben mit Meersalz und Ghee abschmecken.

Serviervorschlag: Wenn Sie auf Reisen sind, können Sie die Quinoa auch über einen Römersalat geben. (Römersalat ist ein herzhafter Salat, und er lässt sich gut in Vorratsdosen auf Reisen mitnehmen, sogar wenn Sie kein Eis dabei haben, um ihn zu kühlen.)

HIRSEBROT

Zubereitungszeit: 10 Minuten Vorbereitung, 15–20 Minuten Garzeit
Portionen: 4–6

Dieses Gericht kann sowohl als Hirsepilaw als auch als Hirsebrot zubereitet werden. Es schmeckt nussig und sättigt gut, besonders während der Herbst- und Wintermonate.

Beachten Sie, dass Sie die Hirse am Vorabend einweichen sollten (8–12 Stunden; siehe Anleitung auf Seite 279).

Zutaten:

2 Tassen Wasser
2 Tassen eingeweichte Hirse
2 TL Thymian, getrocknet
2 TL Basilikum, getrocknet
1 TL Meersalz
1 EL Kokosöl

Zubereitung:

➤ Das Wasser in einem Topf aufkochen. Die eingeweichte Hirse hinzufügen und kurz aufkochen. Die getrockneten Kräuter und das Meersalz dazugeben und alles bei kleiner Hitze 15–20 Minuten köcheln lassen, bis die Hirse weich und glasig ist. Zum Schluss das Kokosöl unterrühren.

➤ Wenn Sie dieses Gericht als Hirsepilaw essen wollen, dann können Sie es jetzt mit Ihrer Lieblingsgemüsebeilage servieren.

➤ Wenn Sie lieber Hirsebrot mögen, die gekochte Hirse etwa 15 Minuten abkühlen lassen. Den Backofen auf 180 °C vorheizen. Eine Brotbackform einfetten. Die abgekühlte Hirse in die Form geben und 15 Minuten backen. Das Hirsebrot aus dem Ofen nehmen und abkühlen lassen.

➤ Schneiden Sie es wie herkömmliches Brot in Scheiben und bestreichen Sie die Scheiben mit etwas Kokosöl, frischer Butter oder Ghee. Servieren Sie Salat oder eine Gemüsesuppe dazu.

GETREIDEFREIES ROSMARINBROT

Zubereitungszeit: 30 Minuten Vorbereitung, 15–30 Minuten Backzeit
Portionen: 6–8

Dies ist ein schnelles, flexibles und einfaches Brotrezept, das garantiert gelingt! Wenn Sie sich erst seit Kurzem getreidefrei ernähren und Brot vermissen, dann haben Sie mit diesem Brot einen prima Ersatz.

Man kann mit diesem einfachen Brotrezept eine Menge machen: Wenn Sie beispielsweise die Gewürze (Rosmarin, Thymian, Fenchel und Pfeffer) weglassen, so erhalten Sie ein wunderbar geschmacksneutrales Sandwich-Brot. Oder Sie machen eine süße Variante mit Zimt, Kardamom und einem Löffel Honig daraus. Wenn Sie erst einmal mehr Erfahrung mit diesem Rezept haben, können Sie kreativ werden und immer wieder neue Geschmacksnuancen ausprobieren!

Zutaten:

1 EL Rosmarin, getrocknet
3 Tassen Kokosmehl · ¾ Tasse Mandelmehl
½ Tasse Hanfmehl · 1 TL Backnatron
1½ TL Thymian
1 TL Fenchel, gemahlen
½ TL Meersalz
½ TL schwarzer Pfeffer, gemahlen
¼ Tasse Kokosöl
2 EL Honig
2 EL Apfelessig
6 Eier

Zubereitung:

➤ Den Backofen auf 180 °C vorheizen.
➤ Den Rosmarin fein zerstoßen. Alle trockenen Zutaten – einschließlich Kräutern, gemahlenem Fenchel, Meersalz und Pfeffer in einer Küchenmaschine oder in einer Schüssel mit einem Löffel vollständig vermischen.
➤ Die feuchten Zutaten, also das Kokosöl, den Honig, den Apfelessig und die Eier, zu den trockenen Zutaten geben und alles gut vermischen. Wenn Sie möchten, können Sie den

Teig kosten und beliebig abschmecken, denn das gebackene Brot wird ähnlich schmecken. Wenn Sie erfahrener sind, optimieren Sie den Geschmack durch Kräuter, Salz und Pfeffer.

➤ Den Teig in eine Brotbackform füllen und im Ofen 15–30 Minuten backen. Schauen Sie unbedingt nach 15 Minuten in den Ofen. Sobald Sie den typischen Geruch nach frischem Brot riechen, ist es an der Zeit nachzusehen. Öffnen Sie den Ofen und prüfen Sie, ob das Brot oben und an den Rändern schon braun ist. Dieses Brot kann ganz schön braun werden, ohne dabei zu verbrennen. Falls Sie aber ein »saftigeres« Brot möchten, dann nehmen Sie es aus dem Ofen, wenn es beginnt, an den Ecken goldbraun zu werden.

➤ Stechen Sie mit einem sauberen Messer in die Mitte. Wenn die Klinge beim Herausziehen sauber ist, dann ist das Brot fertig. Haben Sie keine Angst, einen Schnitt in das Brot zu machen, um zu sehen, ob es fertig ist, wenn Sie das erste Mal backen sollten! Sie können es immer wieder in den Ofen schieben, wenn es noch ein paar Minuten brauchen sollte.

Serviervorschlag: Das Brot können Sie mit frischer Butter, Kokosöl oder ihrem Lieblingsfruchtaufstrich servieren.

GETREIDEFREIES »ROGGEN«-BROT

Zubereitungszeit: 15 Minuten für den Teig, 20 Minuten Backzeit
Portionen: 6–8

Dieses schnelle und einfache Rezept ist eine Neuinterpretation von traditionellen Roggenbroten, aber ohne Gluten und Getreide! Das Brot ist herzhaft und kann an sich schon eine ganze Mahlzeit sein. Schneiden Sie es in Scheiben und essen Sie Ihren Lieblingsdip dazu. Oder Sie bereiten kleine Sandwiches daraus zu, dann sollten Sie nicht zu viel Belag wählen.

Finden Sie heraus, auf welche Art und mit was Ihnen dieses Brot am besten schmeckt! Es ist getreidefrei, und wenn Sie für selbst gemachtes Mehl zuerst die Mandeln und Leinsamen einweichen (anschließend trocknen und mahlen), dann wird das Brot auch leichter verdaulich. Wir haben dieses Rezept bewusst ohne Eier kreiert, da wir Menschen mit bestimmten Verdauungsbeschwerden oder Veganern eine eifreie Alternative bieten wollten.

Zutaten:

1 Tasse Leinsamenmehl · ⅔ Tasse Mandelmehl
⅔ Tasse Kokosmehl · ¾ Tasse Wasser
4 EL Kümmelsamen
2 EL Olivenöl
1 EL Honig · 1 EL Ahornsirup
2 EL Apfelessig
1½ TL Kreuzkümmel, gemahlen
1 TL Meersalz
½ TL Backnatron

Zubereitung:

➤ Den Backofen auf 180 °C vorheizen.

➤ Alle Zutaten in eine Küchenmaschine, einen Mixer oder eine Backschüssel geben und alles zu einem geschmeidigem Teig verarbeiten.

➤ Den Teig in eine Brotbackform füllen und im Backofen 15–30 Minuten backen. Beachten Sie, dass dieses Brot nicht wie glutenhaltiges Brot aufgehen wird (selbst wenn Sie zusätzlich Eier verwenden sollten). Wenn Ihr Brot also wie ein Sandwichbrot aussehen soll, dann befüllen Sie Ihre Brotbackform entsprechend hoch.

➤ Schauen Sie unbedingt nach 15 Minuten in den Ofen. Sobald Sie den typischen Geruch nach frischem Brot riechen, ist es an der Zeit nachzusehen. Öffnen Sie den Ofen und prüfen Sie, ob das Brot oben und an den Rändern schon braun ist. Dieses Brot kann ganz schön braun werden, ohne dabei zu verbrennen. Falls Sie aber ein »saftigeres« Brot möchten, dann nehmen Sie es aus dem Ofen, wenn es beginnt, an den Ecken goldbraun zu werden.

➤ Stechen Sie mit einem sauberen Messer in die Mitte. Wenn die Klinge beim Herausziehen sauber ist, dann ist das Brot fertig. Haben Sie keine Angst, einen Schnitt in das Brot zu machen, um zu sehen, ob es fertig ist, wenn Sie das erste Mal backen sollten! Sie können es immer wieder in den Ofen schieben, wenn es noch ein paar Minuten brauchen sollte.

Serviervorschlag: Das Brot mit frischer Butter, Kokosöl oder Ihrem Lieblingsfruchtaufstrich (zuckerfrei!) servieren. Auch prima als Appetizer in kleinen Scheibchen mit Pastete oder als Mini-Sandwiches.

GETREIDEFREIE PFANNKUCHEN UND WAFFELN

Zubereitungszeit: 10 Minuten
Portionen: je nach Größe 6–10 Pfannkuchen oder Waffeln

Gibt es eigentlich jemanden, der keine Pfannkuchen oder Waffeln mag? Wenn Sie sich glutenfrei oder nach Paläo ernähren oder eine medizinische Diät bei Reizdarmsyndrom einhalten müssen, dann verzweifeln Sie nicht! Sie können dieses beliebte Frühstück trotzdem genießen.

Diese Pfannkuchen/Waffeln sind superlecker und werden Ihrem Gaumen schmeicheln. Sie sind bei Kindern und Erwachsenen gleichermaßen beliebt. Obwohl Sie nicht so locker sind wie traditionelle Pfannkuchen/Waffeln, kommen sie ihnen doch ziemlich nahe. Die Gewürze in diesem Rezept sorgen für zusätzliche geschmackliche Ausgewogenheit, sodass Sie sich schon nach 2 oder 3 Portionen angenehm satt fühlen werden.

Zutaten:

1 TL Honig oder 3 Datteln
3 EL Kokosmilch
3 EL Kokosöl (alternativ Butter oder Ghee)
3 Eier
2 EL Kokosmehl (oder Mandelmehl)
2 TL Zimt, gemahlen
2 TL Kardamom, gemahlen
1 TL Piment, gemahlen
1 TL Meersalz

Zubereitung:

➤ Sie können diese Pfannkuchen und Waffeln auf dem Herd oder im Backofen zubereiten. Den Backofen auf 180 °C vorheizen, wenn Sie beides im Ofen backen möchten.
➤ Wenn Sie Datteln statt Honig verwenden: Alle Zutaten in der Küchenmaschine mischen. Die Datteln, die Kokosmilch, das Kokosöl und die Eier in dieser Reihenfolge hinzufügen und pürieren. Die restlichen Zutaten dazugeben und alles gut durchmixen.
➤ Wenn Sie weder Küchenmaschine noch Mixer besitzen, dann ist es einfacher, Honig als Zutat zu verwenden. Den Honig zusammen mit dem Kokosöl in einem Topf zerlassen. Die warme Mischung lässt sich leichter verarbeiten.

➤ Die Eier, die Kokosmilch, die Honig-Kokosöl-Mischung in eine Rührschüssel geben und gut verquirlen. Den Rest der Zutaten hinzufügen und alles gut vermischen.

➤ Nun haben Sie die Qual der Wahl – Pfannkuchen oder Waffeln? Pfannkuchen sind supereinfach und schnell in der Pfanne zuzubereiten. Zuerst Butter, Ghee oder Kokosöl in einer Pfanne erhitzen (damit sie nicht an der Pfanne haften), den Teig portionsweise dazugeben und auf beiden Seiten goldbraun braten. Heather verwendet für Waffeln gerne Silikonwaffelformen, die Sie beispielsweise im Internet bestellen können. Die Formen einfach mit Teig füllen, auf einen Backrost stellen und im Ofen 5–10 Minuten backen.

Pfannkuchen-Tipp: Wenn Sie die Pfannkuchen in der Pfanne zubereiten, sollten Sie sie wenden, wenn sich an der Oberfläche Blasen bilden oder wenn ein Pfannenwender leicht unter den Pfannkuchen gleitet.

Waffel-Tipp: Die meisten Waffeleisen haben giftige Antihaftbeschichtungen, damit sie einfacher zu benutzen sind. Obwohl Waffeleisen leicht zu bedienen sind, sollten Sie daher lieber Silikonwaffelformen ausprobieren, um weniger Schadstoffe aufzunehmen.

Serviervorschlag: Diese Pfannkuchen und Waffeln schmecken sehr lecker mit Ahornsirup, wenn Sie ihn mögen. Falls nicht, dann essen Sie Honig, Butter, Kokosöl oder Früchte dazu. Auch pürierte Erdbeeren sind ein toller Ersatz für Ahornsirup (dann noch ein paar Datteln hinzufügen, wenn Sie es besonders süß mögen). Die Pfannkuchen und Waffeln harmonieren auch gut mit der Zimt-Orangen-Kokos-Butter (siehe folgendes Rezept Seite 328).

GETREIDEFREIER ORANGEN-KOKOS-LEBKUCHEN

Zubereitungszeit: 20 Minuten, 30–45 Minuten Backzeit
Portionen: 8–10 Scheiben

Dies ist ein leicht süßliches Brot, sehr einfach in der Zubereitung und eine wunderbare Alternative zu Muffins und Donuts. Es ist voller Protein und Gewürze, welche die Verdauung fördern und die Stimmung heben – eine köstliche Leckerei für jede Tageszeit.

Pur oder mit etwas Zimt und Kokosöl verfeinert ist das Brot ein herrlicher Genuss, der nach Weihnachten schmeckt.

Zutaten für den Lebkuchen:

6 Datteln (alternativ ¼ Tasse Honig oder 2 pürierte Bananen)
¾ Tasse Kokosmehl
6 Eier · 6 EL Kokosöl
⅓ Tasse Wasser
1 TL Vanille, gemahlen
¼ TL Bockshornklee, gemahlen
2 TL Zimt, gemahlen
1 TL Backnatron
1 TL Meersalz
½ TL Kardamom, gemahlen
¼ TL Nelken, gemahlen
¼ TL Ingwer, gemahlen

Zubereitung:

➤ Den Backofen auf 180 °C vorheizen.
➤ Eine Brotbackform mit Kokosöl oder frischer Butter einfetten.
➤ Alle Zutaten in einer Küchenmaschine, einem Mixer oder in einer Backschüssel vermischen und zu einem geschmeidigem Teig verarbeiten. In der Backschüssel am besten Honig statt Datteln verwenden.
➤ Den Teig in die Brotbackform füllen und im Ofen 30–45 Minuten backen. Zwischendurch die Garprobe mit einem kleinen Holzspieß oder einer Gabel machen, indem Sie in die Mitte des Brots stechen. Wenn das Holzspießchen oder die Gabelzinken sauber herauskommen, dann ist das Brot fertig.

➤ Das Brot könnte zu trocken werden, wenn Sie es zu lange im Ofen lassen. Und wenn Sie es lieber etwas »saftiger« mögen, dann können Sie es auch schon nach 25 Minuten aus dem Ofen nehmen. Drücken Sie mit dem Finger auf die Oberfläche, und wenn sie ziemlich fest ist, dann ist das Brot fertig.

➤ Das fertige Brot aus dem Ofen nehmen und abkühlen lassen. Das Brot aus der Form lösen, in Scheiben schneiden und entweder pur, mit Kokosöl, Butter, Apfelmus oder Zimt-Orangen-Kokos-Butter genießen.

Zutaten für Zimt-Orangen-Kokos-Butter:

½ Tasse Kokosöl
¼ Tasse Datteln
2 EL Vanille, gemahlen
2 EL frisch gepresster Orangensaft
1 EL Zimt, gemahlen
½ TL Meersalz

Zubereitung:

➤ Alle Zutaten in einen Mixer oder in eine Küchenmaschine geben und fein pürieren.

Serviervorschlag: Schmeckt wunderbar als Brotaufstrich – und noch besser, wenn Sie das Brot vor dem Verzehr kurz auf niedrigster Stufe im Backofen aufwärmen. Mit Orangenscheiben garnieren.

SÜSSES BUCHWEIZENBROT

Zubereitungszeit: 15 Minuten Vorbereitung, 15 Minuten Backzeit
Portionen: 8–10 Scheiben

Dies ist eine Art Dessertbrot. Es ist leicht sättigend und schmeckt auch Kindern sehr gut. Beachten Sie, dass Sie die Buchweizenflocken am Vorabend einweichen sollten (8–12 Stunden; siehe Anleitung auf Seite 279).

Zutaten:

3 Tassen eingeweichte Buchweizenflocken
1 Tasse Wasser (wenn nötig, mehr hinzufügen)
1 EL Vanille, gemahlen · 1 TL Meersalz
2 EL Zimt, gemahlen (Wenn Sie Zimt mögen, können Sie gerne mehr nehmen, denn Zimt wirkt gegen Pilzbefall.)
1 EL Ghee, Kokosöl oder frische Butter

Zubereitung:

➤ Den Backofen auf 180 °C vorheizen.

➤ Eine Brotbackform mit Ghee, Kokosöl oder frischer Butter einfetten.

➤ Die Buchweizenflocken nach Packungsangabe wie Porridge zubereiten. (Wenn Sie die Buchweizenflocken vorher einweichen, wird nach dem Abgießen noch Wasser übrig bleiben. Das ist in Ordnung, da das Rezept dies berücksichtigt.)

➤ Dann alle anderen Zutaten hinzufügen und das Ganze köcheln lassen, bis die Buchweizenflocken durchgekocht sind.

➤ Den Buchweizenflockenbrei etwa zwei Fingerbreit in eine Brotbackform füllen. Im Backofen 15 Minuten backen, dann herausnehmen und entweder warm oder abgekühlt servieren. Die Reste im Kühlschrank aufbewahren.

➤ Je länger Sie das Brot backen, desto trockener wird es. Wenn Sie ein besonders trockenes Ergebnis haben wollen, dann senken Sie die Ofentemperatur und lassen das Brot etwas länger drin. Sie können es auch aus der Form nehmen, in Quadrate schneiden und zum Trocknen in ein Dörrgerät legen.

➤ Dieses Rezept kann auch pikant als Fladenbrot zubereitet werden, indem man den Zimt und das Süßungsmittel durch Kräuter, Gewürze und Meersalz oder Herbamare® ersetzt. Schmeckt auch toll als Sandwich oder »Toast« mit Butter oder Ghee.

SÜSSES QUINOABROT

Zubereitungszeit:
15 Minuten Vorbereitung, 15–20 Minuten Backzeit
Portionen: 8–10 Scheiben

Dies ist ebenfalls eine Art Dessertbrot. Es ist sehr leicht und dennoch sättigend. Beachten Sie, dass Sie die Quinoaflocken am Vorabend einweichen sollten (8–12 Stunden; siehe siehe Anleitung auf Seite 279).

Zutaten:

3 Tassen eingeweichte Quinoaflocken
1 Tasse Wasser (wenn nötig, mehr hinzufügen)
1 EL Vanille, gemahlen
1 TL Meersalz
2 EL Zimt, gemahlen (Wenn Sie Zimt mögen, können Sie gerne mehr nehmen, denn Zimt wirkt gegen Pilzbefall.)
1 EL Ghee

Zubereitung:

➤ Den Backofen auf 180 °C vorheizen.

➤ Eine Brotbackform mit Ghee einfetten.

➤ Die Quinoaflocken nach Packungsangabe wie Porridge zubereiten. (Wenn Sie die Quinoaflocken vorher einweichen, wird nach dem Abgießen noch Wasser übrig bleiben. Das ist in Ordnung, da das Rezept dies berücksichtigt.)

➤ Dann alle anderen Zutaten hinzufügen und das Ganze köcheln lassen, bis die Quinoaflocken durchgekocht sind.

➤ Den Quinoaflockenbrei etwa zwei Fingerbreit in eine Brotbackform füllen. Im Backofen 15 Minuten backen, dann herausnehmen und entweder warm oder abgekühlt servieren. Reste im Kühlschrank aufbewahren.

➤ Je länger Sie das Brot backen, desto trockener wird es. Wenn Sie ein besonders trockenes Ergebnis wollen, dann senken Sie die Ofentemperatur und lassen Sie das Brot etwas länger drin. Sie können es auch aus der Form nehmen, in Quadrate schneiden und zum Trocknen in ein Dörrgerät geben.

➤ Dieses Rezept kann auch pikant als Fladenbrot zubereitet werden, indem man den Zimt und das Süßungsmittel durch Kräuter, Gewürze und Meersalz oder Herbamare® ersetzt. Schmeckt auch toll als Sandwich oder »Toast« mit Butter oder Ghee.

Tipp: Das Brot schmeckt sowohl warm als auch kalt. Geben Sie nach Geschmack Süßungsmittel dazu, entweder 1 Esslöffel Steviapulver oder ¼ Tasse Honig, bevor der Brei in die Form kommt.

Snacks

Pflanzliche Milch aus Nüssen oder Samen ist eine gute Alternative zu Kuhmilch. Sie schmeckt als Getränk oder passt zu Müsli, Smoothies, Desserts oder cremigen Suppen. Nussmilch kommt in unseren Rezepten nicht sehr häufig vor, aber das Rezept »Süßer Blaubeer-Bananen-Proteinshake« verlangt Mandelmilch als Zutat, daher wollten wir Ihnen eine günstige, gesunde Alternative zu käuflichen Produkten bieten.

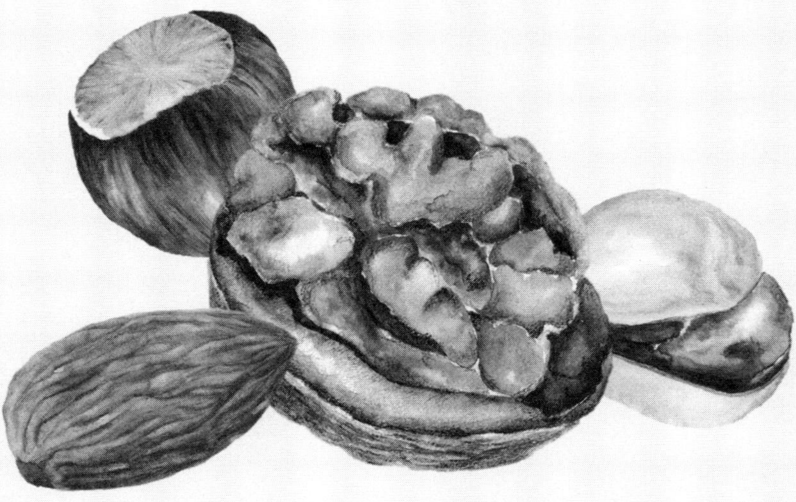

EINFACHE PFLANZLICHE MILCH AUS NÜSSEN ODER SAMEN

Zubereitungszeit: 5 Minuten, plus Einweichzeit
Portionen: 4 Tassen

Wenn man an alle fraglichen Zusatzstoffe denkt – Carrageen, Harze, nicht näher bezeichnete »natürliche Aromen« –, dann verliert man jegliche Lust, Nussmilch im Laden zu kaufen. Die gute Nachricht ist, dass man sie *ganz* leicht selbst herstellen kann! Es ist im Grunde so leicht wie das Einweichen von Nüssen. (Wenn Sie Ihre eigene Kokosmilch machen wollen, dann folgen Sie der Anleitung, die Sie im Rezept vom Lebkucheneis weiter hinten im Kapitel finden.) Beachten Sie, dass Sie die Nüsse und Samen am Vorabend einweichen sollten (8–12 Stunden; siehe Anleitung auf Seite 279).

Zutaten:

1 Tasse eingeweichte Nüsse oder Samen – beispielsweise Leinsamen, Sonnenblumenkerne, Walnüsse, Paranüsse, Mandeln oder Haselnüsse
3–4 Tassen Quellwasser (zuerst 3 Tassen, dann nach Bedarf mehr nehmen)
Optional: **1 TL Honig, 1–2 Datteln oder etwas Stevia hinzufügen, wenn Sie es süß mögen.**
Optional: **1 TL gemahlene Vanille hinzufügen, wenn Sie eine Vanillenuss- oder Vanillesamenmilch haben möchten.**

Zubereitung:

➤ Das Einweichwasser abgießen und die eingeweichten Nüsse und Samen zusammen mit 3 Tassen frischem Wasser in einem Mixer gut pürieren. Eventuell etwas mehr Wasser dazugießen und die Milch nach Belieben mit Süßungsmittel oder gemahlener Vanille abschmecken.
➤ Die Milch durch ein feines Sieb in eine Edelstahlschüssel abgießen.
➤ Die Nuss- oder Samenmasse durch das Sieb drücken, um die gesamte verbleibende Flüssigkeit in die Schüssel zu pressen. Sie können den restlichen Trester für Cracker-Rezepte (siehe Rezepte Seite 336) oder Keks-Rezepte aufheben. Oder geben Sie ein paar Kräuter, Gewürze und Meersalz dazu und dörren oder backen Sie daraus einen knusprigen Snack.
➤ Die Milch ist im Kühlschrank in einem luftdichten Behälter etwa 4 Tage lang haltbar. Falls Sie sie nicht so schnell aufbrauchen, können Sie die Milch auch einfrieren.

SÜSS-PIKANTER WALNUSS-DATTEL-MIX

Zubereitungszeit: 5 Minuten, plus Einweichzeit
Portionen: 6–8

Heather stieß zufällig auf dieses Rezept, während sie sehr viel Stress hatte und nach etwas suchte, das ihr Halt geben und außerdem ihre Kreativität fördern würde. Nahrung ist eine Form der Selbstliebe und hilft ihr, in hektischen Zeiten ruhig zu bleiben. Und was gibt es Besseres, als an stressigen Tagen ein superschnelles Rezept zur Hand zu haben, das Gelassenheit und Zufriedenheit schenkt? Dieses Rezept ist der Retter in der Not!

Der Snack ist voll von heilenden Gewürzen und lässt an Indien und Marokko denken. Die Gewürze in diesem Rezept harmonieren wunderbar miteinander und wirken alle entzündungshemmend. Wenn Sie Probleme mit PMS haben, Gelenkbeschwerden oder eine andere Entzündung im Körper, dann könnte dies der perfekte Snack für Sie sein.

Kurkuma ist ein wunderbarer Entzündungshemmer, wenn man an Arthritis, Schwellungen, entzündlichen Reaktionen oder Autoimmunreaktionen leidet. Im Übrigen ist dieses Gewürz großartig für Ihre Haut und ein tolles Mittel gegen Falten. Außerdem hat es eine schützende Wirkung gegen UV-Strahlung.[1]
Fenchel ist ein weiteres Gewürz, das bei Arthritis helfen kann. Es kann zudem Koliken und Krämpfe lindern (ja, auch Menstruationskrämpfe). Es hilft bei Verdauungsproblemen und wirkt entzündungshemmend.[2]
Ingwer ist ein weiteres entzündungshemmendes Gewürz, das bei Arthritis, Übelkeit und Migräne helfen kann. Außerdem unterstützt es die Verdauung.[3]
Schwarzer Pfeffer galt im Mittelalter aus gutem Grund als »König der Gewürze«. Indischer schwarzer Pfeffer ist besonders reich an Inhaltsstoffen, welche die Verdauung fördern. Wenn Ihr Darm also etwas träge ist, so kann ihm Pfeffer auf die Sprünge helfen. Pfeffer wirkt entzündungshemmend, genau wie der Rest der »Spice Girls« in diesem Rezept. Es kann passieren, dass die hormonellen Veränderungen, die im Körper einer Frau in den Tagen vor der Periode stattfinden, Entzündungen begünstigen. Das ist oftmals die Ursache von PMS, Menstruationskrämpfen, Schwellungen und anderen menstruellen Symptomen.[4]

Die milde Süße der Datteln in diesem Rezept wird durch die pikanten Gewürze gut ausbalanciert. Dieser Snack hilft, den Heißhunger auf Süßes zu befriedigen, ohne den Körper aus dem Gleichgewicht zu bringen.

Beachten Sie, dass Sie die Nüsse am Vorabend einweichen sollten (8–12 Stunden; siehe Anleitung auf Seite 279).

Zutaten:

2 Tassen eingeweichte Walnüsse
½ TL Meersalz
¼ TL Kurkuma
¼ TL Fenchel, gemahlen
¼ TL Ingwer, gemahlen
¼ TL Pfeffer, gemahlen
4 Medjool-Datteln, gehackt (Wenn Sie es nicht so süß mögen, können Sie weniger Datteln verwenden oder sie sogar weglassen. Dieses Rezept ist flexibel.)

Zubereitung:

➤ Die eingeweichten Nüsse abgießen und die Gewürze dazugeben. Sie können die Nüsse zuvor hacken oder so belassen. Dann die gehackten Datteln hinzufügen und alles gut verrühren.

➤ Schon ist alles fertig!

Serviervorschlag: Dieser leckere Snack ist perfekt, um den Blutzuckerspiegel stabil zu halten, den Gaumen zu erfreuen und der Seele etwas Gutes zu tun.

WÜRZIGE SESAMCRACKER

Zubereitungszeit: 5–10 Minuten, plus Zeit zum Einweichen und Trocknen
Portionen: je nach Größe 15–24 Cracker

Diese köstlichen Cracker werden auch Ihren Freunden schmecken, die mit gesunder Ernährung nicht so viel am Hut haben. Wer Rohkost liebt und ein Dörrgerät besitzt, bereitet die Cracker roh zu. Und diejenigen, die kein Dörrgerät haben, können sie auch im Backofen backen.

Wenn Sie noch nie von Tahin gehört haben sollten: Das ist Sesammus, das viele so lieben und als Alternative zu Erdnussbutter verwenden. Man kann es in vielen Läden kaufen, im Biosupermarkt oder überall dort, wo es internationale Spezialitäten gibt.

Beachten Sie, dass Sie die Nüsse und Samen am Vorabend einweichen sollten (8–12 Stunden; siehe Anleitung auf Seite 279).

Zutaten:

1 Tasse eingeweichte Nüsse – beispielsweise Mandeln, Walnüsse oder Macadamianüsse
¼ Tasse Kokosöl · ¼ Tasse Tahin
1 TL Thymian, getrocknet
1 TL Oregano, getrocknet
1 TL Basilikum, getrocknet
1 TL Meersalz · Herbamare® oder Meersalz

Zubereitung:

➤ Die eingeweichten Nüsse abgießen. Die Nüsse in ein Dörrgerät geben und bei 42 °C in 2–4 Stunden trocknen lassen. Alternativ können Sie die Nüsse auch im Backofen bei niedrigster Stufe dörren lassen. Im Ofen geht das Ganze sehr viel schneller, deshalb nach 10 Minuten und dann nochmal nach 15–20 Minuten prüfen, wie weit sie sind. Sofort aus dem Ofen nehmen, wenn die Nüsse trocken sind.

➤ Alle Zutaten bis auf Herbamare® in einer Küchenmaschine oder in einem Mixer pürieren.

➤ Die Mischung mit einem großen Löffel portionsweise in kleinen Häufchen auf Backpapier tropfen lassen. Dann je 1 Prise Herbamare® oder Meersalz über die Cracker streuen.

➤ Die Cracker in ein Dörrgerät geben und bei 42 °C etwa 24–48 Stunden trocknen lassen, bis sie die gewünschte Festigkeit erreicht haben. Wenn Sie kein Dörrgerät besitzen oder die Cracker schneller fertig sein sollen, dann können Sie sie auch auf niedrigster Stufe im Backofen trocknen, bis sie knusprig wie typische Cracker sind. Wenn sie etwas weicher sein sollen, dann nehmen Sie die Cracker früher aus dem Ofen. Die eher weichen Cracker am besten im Kühlschrank aufbewahren, damit sie ihre Form behalten.

➤ Sie halten sich im Kühlschrank 2 Wochen und im Tiefkühlfach 2 Monate.

SELLERIE-BASILIKUM-CRACKER

Zubereitungszeit: 30 Minuten, plus Zeit zum Einweichen und Trocknen
Portionen: 24–30 Cracker

Dieses Cracker-Rezept enthält mehr Gemüse als Nüsse, wodurch sie viel leichter und bekömmlicher als die rohen Cracker sind, die man sonst kennt.

Beachten Sie, dass Sie die Nüsse und Samen am Vorabend einweichen sollten (8–12 Stunden; siehe Anleitung auf Seite 279). Alle Nüsse können Sie in eine Schüssel geben, die Leinsamen sollten Sie gesondert einweichen. Wenn Sie Leinsamen einweichen, entsteht ein dickes, zähflüssiges Gel, das dafür sorgt, dass die Kräcker nicht auseinanderfallen.

Zutaten:

5 Tassen Staudensellerie, gehackt
2 Tassen frisch gehacktes Basilikum
1 Tasse frische Schnittlauchröllchen
1 kleiner Kürbis
1 Tasse eingeweichte Walnüsse, Sonnenblumenkerne, Macadamianüsse oder Paranüsse
1 Tasse eingeweichte Mandeln
1 Tasse eingeweichte Leinsamen
1 Stück frischer Ingwer (3 EL gewürfelt)
2 TL Herbamare®
½ Tasse Wasser

Zubereitung:

➤ Alle Zutaten in einer Küchenmaschine oder in einem Mixer fein pürieren.

➤ Backpapier mit Ghee oder Kokosöl einfetten und den Crackerteig etwa 1 cm dick darauf mit etwas Abstand verteilen.

➤ Die Cracker in ein Dörrgerät geben und bei 40–42 °C in 24–48 Stunden vollständig trocknen lassen. Wenn Sie kein Dörrgerät besitzen oder die Cracker schneller fertig sein sollen, dann können Sie sie auch auf niedrigster Stufe im Backofen dörren lassen, bis sie die gewünschte Festigkeit erreicht haben. Das kann schon nach 10–20 Minuten der Fall sein. Also bleiben Sie in Ofennähe oder stellen Sie die Küchenuhr.

➤ Um das Dörren zu beschleunigen, können Sie die Cracker zwischendurch wenden. Warten Sie am besten damit, bis die Cracker größtenteils trocken sind und sich leicht vom Backpapier lösen lassen. Wenn sie zu feucht sind, bleiben sie am Backpapier haften.

PINK PICKLES

Zubereitungszeit: 30 Minuten
Portionen: 3

Sauer eingelegtes Gemüse selbst zu machen, ist ganz leicht und dazu noch sehr preiswert! Und es ist eine tolle Methode, um Rohkost zuzubereiten, die Ihrer Verdauung höchst förderlich ist und Ihr Immunsystem stärkt. Hier ist also ein leicht süßes (und saures) Rezept für Gemüsepickles.

Zutaten:

4 Süßkartoffeln · 1 Kopf Rotkohl
½ Tasse Kelp-Algen
½ Zwiebel, gehackt
1 Stück frischer Ingwer (2 EL gewürfelt)
1 Tasse frisch gehackter Dill
½ Tasse frisch gehacktes Basilikum
1 TL Meersalz

Optional: Es ist nicht unbedingt nötig, probiotische Kulturen hinzuzufügen, doch es steigert die gesundheitliche Wirkung der Pickles. Wenn Sie möchten, wählen Sie eine der folgenden Möglichkeiten:

- 6 EL probiotische Flüssigkeit (wie etwa Rechtsregulat) aus dem Reformhaus oder Bioladen oder Kokos-Kefir
- 6 EL Flüssigkeit von fertigen Pickles
- Inhalt von 2 probiotischen Kapseln oder ½ TL probiotisches Pulver

Zubereitung:

➤ Süßkartoffeln, Rotkohl, Algen, Zwiebel und Ingwer in einer Küchenmaschine zerkleinern oder mit einem Gemüsehobel in Julienne-Streifen hobeln. Dann alles in eine große Edelstahlschüssel geben.

➤ Für die Marinade etwa 1 Tasse von den Gemüsestreifen, den Dill und das Meersalz in eine Küchenmaschine oder einen Mixer geben und pürieren. Dabei so viel Quellwasser dazugießen, bis die Masse die Konsistenz von einer Guacamole hat. Dann *nach Belieben* probiotische Kulturen hinzufügen.

- Die Gemüsestreifen mit der Marinade gut vermischen. Mit einem Trichter können Sie die Gemüse-Marinade-Mischung in saubere Schraubdeckelgläser (oder Einmachgläser) füllen. Pressen Sie so viel wie möglich rein, sodass alles luftdicht abgeschlossen ist.
- Etwas Wasser hinzufügen, sodas das Gemüse bedeckt ist (es sollte nicht mit Luft in Berührung kommen). Zum Abdecken können Sie auch ein zusammengerolltes Kohlblatt auf das Gemüse legen.
- Die Gläser fest verschließen und das Gemüse bei Zimmertemperatur 3–7 Tage stehen lassen. Nach 3 Tagen können Sie probieren. Falls es noch ein bisschen saurer sein soll, lassen Sie das Gemüse noch länger fermentieren.

Hinweise:
Falls Sie zum ersten Mal Gemüse sauer einlegen, sollten Sie ein paar Dinge beachten:

- Die meisten Menschen sind unsicher, wenn sie zum ersten Mal Gemüse sauer einlegen. Gärung ist eine uralte Methode, die schon von unseren Vorfahren benutzt wurde, um Nahrungsmittel mit guten Bakterien haltbar zu machen. Probieren Sie es einfach einmal aus!
- Man kann es riechen ... manchmal kann man es sogar riechen, wenn das Gemüse gerade erst zu gären begonnen hat. Das ist normal! Es wird auch etwas riechen, wenn Sie das Glas nach ein paar Tagen öffnen. Aber der Geruch verfliegt, sobald die Pickles ein bisschen an der Luft sind oder später auf Ihrem Teller.
- Manchmal tritt während der Fermentation etwas Flüssigkeit aus den Gläsern aus, daher ist es ratsam, ein flaches Gefäß darunterzustellen, nur zur Sicherheit.
- Wenn Ihr Gemüse oben schimmelig aussieht, dann wurde es während der Gärung wahrscheinlich der Luft ausgesetzt. Schimmel können Sie vermeiden, indem Sie sicherstellen, dass Ihr Gemüse vollständig mit Wasser bedeckt ist. Sie können auch ein Kohlblatt zur Abdeckung verwenden. Werfen Sie das Kohlblatt weg, wenn es schimmelig wird, das Gemüse darunter ist genießbar.
- Das Endergebnis sollte knackig sein und eine intensive Farbe haben. Wenn das Gemüse matschig oder farblos ist, dann ist es nicht gut fermentiert. Mit probiotischen Kulturen als Starthilfe zum Fermentieren sind Sie anfangs auf der sicheren Seite. Wenn Sie dann etwas erfahrener beim Einlegen geworden sind, können Sie diese Starthilfe auch weglassen.

Spartipp: Sie können 6 EL von den Pickles oder auch 6 EL von der übrigen Flüssigkeit abnehmen und dies für eine neue Marinade für Ihre nächsten Pickles verwenden.

- Pickles-Experten haben übrigens bemerkt, dass ihr Gemüse schlecht schmeckt, wenn sie es in einer schlechten Stimmung zubereiten. Hören Sie daher Ihre Lieblingsmusik, laden Sie Freunde ein oder lächeln Sie einfach bei der Zubereitung. Sie werden überrascht sein, wie gut Ihre Pickles durch diesen simplen Tipp schmecken werden!
- Denken Sie daran: Es ist kein besonderes Talent nötig, um Pickles zuzubereiten. Folgen Sie einfach der Anleitung, und die Natur wird den Rest erledigen! Erfahrung und Talent können dem Endresultat eine besondere Note geben.

HERZHAFTE ROTE-BETE-SCHEIBEN ODER -CHIPS

Zubereitungszeit: 15 Minuten Vorbereitung, 20–25 Minuten Kochzeit
Portionen: 6–8

Das ist ein sehr vielseitiges Rezept, denn die Chips eignen sich als Beilage oder als Snack für zwischendurch. Sie schmecken sowohl süß als auch pikant – und sind außerdem ganz fix gemacht!

Zutaten:

6 mittelgroße Rote Beten (Sie können sie mit einer Gemüsebürste putzen, dabei die Schale nicht entfernen.)
2 EL Kokosöl
2 TL Thymian, getrocknet
2 TL Basilikum, getrocknet
1 TL Meersalz
1 TL schwarzer Pfeffer, gemahlen
Optional: **1 TL Knoblauchpulver oder 2 gehackte Knoblauchzehen**

Zubereitung der Rote-Bete-Scheiben:

➤ Den Backofen auf 200 °C vorheizen.
➤ Die Roten Bete in Scheiben schneiden, mit den übrigen Zutaten gut vermischen und in eine Glasbackform geben.
➤ Im Backofen 15–20 Minuten backen, bis die Scheiben weich sind.

Zubereitung der Rote-Bete-Chips:

➤ Den Backofen auf 200 °C vorheizen.
➤ Die Roten Bete in sehr dünne Scheiben schneiden oder hobeln. Je knuspriger die Chips sein sollen, desto dünner (hauchdünn wird es mit einem Hobel) sollten sie sein.
➤ Die Rote-Bete-Scheiben in eine Schüssel geben und mit den übrigen Zutaten gut vermischen.
➤ Die Scheiben auf ein Backblech oder in eine Pizzaform legen und 20–25 Minuten backen, bis sie knusprig sind.

Serviervorschlag: Die Rote-Bete-Scheiben passen hervorragend zu einem Burger, zu Lammfleisch, Hühnchen oder einem Quinoagericht. Sie halten sich im Kühlschrank 4–5 Tage. Die Chips halten sich sogar bis zu 1 Woche. Sie können die Chips auch einfrieren, wenn Sie gleich mehr zubereitet haben. Sie schmecken prima in der Schulpause oder als kleiner Imbiss zwischendurch.

EINFACHE HAUSGEMACHTE MILDE SALSA

Zubereitungszeit: 15 Minuten
Portionen: 4

Vergessen Sie Salsas aus dem Glas, die irgendwie immer Zucker oder Agavensirup enthalten. Diese hausgemachte Variante ist eine köstliche, pikante und von Natur aus süße Salsa, die sogar diejenigen mögen, die nicht sonderlich auf »gesundes« Essen stehen!

Zutaten:

250 g Kirschtomaten (Tomaten sind Nachtschattengewächse und daher verträgt sie nicht jeder.)
¼ rote Zwiebel, gehackt
¼ Tasse frisch gehackter Dill
¼ Tasse frisch gehackte Petersilie
⅛ TL Cayennepfeffer
½ TL Meersalz
Optional: **½ Avocado**
Für scharfe Salsa: **Geben Sie einfach noch mehr Cayennepfeffer, Chilipulver oder frische Jalapeño-Schoten dazu.**

Zubereitung:

➤ Die Tomaten waschen und von den Stielansätzen befreien. Alle Zutaten in einer Küchenmaschine oder in einem Mixer fein pürieren.

➤ Die Salsa in kleinen Schüsseln anrichten und zimmerwarm mit rohen Crackern oder Gemüsesticks servieren. Nach Belieben mit Meersalz oder Kräutersalz (wie besipielsweise Herbamare® oder Trocomare®) abschmecken.

Desserts

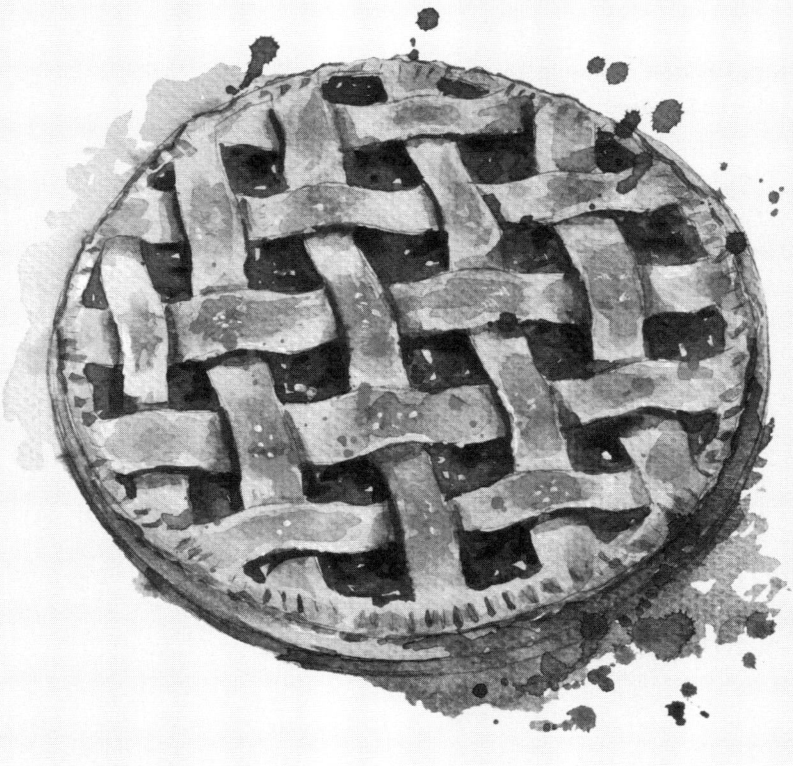

SCHOKOLADENPRALINEN

Zubereitungszeit: 15–20 Minuten, plus 1 Stunde Kühlzeit

Dies ist ein ganz einfaches Rohkostrezept. Sie müssen einfach nur alle Zutaten vermischen und das Ganze in den Kühlschrank stellen, bis es fest wird. Bereiten Sie am besten gleich eine größere Menge Pralinen zu. So haben Sie jederzeit eine gesunde Leckerei griffbereit! Zimt und Kardamom gleichen die Süße der Pralinen aus. (Beides hilft beim Sattwerden, ohne unnötiges Verlangen nach mehr!) Die Gewürze unterstützen außerdem auch Ihre Verdauung sowie die Gesundheit Ihres Darms.

Zutaten:

5 EL Honig (Wenn Sie es süßer mögen, nehmen Sie ½ Tasse Honig, bis Ihr Gaumen sich an geringere Süße gewöhnt hat.)
5 EL Kokosöl · 400 g Mandelmus
4 EL Kakaopulver, in Rohkostqualität
2 EL Vanille, gemahlen
2 EL Zimt, gemahlen
1 TL Meersalz
1 TL Kardamom, gemahlen
Optionen: **1 EL Macapulver oder 1 TL Ingwer, gemahlen**
… und natürlich viel Liebe!

Zubereitung:

➤ Den Honig und das Kokosöl in einen Topf geben und beides langsam zerlassen. Das ist äußerst wichtig! Die Zutaten dürfen nicht zu warm (über 45 °C) werden, sonst kann sich das Öl auf ungesunde Art verändern.

➤ Das Mandelmus hinzufügen und unterrühren. Dann alles mit den übrigen Zutaten gut vermischen.

➤ Wenn alles gut durchgemischt ist, schmecken Sie die Masse ab. Sie können es entweder noch etwas süßer machen oder mehr gemahlene Vanille oder Salz dazugeben.

➤ Die Pralinenmasse in eine Silikonpralinenform geben oder daraus kleine Kugeln formen. Die Pralinen nach Belieben in Kokosraspel wenden. Die Pralinen vor dem Servieren mindestens 1 Stunde im Kühlschrank fest werden lassen.

➤ Sie halten sich im Kühlschrank 2 Wochen oder mehrere Monate im Tiefkühlfach.

HALVA

Zubereitung: 15 Minuten, plus Zeit zum Einweichen und Rösten
Portionen: 20 kleine Halva-Stücke

Traditionelle Halva-Rezepte enthalten oft reichlich Zucker und Mehl, in dem natürlich jede Menge Gluten ist. Bei den Halva-Riegeln aus dem Bioladen ist das nicht viel anders. Das feste und leicht kernige Dessert bekommt erst im Kühlschrank die richtige Konsistenz.

Beachten Sie, dass Sie die Sesamsamen und das Hanfmehl am Vorabend einweichen sollten (8–12 Stunden; siehe Anleitung am Anfang des Kapitels). Weichen Sie den Sesam und das Hanfmehl in separaten Behältnissen ein. Nach dem Einweichen beides gut abspülen und den Sesam im Ofen bei niedrigster Stufe 10–15 Minuten rösten. Das geht alternativ auch im Dörrgerät bei 42 °C und dauert 2–6 Stunden.

Zutaten:

3 Tassen Tahin
1 Tasse Ghee oder frische Butter
1 Tasse eingeweichte, geröstete Sesamsamen
4 Tassen eingeweichtes Hanfmehl
2 TL Vanille, gemahlen · 1½ TL Meersalz
***Optional:* Halva schmeckt warm wie kalt gleich gut,**
also fügen Sie so viel Süßungsmittel hinzu, wie Sie möchten –
beispielsweise ½–1 TL Stevia,
¼ Tasse Honig oder 20 Medjool-Datteln.

Zubereitung:

➤ 1 Tasse Tahin mit Ghee oder frischer Butter in einen Topf geben und bei kleiner Hitze zerlassen. Das Hanfmehl dazugeben und unter ständigem Rühren erhitzen, bis es leicht braun ist. Den Rest Tahin, die gemahlene Vanille und das Meersalz hinzufügen.

➤ Das Süßungsmittel und die Sesamsamen dazugeben und gut untermischen. Wenn Sie Datteln verwenden, bereiten Sie eine Dattelpaste vor. Dafür die Datteln in heißem Wasser mindestens 30 Minuten einweichen, dann abspülen und mit einer Gabel zerdrücken oder in einer Küchenmaschine pürieren.

➤ Die Halvamasse nochmals nach Belieben mit Süßungsmittel, Meersalz, gemahlener Vanille oder Ghee abschmecken, wenn Sie noch nicht zufrieden sein sollten.

➤ Eine Glas- oder Silikonbackform mit Ghee, Butter oder Kokosöl einfetten. Die Halvamasse in die Form füllen und in den Kühlschrank stellen. Sobald die Masse fest genug ist, das Halva in kleine Vierecke schneiden.

➤ Halva schmeckt am besten, wenn es kalt aufbewahrt wird. Im Kühlschrank hält sich Halva 1 Woche und im Tiefkühlfach bis zu 2 Monate.

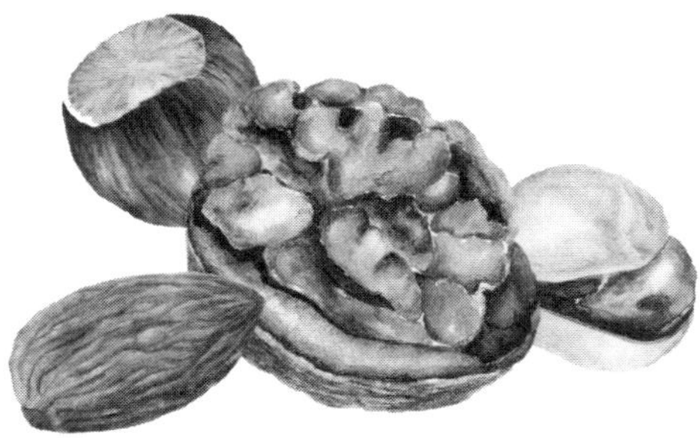

LIMETTENPUDDING

Zubereitungszeit: 10–15 Minuten
Portionen: 6–8

Der Limettenpudding schmeckt so köstlich, sodass Sie sich bestimmt wundern werden, wie gut Avocados schmecken. Lassen Sie sich überraschen!

Zutaten:

3 reife Avocados
Frisch gepresster Saft von 4 Limetten
2 EL Kokosöl
1 EL Vanillepulver, gemahlen
½ TL Meersalz
½ Tasse natürliches Süßungsmittel – wählen Sie aus den folgenden Beispielen Ihren Favoriten:

- Bio-Erythrit oder Xylit (Birkenzucker) löst kein Candida aus, Sie sollten es aber nicht verwenden, wenn Sie an Reizdarm oder anderen Verdauungsproblemen leiden
- Biohonig
- Bio-Medjool-Datteln (die Datteln entsteinen und zusammen mit ¼ Tasse heißem Wasser pürieren und mit den anderen Zutaten hinzufügen)

Zubereitung:

➤ Die Avocados halbieren und entsteinen, das Avocadofleisch in einen Mixer oder in eine Küchenmaschine geben.
➤ Die restlichen Zutaten hinzufügen und alles auf höchster Stufe so lange pürieren, bis die Masse die Konsistenz eines cremigen Puddings erreicht hat.

Varianten:

➤ Den Pudding mindestens 1 Stunde in den Kühlschrank stellen und danach servieren.
➤ Vor dem Servieren den Pudding mit Beeren (wie Erdbeeren, Blaubeeren oder Himbeeren) garnieren.
➤ Dieser Limettenpudding ist wirklich eine tolle Alternative zu Eiscreme und ungesunden Fertigpuddings.

SÜSSER KÜRBISKUCHEN

Zubereitungszeit: 45–60 Minuten, plus Zeit zum Einweichen und Backen
Portionen: 6–8

Ein ganz besonders köstlicher Kürbiskuchen, den Sie mit und auch ohne Kruste zubereiten können. Falls Sie sich für die Variante mit Kruste entscheiden, dann beachten Sie, dass Sie die Hirse am Vorabend einweichen sollten (8–12 Stunden; siehe Anleitung auf Seite 279).

Zutaten für die Füllung:

3 Tassen Kürbismasse, gekocht und gestampft
½ Tasse Wasser
2 EL Kuzu (siehe Seite 350)
1 EL Zimt, gemahlen
1 TL Kardamom, gemahlen
½ TL Meersalz
je ½ TL Piment und Ingwer, gemahlen
¼ TL Gewürznelken
¼ TL Muskatnuss, frisch gerieben
Optional: 2 EL – ¼ Tasse Honig oder 10 Medjool-Datteln

Zutaten für die optionale Kruste:

2 Tassen Wasser
1 Tasse eingeweichte Hirse
2 EL frische Butter, Ghee oder Kokosöl
2 TL Honig (optional)
2 TL Kardamom
1 TL Meersalz

Zubereitung der Füllung:

➤ Den Backofen auf 180 °C vorheizen.
➤ Falls Sie rohen Kürbis verwenden, den Kürbis in grobe Stücke schneiden. Wasser etwa 4 cm hoch in eine Glasbackform gießen, die Kürbisstücke dazugeben und in 45–60 Minuten garen.

➤ Dann den Kürbis aus dem Backofen nehmen, abkühlen lassen und pürieren.

➤ Wasser und Kuzu in einen Topf geben und bei kleiner Hitze unter ständigem Rühren auflösen. (Kuzu ist eine stärkehaltige Wurzel aus Japan, die als natürliches Bindemittel zum Kochen verwendet wird. Kuzu finden Sie im Reformhaus, Bioladen, gut sortierten Supermärkten und online.) Den pürierten Kürbis, die Gewürze und das natürliche Süßungsmittel hinzufügen.

➤ Wenn Sie keine Kruste wollen, die Kürbismischung in eine gefettete Backform geben und im Ofen 25 Minuten backen.

➤ Der Kuchen schmeckt auch ohne Kruste köstlich. Falls Sie unbedingt eine Kruste haben wollen, dann folgen Sie den nächsten Schritten.

Zubereitung der Kruste:

➤ 2 Tassen Wasser in einem Topf aufkochen. Die Hirse hinzufügen und bei mittlerer Hitze kochen lassen, bis sie gequollen und leicht durchsichtig ist. (Die gelben Flecken in den Körnern sollten verschwunden sein.)

➤ Den Topf beiseitestellen, frische Butter, Ghee oder Kokosöl sowie Honig dazugeben. Nach Belieben Honig, den Kardamom und das Meersalz hinzufügen und gut durchrühren.

➤ Die Masse gut abkühlen lassen. Dann die Mischung etwa ½ cm dick so in eine gefettete Backform füllen, dass die Hirseschicht auch die Innenseiten der Form etwas bedeckt.

➤ Diese Hirsekruste bei 180 °C etwa 10 Minuten backen. Die Backform aus dem Ofen nehmen und die Kürbisfüllung auf der Kruste verteilen. Dann den Kuchen noch weitere 25 Minuten backen. Den Kuchen abkühlen lassen, dann servieren.

ROHE SCHOKOLADENKEKSE

Zubereitungszeit: 5 Minuten, plus Zeit zum Einweichen und Trocknen
Portionen: 15–20 kleine Kekse

Diese Kekse können Sie roh als Teigplätzchen essen oder als Cookies dörren und backen, sodass man sie leicht mitnehmen kann. Wir finden beide Varianten gut, aber die rohen Teigplätzchen sind besser!

Die meisten anderen Rohkostrezepte für Schokoladenkekse verwenden Cashewnüsse und Haferflocken. Da Cashewnüsse oft schimmeln, versuchen wir sie zu vermeiden. Und für diejenigen, die aus gesundheitlichen Gründen auf Stärke verzichten müssen, wollten wir eine stärkefreie Alternative anbieten.

Wenn Sie diese Kekse machen wollen, dann beachten Sie, dass Sie die Nüsse am Vorabend einweichen sollten (8–12 Stunden; siehe Anleitung auf Seite 279).

Zutaten für die Kekse:

3 Tassen eingeweichte Walnüsse
3 EL Kokosöl · 1 EL Ghee
2 EL Vanille, gemahlen
⅓ Tasse Datteln (nach dem Mixen dazugeben und nach Belieben mehr, wenn Sie es süßer mögen)
1 TL Meersalz

Zubereitung der Kekse:

➤ Walnüsse, Kokosöl, Ghee und gemahlene Vanille in einen Mixer oder in eine Küchenmaschine geben und alles auf kleiner Stufe vermengen. Je nach Mixer oder Küchenmaschine eventuell ein bisschen Wasser dazugießen, um das Mixen zu erleichtern: Mit 2 EL beginnen, dann mehr hinzufügen, wenn es nötig ist. Sie werden jedoch nicht mehr als eine ¼ Tasse benötigen. Wenn Sie einen High-Speed-Mixer haben, dann brauchen Sie nur 1 EL Wasser oder sogar weniger.

➤ Die Mischung in eine Schüssel geben und etwa 30 Minuten ruhen lassen. Im Kühlschrank kann die Masse zu fest werden. Nehmen Sie die Masse daher lieber 15 Minuten vor dem Servieren heraus – es sei denn, Sie mögen eine festere Konsistenz.

➤ Für Kekse den Teig mit einem großen Löffel in kleinen Häufchen auf Backpapier verteilen und etwas flach drücken. Dann im Dörrgerät bei 45 °C in 8 Stunden trocknen lassen. (Oder im Ofen auf niedrigster Stufe backen. Dann nach 8–10 Minuten prüfen, ob die Kekse immer noch weich sind und ganz bleiben, wenn sie vom Backblech genommen werden.)

➤ Wenn Sie die Kekse roh oder weich mögen, können Sie zusätzlich 5–6 Schokoladensplitter hineindrücken (siehe Rezept).

➤ Für rohe Teigplätzchen den Teig zu Kugeln formen und bis zum Servieren kalt stellen. Die fertigen Teigbällchen oder Kekse halten sich im Kühlschrank bis zu 2 Wochen oder im Tiefkühlfach bis zu einigen Monaten.

Zutaten für Schokoladensplitter:

¼ Tasse Medjool-Datteln (alternativ 1 EL Honig)
½ Tasse Kakaobutter
¼ Tasse rohes Kakaopulver, frisch gemahlen aus Kakaobohnen (Für mehr Geschmack mahlen wir die Bohnen in einem Blendtec-Mixer. Wenn Sie keine Bohnen zur Hand haben, Kakaopulver in Rohkostqualität verwenden.)
¼ TL Meersalz

Zubereitung der Schokoladensplitter:

➤ Die Datteln in einer Küchenmaschine oder in einem Mixer fein pürieren.

➤ Die Kakaobutter in einem Topf bei kleiner Hitze erhitzen.

➤ Das Kakaopulver, die Datteln und das Meersalz hinzufügen und alles gut vermischen. Den Topf beiseitestellen und die Mischung abkühlen lassen.

Zwei Alternativen – Stücke oder Splitter:

➤ **Für Stücke:** Ein Backblech mit Backpapier auslegen. Die abgekühlte Schokolade flach auf das Backpapier streichen und abkühlen lassen, bis sie fest ist. Dann die Schokolade mit einem Messer in Stücke schneiden.

➤ **Für Splitter:** Die warme und halbfeste Schokolade in einen Spritzbeutel geben und in Minitropfen auf das Backpapier spritzen. Die Minitropfen zum Festwerden in den Kühlschrank stellen.

LEBKUCHENEIS

Zubereitungszeit: 15 Minuten Vorbereitung,
2–6 Stunden Kühlzeit, 22–35 Minuten Gefrierzeit in der Eismaschine
Portionen: 6

Eine köstliche Vanilleeis-Variante, die durch Gewürze wie Zimt, Piment und Kardamom herrlich nach Weihnachten schmeckt. Das Eis ist leicht verdaulich, frei von Milchprodukten und mit Sicherheit ein Genuss!

Wenn Sie keine Eismaschine besitzen, dann können Sie online nach Tipps suchen, wie Sie auch ohne Maschine Eiscreme zubereiten können, oder Sie folgen den Anweisungen weiter unten. Im Tiefkühlfach benötigt das Eis weitere 2–3 Stunden zum Gefrieren.

Zutaten:

1 Dose Kokosmilch (ohne Zusätze oder selbst zubereitet, siehe Schritt 1)
2 Eigelb
1½ Tassen Olivenöl
2 EL Vanille, gemahlen
1 TL Meersalz
10 Medjool-Datteln
1 EL Zimt, gemahlen
2 TL Kardamom, gemahlen
1 TL Piment, gemahlen

Zubereitung:

➤ Kokosmilch selbst herstellen: 3 Tassen Wasser aufkochen und 1 Minute abkühlen lassen. 2 Tassen ungesüßte Biokokosraspel in eine Schüssel geben, mit dem Wasser begießen und alles lauwarm abkühlen lassen. Dann in einem Mixer in einigen Minuten fein pürieren. Alles durch ein feines Sieb streichen oder durch einen Nussmilchbeutel laufen lassen.

➤ Und schon ist die Kokosmilch fertig! (Die Kokosraspel können Sie aufheben und getrocknet als Kokosmehl verwenden.)

➤ Die Kokosmilch und Eigelbe in eine Küchenmaschine oder einen Mixer geben und einige Minuten mixen. Das Olivenöl langsam in etwa 2 Minuten dazuträufeln und untermixen. Machen Sie das wirklich sehr langsam!

➤ Wenn Kokosmilch, Eigelbe und Olivenöl gut vermischt sind, die gemahlene Vanille, das Meersalz, die Datteln und die Gewürze untermixen. Die Mischung in einen Glasbehälter füllen und mindestens 6 Stunden im Kühlschrank ruhen lassen.

➤ Die Mischung dann in eine Eismaschine geben und dabei den Anweisungen des Herstellers oder den Onlinetipps folgen. Oder Sie gehen so vor:

➤ Eiswürfel bis zur Hälfte in eine große Edelstahlschüssel füllen. Etwas grobes Salz hinzufügen und untermischen. Das Salz wird nicht mit der Eiscreme in Kontakt kommen. Es soll nur die Kälte des Eises in den Behälter mit der Eiscrememischung umleiten.

➤ Stellen Sie eine kleinere Edelstahl- oder Keramikschüssel in die größere mit den Eiswürfeln und dem Salz. Achten Sie dabei darauf, dass die Seiten der kleineren Schüssel gut mit Eis bedeckt sind, aber nicht so sehr, dass das salzige Eiswasser in die kleinere Schüssel läuft. Füllen Sie dann die Eiscrememischung in die kleinere Schüssel, bis diese halbvoll ist.

➤ Die Eiscrememischung mit einem Handmixer oder einem Pürierstab etwa 10 Minuten gut durchrühren.

➤ Eis und Eiscrememischung 1–2 Stunden in den Kühlschrank stellen. Anschließend beides aus dem Kühlschrank nehmen und die Mischung mit dem Handmixer weitere 10 Minuten durchrühren.

➤ Die Eiscreme mit Pergament- oder Backpapier abdecken, die kleinere Schüssel mit einem Deckel abdecken und die Eiscreme im Kühlschrank ruhen lassen.

Serviervorschlag: Das Eis einfach so oder zu mit Zimtpulver bestreuten Bratapfelscheiben servieren.

»FAST-WIE-SHORTBREAD«-KEKSE

Zubereitungszeit: 5 Minuten, plus Zeit zum Einweichen und Trocknen
Portionen: 24 Kekse

Wenn Sie schottisches Shortbread mögen, dann werden Sie diese Kekse lieben! Beachten Sie, dass Sie die Nüsse und Samen am Vorabend einweichen sollten (8–12 Stunden; siehe Anleitung auf Seite 279). Weichen Sie die Pinienkerne, die Paranüsse und die Sesamsamen in verschiedenen Behältern ein.

Zutaten:

2 Tassen eingeweichte Sesamsamen
1½ Tassen eingeweichte Pinienkerne
1 Tasse eingeweichte Paranüsse
½ Tasse Kokosöl
2 EL Vanille, gemahlen
1 EL Zimt, gemahlen
1 TL Meersalz
½ TL Ingwer, gemahlen
½ TL Fenchel, gemahlen
½ Tasse natürliches Süßungsmittel – wählen Sie aus den folgenden Beispielen Ihren Favoriten:

- Bio-Erythrit oder Xylit (Birkenzucker) löst kein Candida aus, Sie sollten es aber nicht verwenden, wenn Sie an Reizdarm oder anderen Verdauungsproblemen leiden
- Biohonig
- Bio-Medjool-Datteln (die Datteln entsteinen und zusammen mit ¼ Tasse heißem Wasser pürieren und mit den anderen Zutaten hinzufügen)

Zubereitung:

➤ Die Sesamsamen im Backofen bei 90 °C in 30–60 Minuten trocknen lassen. (Schneller geht es bei 180 °C.) Für Rohkostkekse die Sesamsamen in einem Dörrgerät bei 42 °C in 5–6 Stunden trocknen lassen.

➤ Die getrockneten Samen und die übrigen Zutaten in eine Küchenmaschine oder einen Mixer geben und fein pürieren.

➤ Den Teig mit einem großen Löffel portionsweise auf Backpapier verteilen. Den Teig im Dörrgerät bei 42° C in 24 Stunden trocknen lassen, bis die Kekse die gewünschte Konsistenz erreicht haben. (Wählen Sie eine kürzere Zeit, wenn Sie gern weichere Kekse hätten, und eine längere, wenn Sie es knuspriger und mürber, wie Shortbread, mögen.)

➤ Wenn Sie kein Dörrgerät besitzen, dann können Sie die Kekse auch auf niedrigster Stufe im Ofen backen. Nach 10 Minuten und noch einmal nach 20 Minuten die Festigkeit mit einem Spatel überprüfen. Die Kekse aus dem Ofen nehmen, wenn die gewünschte Konsistenz erreicht ist. (Also etwas früher, wenn die Kekse weicher sein sollen.)

KARAMELLKEKSE

Zubereitungszeit: 5 Minuten, plus Zeit zum Einweichen und Trocknen
Portionen: 24 Kekse

Zimt, Muskat und Rosmarin sind hervorragende Kekszutaten, die auch noch supergesund sind. Und: Die Kekse schmecken herrlich nach Karamell. Die gesundheitsfördernden Gewürze darin bewirken beispielsweise Folgendes:
Zimt wirkt entzündungshemmend, sorgt für gute Darmbakterien (diejenigen, die bei der Verdauung und Nährstoffresorption helfen) und hält den Blutzuckerspiegel stabil (was zu mehr Willensstärke führt!). Zimt ist außerdem gut für das Herz und kann Diabetes vorbeugen.[5]
Muskatnuss hat unzählige Heilwirkungen. Ein paar davon sind: Es schützt die Haut vor Falten durch den Abbau von Elastin in der Haut und vor hautschädigenden ultravioletten (UV) Strahlen, bringt Linderung bei Angststörungen und Depressionen, hemmt die viralen Ursachen von Durchfall. Einige Studien haben außerdem ergeben, dass die Muskatnuss die Libido erhöht und die sexuelle Aktivität fördert.[6]
Rosmarin kann nachweislich Schmerzen bei Arthritis lindern, Ängstlichkeit mindern und dabei helfen, den Blutzuckerspiegel zu senken. Rosmarin hilft auch, das Gedächtnis zu verbessern und die Haut vor UV-Strahlen zu schützen.[7]

Bitte beachten Sie, dass Sie die Nüsse und Samen am Vorabend einweichen sollten (8–12 Stunden; siehe Anleitung auf Seite 279). Weichen Sie die Paranüsse und Sesamsamen in verschiedenen Behältern ein.

Zutaten:

4 Tassen eingeweichte, ungeschälte Sesamsamen
7 Medjool-Datteln
2 Tassen eingeweichte Paranüsse
4 EL Vanille, gemahlen
2 EL Zimt, gemahlen
2 EL Rosmarin, getrocknet
2 EL Kokosöl
2 TL Meersalz
1 TL Muskatnuss, gemahlen

Zubereitung:

➤ Die Sesamsamen auf Backpapier verteilen und im Dörrgerät bei 42 °C in 4–6 Stunden trocknen lassen. Wenn Sie kein Dörrgerät haben, die Sesamsamen in einer dünnen Schicht auf einem Backblech verteilen und bei niedrigster Stufe im Ofen trocknen, bis die Körner leicht braun sind. Dann die getrockneten Sesamsamen bis zur Zubereitung der Kekse beiseitestellen.

➤ Wenn Ihr Mixer oder Ihre Küchenmaschine eher klein ist, dann können Sie die Menge der Zutaten auch halbieren. Oder geben Sie die Zutaten einfach portionsweise in den Mixer und vermischen alles in einer Schüssel.

➤ Die Datteln in eine Küchenmaschine geben und pürieren. Die eingeweichten Nüsse und Samensamen hinzufügen und alles noch einmal pürieren. Die restlichen Zutaten dazugeben und so lange mixen, bis alles ganz fein und cremig ist. Eventuell etwas Quellwasser dazugießen, um das Mixen zu erleichtern. Kosten Sie. Verwenden Sie mehr Datteln, wenn es süßer sein soll. Dann beim Pürieren noch etwas Wasser dazugeben. Benutzen Sie einen Gummispatel, um die Reste von den Seiten zu schaben.

➤ Die Mischung mit einem großen Löffel häufchenweise auf Backpapier setzen. Die Masse im Dörrgerät bei 42 °C in 18 Stunden (oder länger, wenn es knuspriger sein soll) trocknen lassen. Wir mögen die Kekse leicht feucht, daher nehmen wir sie nach 18 Stunden heraus.

➤ Wenn Sie kein Dörrgerät haben, Backpapier mit Kokosöl einfetten, die Masse daraufgeben und im Ofen auf niedrigster Stufe backen. Dabei das Ganze im Auge behalten, denn in Abhängigkeit von Ihrem Ofen und je nachdem, wie weich oder knusprig die Kekse sein sollen, kann die Backzeit zwischen 10 und 30 Minuten schwanken. Die niedrige Temperatur ist besser und gesünder für die Nussöle.

➤ Im Kühlschrank sind die Kekse etwa 1 Woche haltbar, im Tiefkühlfach sogar ein paar Monate. Wenn Sie mehr Kekse zubereiten möchten, frieren Sie einen Teil ein, dann haben Sie schnell einen süßen, gesunden Snack parat. Oder Sie nehmen die Kekse bei Bedarf einfach aus dem Tiefkühlfach und stecken sie für unterwegs in eine Tüte.

Übersicht der Rezepte

Gemüse

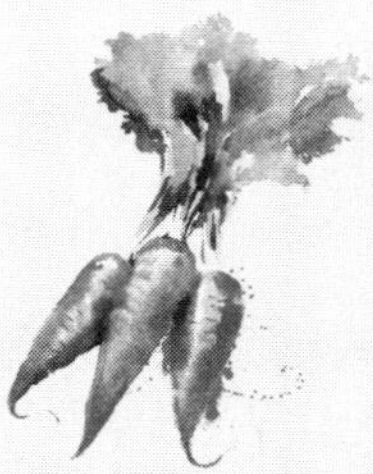

Smoothies

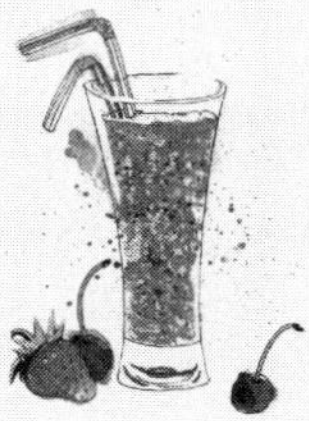

Suppen

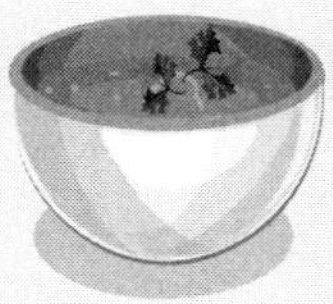

Fleisch, Geflügel und Fisch

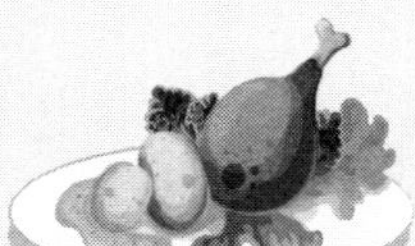

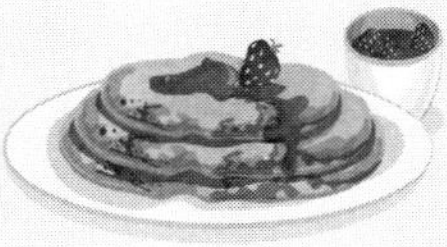

Zerealien, Pilaws, Brote, Waffeln und Pfannkuchen (glutenfrei)

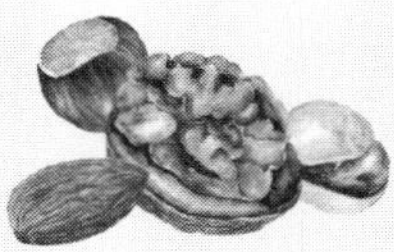

Snacks

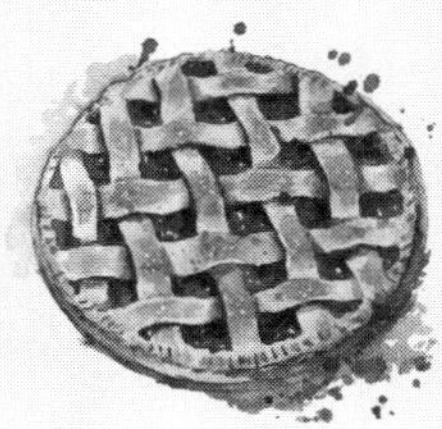

Desserts

Fußnoten

1. Kapitel

1 Theaston, Frank. »World Health Statistics 2008.« World Health Organization. WHO Press, 2008. PDF.
2 Zerhouni, Elias A. »Progress in Autoimmune Diseases Research.« National Institutes of Health. Report to Congress, März 2005. Vorwort. PDF.
3 Nakazawa, Donna Jackson. *The Autoimmune Epidemic: Bodies Gone Haywire in a World Out of Balance – And the Cutting-Edge Science That Promises Hope.* New York, NY: Touchstone. 2008.
4 Dugdale, David C. III. »Autoimmune Disorders.« MedlinePlus Medical Encyclopedia. 2011. Web. 30. 12. 2013.
5 Acres, M. J., J. J. Heath, und J.A Morris. »Anorexia nervosa, autoimmunity and the hygiene hypothesis.« *Med Hypothesis,* Juni 2012; 78(6): 722-5. PubMed.gov. 2012. Web. 30. 12. 2013.
6 Alvord, Mary K., Karina W. Davidson, Jennifer F. Kelly, Kevin M. McGuinness, und Steven Tovian. »Understanding chronic stress.« American Psychological Association, o. D. Web. 30. 12. 2013.
7 American Psychological Association. »Stress in America™: Missing the Health Care Connection.« American Psychological Association. Februar 2013: 3–7. PDF.
8 Gray, Kurt, et al. »More Than a Body: Mind Perception and the Nature of Objectification«. *Journal of Personality and Social Psychology.* American Psychological Association (2011): 2. PDF.
9 American Psychological Association. »Stress Weakens the Immune System.« American Psychological Association, Februar 2006. Web. 30. 12. 2013.
10 Simon, Harvey. »Stress and Anxiety.« *The New York Times.* Januar 2013. Web. 6. 1. 2014.
11 Zelkowitz, Rachel. »Your Brain on Stress.« *Science.* American Association for the Advancement of Science. November 2008. Web. 5. 1. 2014.
12 Khanna, Vikas. *Return to the Rivers: Recipes and Memories of the Himalayan River Valleys.* New York, NY: Lake Isle Press, Inc. 2013.
13 Lipton, Bruce. *The Biology of Belief: Unleashing the Power of Consciousness, Matter & Miracles.* Carlsbad, CA: Hay House, Inc. 2008. (Dt.: *Intelligente Zellen: Wie Erfahrungen unsere Gene steuern.* Burgrain: Koha Verlag. 2006.)
14 Hyman, Mark. »How to Stop Attacking Yourself: 9 Steps to Heal Autoimmune Disease.« DrHyman.com. Mai 2013. Web. 4. 1. 2014.
15 Zelman, David. »What is Fibromyalgia?« WebMD. Juni 2013. Web. 22. 1. 2014.

16 Oz, Mehmet. »Chronic Lyme Disease: Myth or Reality?« Oprah.com. o. D. Web. 22. 1. 2014.
17 Goldberg, Stan. »The 10 Rules of Change.« Psychology Today. Dezember 2012. Web. 4. 1. 2014.

Zusätzliche Quellen:

- URMC Health Encyclopedia. »When the Immune System Chooses the Wrong Target.« University of Rochester Medical Center, o. D. Web. 3. 1. 2014.
- Johns Hopkins Medical Institutions Autoimmune Disease Research Center. »Frequently Asked Questions.« Johns Hopkins Medical Institutions, o. D. Web. 3. 1. 2014.

2. Kapitel

1 Brennan, L., und W. Binney. »Fear, guilt and shame appeals in social marketing.« *Journal of Business Research.* 63(2), 140–146. 2010. Web. 19. 1. 2014.
2 O'Reilly, Terry. »Shame: The Secret Tool of Marketing.« *Under the Influence.* CBC Radio, o. D. Web. 20. 1. 2014.
3 Taylor, Eldon. *Mind Programming: From Persuasion and Brainwashing to Self-Help and Practical Metaphysics.* Carlsbad, CA: Hay House, Inc. 2009. (Dt.: *Wer kontrolliert unser Bewusstsein? Von Fremdbeeinflussung zur Selbstbestimmung. München: Goldmann. 2010.)*
4 Heldman, Caroline. »The Sexy Lie.« TEDxYouth. San Diego, CA. 20. 1. 2014. MP4.
5 LaRosa, John. »U. S. Weight Loss Market Forecast To Hit $66 Billion in 2013.« PR Web. 13. 12. 2012. Web. 20. 1. 2014.
6 »Overweight people in the world – definitions, sources and methods.« Worldometers, o. D. Web. 20. 1. 2014.
7 Loyola University Health System. »Top four reasons why diets fail.« ScienceDaily. 3. 1. 2013. Web. 21. 1. 2014.
8 Fitzgerald, Randall. *The Hundred-Year Lie: How Food and Medicine Are Destroying Your Health.* London, England: Dutton. 2006.
9 Boyle, Matthew. »In the butter vs. margarine wars, butter is winning.« *St. Louis Post-Dispatch.* 17. 1. 2014. Web. 21. 1. 2014.
10 Fitzgerald, Randall. *The Hundred-Year Lie: How Food and Medicine Are Destroying Your Health.* London, England: Dutton. 2006.
11 Critser, Greg. *Fat Land: How Americans Became the Fattest People in the World.* New York, NY: Houghton Mifflin Company. 2003.
12 Sustainable Food Trust. »True Cost Accounting.« Sustainable Food Trust, o. D. Web. 21. 1. 2014.
13 Lang, Tim. »Food and Public Health.« Paper to Sustainable Food Trust True Cost Accounting in Food and Farming Conference. London, England: Royal Geographical Society. 6. 12. 2013. Printausgabe.
14 Strickland, Reata. *Interview with God.* New York, NY: The Free Press. 2001.
15 Buettner, Dan. *The Blue Zones: Lessons for Living Longer from the People Who've Lived the Longest.* Washington, D.C.: The National Geographic Society, 2008.
16 Crosta, Peter. »What is lupus?« Medical News Today. August 2013. Web. 21. 1. 2014.

17 Deardorff, Julie. »Prescription for nutrition.« *Chicago Tribune.* 26. 3. 2013. Web. 22. 1. 2014.
18 Parker-Pope, Tara. »What Doctors Don't Know About Nutrition.« *The New York Times.* 16. 9. 2010. Web. 21. 1. 2014.
19 Fox, Susannah. »Health Fact Sheet.« Pew Internet & American Life Project. 16. 12. 2013. Web. 22. 1. 2014.
20 Weiss, Rick. »Prescribed Drugs' Toll Is Among Deadliest.« *The Washington Post.* 15. 4. 1998. Web. 7. 2. 2014.

3. Kapitel

1 Neithercott, Tracey. »Food Cravings: Fighting the lure of sugar, salt, and fat.« *Diabetes Forecast.* März 2012. Web. 2. 2. 2014.
2 Tannahill, Reay. *Food in History.* (S. 281). New York, NY: Three Rivers Press. 1988. (Dt.: *Kulturgeschichte des Essens. München: Deutscher Taschenbuch-Verlag. 1979.)*
3 Ebd., 294.
4 Ebd., 281.
5 Fischler, Claude. »Food Selection and Risk Perception.« Paris, o. D. Web. 3. 2. 2014.
6 Braun, Ashley. »Americans need to stop multitasking while eating alone, argues French sociologist Claude Fischler.« Grist. 16. 11. 2010. Web. 16. 6. 2014.
7 Hurley, Dan. »Your Backup Brain.« *Psychology Today.* 1. 11. 2011. Web. 10. 2. 2014.
8 Lipski, Elizabeth. *Digestive Wellness: How to Strengthen the Immune System and Prevent Disease Through Healthy Digestion.* (S. 49). New York, NY: McGraw-Hill. 2004.
9 Ebd., xv.
10 Ebd., xv–xviii.
11 »Genes can be 'changed' by foods.« BBC News. 17. 11. 2005. Web. 11. 2. 2014.
12 Lipski, Elizabeth. xviii.
13 »Healthy Digestion.« How Stuff Works, o. D. Web. 4. 2. 2014.
14 Lipski, Elizabeth. 22.
15 Allbritton, Jen. »Modernizing Your Diet With Traditional Foods.« The Weston A. Price Foundation, o. D. Web. 30. 3. 2010.
16 Palkovicova, Lubica, et al. »Maternal amalgam dental fillings as the source of mercury exposure in developing fetus and newborn.« *Journal of Exposure Science & Environmental Epidemiology* 18 (2008): 326–331. 12. 9. 2007. Web. 5. 2. 2014.
17 Levine, Jonathan B. »Toxic Teeth: Are Amalgam Fillings Safe?« *The Doctor Oz Show,* 27. 3. 2013. Web. 10. 2. 2014.
18 Mercola, Joseph. »The International Mercury Treaty Is Finally Official!« Organic Consumers Association. 22. 10. 2013. Web. 11. 2. 2014.
19 Lipski, Elizabeth. 23.
20 Ebd.
21 Volkov, Ilia, und Yan Press. »Vitamin B12 Could be A 'Master Key' in the Regulation of Multiple Pathological Processes.« *Journal of Nippon Medical School* 73 (2006): 65–69. Web. 14. 2. 2014.

22 Pacholok, Sally M., und Jeffrey J. Stuart. *Could It Be B12? An Epidemic of Misdiagnosis.* (S. 3) Sanger, California: Quill Driver Books/Word Dancer Press, Inc. 2005.
23 Ebd.
24 Ebd., 18.
25 Ebd., 14.
26 Lipski, Elizabeth. 25.
27 Galland, Leo. »Do You Have Leaky Gut Syndrome?« The Huffington Post. 10. 9. 2010. Web. 12. 2. 2014.
28 »What is Pancreatitis?« WebMD Digestive Disorders Health Center, o. D. Web. 8. 2. 2014.
29 »Pancreas.« Better Health Channel. State Government of Victoria, Australia, 31. 10. 2011. Web. 14. 2. 2014.
30 Lipski, Elizabeth. 29.
31 Boehlke, Julie. »Early Signs of Liver Problems.« LiveStrong.com. 16. 8. 2013. Web. 15. 2. 2014.
32 Williams, David. »Symptoms of a Bad Gallbladder.« DrDavidWilliams.com. 6. 2. 2014. Web. 14. 2. 2014.
33 Lipski, Elizabeth. 32.
34 American Society of Colon & Rectal Surgeons. »Constipation.« ASCRS.org. Oktober 2012. Web. 15. 2. 2014.
35 University of California San Francisco Medical Center. »Constipation Signs and Symptoms.« UCSFhealth.org., o. D. Web. 15. 2. 2014.
36 Lipski, Elizabeth. 33.
37 Wong, Cathy. »Healthy and Unhealthy Stool.« About.com, o. D. Web. 20. 2. 2014.
38 Basson, Marc D. »Constipation Clinical Presentation« Medscape.com. 21. 1. 2014. Web. 10. 2. 2014.
39 Heaton, K. W., et al. »Defecation frequency and timing, and stool form in the general population: a prospective study.« *Gut.* 1992. 33, 818–824. Web. 11. 6. 2014.
40 Lewis, S. J., and K. W. Heaton. »Stool form scale as a useful guide to intestinal transit time.« PubMed.gov. September 1997. Web. 31. 5. 2014.
41 Hyman, Mark. »Maximizing Methylation: The Key to Healthy Aging.« DrHyman.com. 8. 2. 2011. Web. 17. 2. 2014.
42 Mullan, Nancy, and Amy Yasko. »Methionine and Methylation: Chicken or the Egg.« Doctorsdata.com, o. D. Web 22. 2. 2014.
43 »The Meaning of Methylation.« Autismnti.com, o. D. Web. 18. 2. 2014.
44 Hyman, Mark.
45 Lynch, Benjamin. »Improving Patient Outcomes: Identifying Methylation Polymorphisms.« Presentation. www.youtube.com/watch?v=QRHif2aVPvw. 25. 2. 2012. Web. 19. 2. 2014.
46 Erlich,. Katherine. »MTHFR Basics from Dr Erlich.« MTHFR.net. 1. 3. 2012. Web. 20. 2. 2014.
47 Lynch, Benjamin. »Improving Patient Outcomes.«
48 Hyman, Mark. »Nutrition Tips: Folic Acid: Killer or Cure-All?« Huffington Post. 5. 6. 2010. Web. 20. 2. 2014.
49 Coghlan, Andy. »Stress can affect future generations' genes.« *New Scientist.* 25. 1. 2013. Web. 21. 2. 2014.

50 Centers for Disease Control and Prevention. »CDC Grand Rounds: Additional Opportunities to Prevent Neural Tube Defects with Folic Acid Fortification.« USA.gov. 13. 8. 2010. Web. 22. 2. 2014.
51 Smith, A. David. »Folic acid fortification: the good, the bad, and the puzzle of vitamin B-12.« *The American Journal of Clinical Nutrition* vol. 85 no. 1 (2007): 3–5. Web. 22. 2. 2014.
52 »Unmetabolized Folic Acid (UMFA) Test – Serum – MetaMetrix.« Seeking Health, o. D. Web. 18. 2. 2014.
53 George Mateljan Foundation. »Folate.« WHFoods.com, o. D. Web. 21. 2. 2014.
54 Lynch, Ben. »Improving Patient Outcomes.«
55 McDaniel, Laura. »What is the Gut-Brain Connection?« ConnectWC. The CCP Foundation, o. D. Web. 21. 2. 2014.
56 Ebd.
57 Hurley, Dan.
58 Nordqvist, Christian. »Eating Fat When Sad Really Does Lift Mood.« Medical News Today. 26. 7. 2011. Web. 15. 2. 2014.
59 Hurley, Dan.
60 Ebd.
61 Ebd.
62 »What You Need to Know about Willpower: The Psychological Science of Self-Control.« American Psychological Association, o. D. Web. 19. 2. 2014.
63 Baumeister, Roy F, und John Tierney. *Willpower: Rediscovering the Greatest Human Strength*. London, England: Penguin Books. 2011. (Dt.: *Die Macht der Disziplin: Wie wir unseren Willen trainieren können*. Frankfurt am Main: Campus-Verlag. 2012.)
64 Ebd.
65 Ebd.
66 Schwarzbein, Diana. *The Schwarzbein Principle II, »The Transition«: A Regeneration Process to Prevent and Reverse Accelerated Aging*. Deerfield Beach, FL: Health Communications, Inc. 2010.
67 U. S. National Library of Medicine, National Institutes of Health. »Cushing's disease.« MedlinePlus Medical Encyclopedia. 11. 12. 2011. Web. 22. 2. 2014.

4. Kapitel

1 Ridolfo, Heather, Amy Baxter, and Jeffrey W. Lucas. »Social Influences on Paranormal Belief: Popular Versus Scientific Support.« *Current Research in Social Psychology* 15, no. 3 (2010). Department of Sociology at the University of Maryland. Web. 24. 2. 2014.
2 De Becker, Gavin. *The Gift of Fear: And Other Survival Signals That Protect Us from Violence*. New York, NY: Dell. 1998. (Dt.: *Mut zur Angst: Wie Intuition uns vor Gewalt schützt*. Frankfurt am Main: Krüger. 1979.)
3 Sidman, Amanda P. »Windows on the World Chef Michael Lomonaco Escaped 9/11 but Dedicates Cooking to Friends He Lost.« *New York Daily News*. 11. 9. 2011. Web. 22. 2. 2014.

4 Winfrey, Oprah. »What Oprah Knows for Sure About Trusting Her Intuition.« *O, The Oprah Magazine.* August 2011. Web. 21. 2. 2014.
5 Harris, Tom. »How ESP Works.« HowStuffWorks.com. 3. 9. 2002. Web. 14. 2. 2014.
6 Science Channel. »Are dreams a window into our unconscious?«Curiosity.com, o. D. Web. 23. 2. 2014.
7 Zordich, Patti M. »Improve Communication – Listen with Your Heart.« Triangle Psychological Services. 31. 1. 2014. Web. 15. 2. 2014.

5. Kapitel

1 Genetic Science Learning Center. »PTC: Genes and Bitter Taste.« Learn.genetics.utah.edu, o. D. Web. 20. 2. 2014.
2 Khanna, Vikas. »Window into Return to the Rivers: A Chat with Vikas Khanna Part 2.« Interview. www.youtube.com/watch?v=4Cb-TF8aafE. 30. 1. 2014. Web. 19. 2. 2014.
3 Schmidt, Elaine. »This is your brain on sugar: UCLA study shows high-fructose diet sabotages learning, memory.« UCLA Newsroom. 15. 5. 2012. Web. 20. 2. 2014.
4 Ng, Shu Wen, Meghan Slining, und Barry Popkin. »Use of Caloric and Noncaloric Sweeteners in US Consumer Packaged Foods, 2005–2009.« *Journal of the Academy of Nutrition and Dietetics.* 25. 6. 2012. Web. 28. 5. 2014.
5 Casey, John. »The Hidden Ingredient That Can Sabotage Your Diet.« MedicineNet.com. 3. 1. 2005. Web. 20. 2. 2014.
6 Lipski, Elizabeth. xxix.
7 Appleton, Nancy. »146 Reasons Why Sugar Is Ruining Your Health.« BecomeHealthyNow.com. 12. 3. 2005. Web. 11. 2. 2014.
8 Farr, Gary. »What is Refined Sugar?« BecomeHealthyNow.com. 30.12. 2002. Web. 11. 2. 2014.
9 Hyman, Mark. »5 Reasons High-Fructose Corn Syrup Will Kill You.« DrHyman.com. 4. 5. 2013. Web. 14. 2. 2014.
10 Ebd.
11 Strawbridge, Holly. »Artificial sweeteners: sugar-free, but at what cost?« Harvard Health Blog. 16. 7. 2012. Web. 22. 2. 2014.
12 Ebd.
13 Pick, Marcelle. »Sugar Substitutes and The Potential Danger of Splenda.« Women to Women, o. D. Web. 23. 2. 2014.
14 Blaylock, Russell. *Excitotoxins: The Taste That Kills.* Santa Fe, NM: Health Press. 1997.
15 »Review of: Excitotoxins: The Taste That Kills.« *Nutrition Digest Published by the American Nutrition Association:* vol. 36 no. 4. Web. 21. 2. 2014.
16 »GMO Facts.« The Non-GMO Project, o. D. Web. 24. 2. 2014.
17 American RadioWorks. »History of Genetic Engineering.« American Public Media, o. D. Web. 24. 2. 2014.
18 Arax, Mark, und Jeanne Brokaw. »No Way Around Roundup.« *MotherJones.* January/February 1997 issue. Web. 24. 2. 2014.

19 Bello, Walden, und Foreign Policy In Focus. »Twenty-Six Countries Ban GMOs – Why Won't the US?« *The Nation.* 29. 10. 2013. Web. 25. 2. 2014
20 »Compost Tea Organic Farming and Liquid Organic Farming Fertilizers for Organic Gardening.« Small-Farm-Permaculture-and-Sustainable-Living.com, o. D. Web. 20. 2. 2014.
21 Kasper, Lynne Rossetto. »Green Onions: The unheralded, phytonutrient-rich super food.« The Splendid Table, American Public Media, o. D. Web. 24. 2. 2014.
22 National Foundation for Celiac Awareness. »Celiac Disease Facts & Figures.« Celiaccentral.com, o. D. Web. 19. 2. 2014.
23 Oz, Mehmet. »Gluten Sensitivity Self-Test.« DoctorOz.com. 25. 9. 2012. Web. 13. 2. 2014.
24 Campbell-McBride, Natasha. *Gut and Psychology Syndrome: Natural Treatment for Autism, Dyspraxia, A.D.D., Dyslexia, A.D.H.D., Depression, Schizophrenia.* (S. 49) Medinform Publishing. 2010. (Dt.: *GAPS – Gut and Psychology Syndrome: Wie Darm und Psyche sich beeinflussen.* Kandern: Unimedia. 2015.)
25 Whitley, Andrew. »Bread – the staff of life or what makes us ill?« Foods Matter, o. D. Web. 20. 2. 2014.
26 Gentilviso, Chris. »The 50 Worst Inventions: Olestra.« *Time.* 27. 5. 2010. Web. 12. 2. 2014.
27 »About Trans Fat.« BanTransFats.com, o. D. Web. 11. 2. 2014
28 Enig, Mary. »Mary Enig On Saturated & Trans Fats.« Presentation. www.youtube.com/watch?v=5dpFFqN94JE. 10. 9. 2012. Web. 19. 2. 2014.
29 »Understanding Trans Fats.« WebMD: Food & Recipes, o. D. Web. 25. 2. 2014.
30 Fallon, Sally und Mary G. Enig. »The Skinny on Fats.« The Weston A. Price Foundation. 1. 1. 2000. Web. 24. 2. 2014.
31 Fallon, Sally und Mary G. Enig. »The Great Con-ola.« The Weston A. Price Foundation. 28. 7. 2002. Web. 11. 2. 2014.
32 The American Nutrition Association. »The Whole Soy Story.« *Nutrition Digest:* vol. 36 no. 4. Web. 21. 2. 2014.
33 Ebd.
34 WGBH Educational Foundation. »Frontline Interview: Michael Pollan.« PBS.org, o. D. Web. 24. 2. 2014.
35 Buford, Bill. *Heat: An Amateur's Adventures as Kitchen Slave, Line Cook, Pasta-Maker, and Apprentice to a Dante-Quoting Butcher in Tuscany.* New York, NY: Alfred A. Knopf. 2006. (Dt.: *Hitze: Abenteuer eines Amateurs als Küchensklave, Sous-Chef, Pastamacher und Metzgerlehrling.* München: Hanser. 2008.)
36 Campbell-McBride. 95.
37 Weise, Elizabeth. »Sixty percent of adults can't digest milk.« *USA Today.* 15. 9. 2009. Web. 14. 2. 2014.
38 Feblowitz, Joshua. »Milk Allergy: We answer your top questions about dairy allergy and lactose intolerance.« *Living Without's Gluten Free & More.* April/Mai 2012 issue. Web. 10. 2. 2014.
39 Campbell-McBride. 96.

40 Ryan, Sheryl. »Health comparison: wild-caught fish vs. farmed fish.« Greenopedia, o. D. Web. 14. 2. 2014.

41 »No Fish, Go Fish: A Guide to Responsible Eating.« eNature NatureWatch, o. D. Web. 10. 2. 2014.

42 Kessler, David A. *The End of Overeating: Taking Control of the Insatiable American Appetite.* Emmaus, PA: Rodale Books. 2010. (Dt.: *Das Ende des großen Fressens.* München: Goldmann. 2011.)

43 Fusaro, Dave. »When It Comes to Synthetic Food Colors: Beware the 'Southampton Six.'« *Food Processing.* 2010. Web. 11. 2. 2014.

44 Oaklander, Mandy. »A New Fear About Food Dyes.« *Prevention.* Januar 2013. Web. 10. 2. 2014.

45 Grotheer, Paul, Maurice Marshall, and Amy Simonne. »Sulfites: Separating Fact from Fiction.« University of Florida IFAS Extension. Publication #FCS8787. Web. 10. 2. 2014.

46 »Diseases & Conditions: Sulfite Sensitivity.« Cleveland Clinic. 11. 6. 2010. Web. 10. 2. 2014.

47 Helmenstine, Anne Marie. »Chemistry of BHA and BHT Food Preservatives.« About.com, o. D. Web. 10. 2. 2014.

48 Yoquinto, Luke. »The Truth About Potassium Bromate.« Live-Science. 16. 3. 2012. Web. 11. 2. 2014.

49 Zeratsky, Katherine. »Should I be worried that my favorite soda contains brominated vegetable oil? What is it?« Mayo Clinic. 5. 4. 2013. Web. 9. 2. 2014.

50 Truth in Labeling Campaign. »Names of ingredients that contain processed free glutamic acid (MSG).« TruthinLabeling.org, o. D. Web. 25. 2. 2014.

51 Strawbridge, Holly.

52 Zerbe, Leah. »The 5 Best, and 5 Worst, Sweeteners to Have in Your Kitchen.« Rodale News. 21. 2. 2012. Web. 19. 2. 2014.

53 Truth in Labeling Campaign.

54 Ebd.

55 Lapid, Nancy. »Gluten-Free Diet Guidelines for Celiac Disease.« About.com, o. D. Web. 27. 2. 2014.

56 Marley, Karen. »The Fantastic 5: Antioxidant Spice Heroes or how to Keep That Pesky ›Eat Healthy‹ Resolution!« Spice Sherpa. 26. 1. 2011. Web. 23. 2. 2014.

57 Pitchford, Paul. *Healing with Whole Foods: Asian Traditions and Modern Nutrition.* (S. 188). Berkeley, CA: North Atlantic Books. 2003.

58 Ebd., 189.

59 Campbell, Meg. »Nutrition in Medjool Dates.« SFGate Healthy Eating, o. D. Web. 23. 2. 2014.

60 Mandal, Manisha Deb, and Shyamapada Mandal. »Honey: its medicinal property and antibacterial activity.« *Asian Pacific Journal of Tropical Biomedicine.* April 2011. Web. 14. 2. 2014.

61 Ansari, MJ, et al. »Effect of jujube honey on Candida albicans growth and biofilm formation.« PubMed.gov. Juli 2013. Web. 23. 2. 2014.

62 University of Rhode Island College of Pharmacy. »URI Scientist Discovers 54 Beneficial Compounds in Pure Maple Syrup.« URI.edu. 30. 3. 2011. Web. 24. 2. 2014.
63 George Mateljan Foundation. »Please Tell Me the Benefits of Unsulphured Molasses.« WHFoods.com, o. D. Web. 25. 2. 2014.
64 Keith, Mary A., »One More New Sweetener – Monk Fruit.« Penny Saver News, University of Florida IFAS Extension. 4. 4. 2013. Web. 10. 2. 2014.
65 Courtiol, Marc. »Stevia: The Best Natural Sweetener, or Just Another Fad?« Botanical.com. 28. 7. 2011. Web. 25. 2. 2014.
66 Curinga, Karen. »How to Use Stevia Leaves.« SFGate Healthy Eating, o. D. Web. 23. 2. 2014.
67 3B Scientific. »Health Myth: How Many Glasses of Water Should We Be Drinking?« Insights on Therapy & Wellness. 5. 9. 2013. Web. 22. 2. 2014.
68 Boschman, M., et al. »Water-induced thermogenesis.« PubMed.gov. Dezember 2003. Web. 23. 2. 2014.
69 Popkin, Barry M., Denis V. Barclay, und Samara J. Nielsen. »Water and Food Consumption Patterns of U. S. Adults from 1999 to 2001.« *Obesity Research Journal:* vol. 13, issue 12 (2146–2152). Dezember 2005. Web. 27. 2. 2014.
70 Batmanghelidj, Fereydoon. »Your Body's Many Cries for Water.« Transkript seines Vortrags bei »The Governmental Health Forum« in Washington, D.C. 28. – 30. März 2003. The World Foundation for Natural Science. Web. 27. 2. 2014.
71 Slovak, Robert. »Find Out the Naked Truth About What's In Your Water.« Purative.com. 23. 1. 2012. Web. 28. 2. 2014.
72 Gómez-Pinilla, Fernando. »Brain foods: the effects of nutrients on brain function.« PubMed.gov. Juli 2008. Web. 15. 2. 2014.
73 Simopoulos, AP. »The Importance of the ratio of omega-6/omega-3 essential fatty acids.« PubMed.gov. Oktober 2002. Web. 21. 2. 2014.
74 »Know Your Fats.« The Weston A. Price Foundation, o. D. Web. 11. 2. 2014.
75 Schachter, Raluca. »Healthy Animal Fats.« HandPicked Nation. 6. 9. 2012. Web. 23. 2. 2014.
76 »FAQ – Fats and Oils.« The Weston A. Price Foundation, o. D. Web. 11. 2. 2014.
77 National Digestive Diseases Information Clearinghouse (NDDIC) »Digestive Diseases Statistics for the United States.« National Institutes of Health Publication No. 133873. September 2013. Web. 12. 2. 2014.
78 »Arsenic in your food.« *Consumer Reports.* November 2012. Web. 22. 2. 2014.
79 Young, Lisa. »Benefits of Nuts and Seeds: 7 Winners.« The Huffington Post. 29. 11. 2012. Web. 12. 2. 2014.
80 Byrnes, Stephen. »Going Nuts! A Guide to the Wonderfully Nutritious World of Nuts.« BecomeHealthyNow.com. 11. 3. 2002. Web. 11. 2. 2014.
81 »The Whole9 Bone Broth FAQ.« Whole9life.com. Dezember 2013. Web. 10. 2. 2014.

6. Kapitel

1 Jones, A. W. »Early drug discovery and the rise of pharmaceutical chemistry.« *Drug Test Analysis,*3: 337–344. Juni 2011. Web. 21. 2. 2014.

2 Hitti, Miranda. »Most New Drugs Tapped From Nature.« WebMD: Information & Resources. 16. 3. 2007. Web. 22. 2. 2014.

3 Compton, K. C. »Choosing Between Natural Herbal Medicine and Synthetic Pharmaceuticals.« *Mother Earth News*. April/Mai 2003. Web. 12. 2. 2014.

4 Ebd.

5 Ebd.

6 Aggarwal, Bharat B. *Healing Spices: How to Use 50 Everyday and Exotic Spices to Boost Health and Beat Disease*. (S. 298) New York, NY: Sterling. 2011. (Dt.: *Heilende Gewürze: 50 heimische und exotische Gewürze für die Gesundheit und gegen Krankheiten*. Kandern: Narayana-Verlag. 2014)

7 Dean, Carolyn. »The Magnesium Miracle.« DrCarolynDean.com, o. D. Web. 10. 2. 2014.

8 Rossi, Maddalena, et al. »Fermentation of Fructooligosaccharides and Inulin by Bifidobacteria: a Comparative Study of Pure and Fecal Cultures.« U. S. National Library of Medicine, National Institutes of Health. Oktober 2005. Web. 15. 2. 2014.

9 Campbell-McBride. 225–228.

10 Aggarwal. 299.

11 U. S. National Library of Medicine, National Institutes of Health. »When you or your child have diarrhea.« MedlinePlus Medical Encyclopedia, o. D. Web. 20. 2. 2014.

12 Bolen, Barbara Bradley. »Diarrhea: Top Eight Things to Eat When You Are Feeling Awful.« About.com, o. D. Web. 21. 2. 2014.

13 Aggarwal. 295, 299, 301.

14 U. S. National Library of Medicine, National Institutes of Health. »Peppermint.« MedlinePlus Medical Encyclopedia, o. D. Web. 14. 2. 2014.

15 Aggarwal. 301.

16 Wong, Cathy. »Heartburn Remedies: 7 Natural Treatments to Consider.« About.com, o. D. Web. 21. 2. 2014.

17 Kandil, Tharwat S., et al. »The Potential Therapeutic Effect of Melatonin in Gastro-esophageal Reflux.« Medscape. 2010;10:7. Web. 12. 2. 2014.

18 Oz, Mehmet. »Say Goodbye to GERD.« DoctorOz.com, o. D. Web. 10. 2. 2014.

19 Campbell-McBride. 228.

20 Lipski. 194.

21 Kresser, Chris. »What Everybody Ought To Know (But Doesn't) About Heartburn & GERD.« ChrisKresser.com, o. D. Web. 11. 2. 2014.

22 Debé, Joseph. »Stomach Acid Assessment.« DrDebe.com, o. D. Web. 14. 2. 2014.

23 Lipski. 194.

24 Cabot, Sandra. »Things You Must Know If You Don't Have a Gallbladder.« LiverDoctor.com, o. D. Web. 15. 2. 2014.

25 »Coenzyme Q10 – Topic Overview.« WebMD Heart Failure Health Center, o. D. Web. 20. 2. 2014.

26 Haas, Elson M. »Vitamin C.« Healthy.net, o. D. Web. 24. 2. 2014.

27 »Vitamins.« Harvard School of Public Health, o. D. Web. 25. 2. 2014.

28 Tierra, Michael. »The Wonders of Triphala.« PlanetHerbs.com, o. D. Web 27. 2. 2014.
29 Dean, Carolyn. »The Magnesium Miracle.«
30 Dean, Carolyn. »Magnesium Is Crucial for Bones.« The Huffington Post. 15. 6. 2012. Web. 12. 2. 2014.
31 Rosner, Bryan. *The Top 10 Lyme Disease Treatments: Defeat Lyme Disease with the Best of Conventional and Alternative Medicine.* South Lake Tahoe, CA: BioMed Publishing Group. 2007.
32 Dean, Carolyn. »Glutamates in Magnesium Chelates.« DrCarolynDean.com. 31. 1. 2011. Web. 23. 2. 2014.
33 Dean, Carolyn. »The Magnesium Miracle.« DrCarolynDean.com, o. D. Web. 10. 2. 2014.
34 »Feverfew.« University of Maryland Medical Center, o. D. Web. 12. 2. 2014.
35 Ross, Julia. *The Diet Cure.* (S. 127) New York, NY: Penguin Books. 2000.
36 Ebd. 127.
37 Aggarwal. 296.

7. Kapitel

1 Hardy, Julia. »Human Nature and the Purpose of Existence.« Religion Library: Taoism. Patheos. com, o. D. Web. 2. 5. 2014.

10. Kapitel

1 Aggarwal. 241–250.
2 Ebd. 114–116.
3 Ebd. 135–139.
4 Ebd. 53–54.
5 Ebd. 79–82.
6 Ebd. 172–173.
7 Ebd. 202–204.

Register

H

I

K